Essentials of
Esthetic Dentistry
Minimally Invasive Esthetics

微创牙齿美学修复

原　著　[英] Avijit Banerjee

主　译　吴　巍　时光辉　丁阿营

副主译　田惠军　吴　建　冯　楠
　　　　张国强　付柏森

中国科学技术出版社
·北京·

图书在版编目（CIP）数据

微创牙齿美学修复 /（英）阿维吉特·班纳吉 (Avijit Banerjee) 原著；吴巍，时光辉，丁阿营主译 . —
北京 : 中国科学技术出版社，2022.10

书名原文 : Essentials of Esthetic Dentistry: Minimally Invasive Esthetics

ISBN 978-7-5046-9630-4

Ⅰ . ①微… Ⅱ . ①阿… ②吴… ③时… ④丁… Ⅲ . ①牙体—修复术 Ⅳ . ① R781.05

中国版本图书馆 CIP 数据核字 (2022) 第 094032 号

著作权合同登记号：01-2022-2983

策划编辑	焦健姿　延　锦
责任编辑	延　锦
文字编辑	张　龙
装帧设计	佳木水轩
责任印制	徐　飞

出　　版	中国科学技术出版社
发　　行	中国科学技术出版社有限公司发行部
地　　址	北京市海淀区中关村南大街 16 号
邮　　编	100081
发行电话	010-62173865
传　　真	010-62179148
网　　址	http://www.cspbooks.com.cn

开　　本	889mm×1194mm　1/16
字　　数	340 千字
印　　张	14.75
版　　次	2022 年 10 月第 1 版
印　　次	2022 年 10 月第 1 次印刷
印　　刷	运河（唐山）印务有限公司
书　　号	ISBN 978-7-5046-9630-4 / R·2904
定　　价	220.00 元

Elsevier (Singapore) Pte Ltd.

3 Killiney Road, #08–01 Winsland House Ⅰ, Singapore 239519

Tel: (65) 6349–0200; Fax: (65) 6733–1817

Essentials of Esthetic Dentistry: Minimally Invasive Esthetics

© 2015 Elsevier Inc. All rights reserved.

ISBN-13: 978-0-7234-5556-1

注　意

译者名单

主　译　吴　巍　时光辉　丁阿营

副主译　田惠军　吴　建　冯　楠　张国强　付柏森

译　者　(以姓氏笔画为序)

李亚如　河南大学第一附属医院

李名扬　北京名扬口腔门诊部

时冰清　空军军医大学

张　奇　芬力粘接桥中心

张陈煜　北京大学口腔医学院

张怡萌　河南大学口腔医学院

周　芹　山东大学口腔医院

郑艳红　吉林省鼎元牙科科技

胡　江　吉林医药学院附属医院

段花蕊　中国医学科学院病原生物学研究所

姚欣欣　吉林医药学院附属医院

贺春艳　锦州医科大学附属口腔医院

徐培军　山东济宁市兖州区铁路医院

高沐寒　河北北方学院

崔朝昆　苑力平口腔门诊部

彭　磊　吉林省鼎元牙科科技

韩　巍　钱江口腔

内容提要

　　本书引进自 ELSEVIER 出版集团，是一部全面介绍当代牙齿美学修复微创技巧的经典著作。全书共9章，详细阐述了微创口腔美容学的相关理论，涵盖了牙齿变色、外伤、牙齿发育不全、龋齿、牙列拥挤、牙列缺损、牙齿磨耗等多方面口腔问题的解决方案，并对临床上各种情况的具体操作有详细的描写，包括牙齿美白、复合树脂直接前牙修复、重度磨耗的直接修复、缺失牙粘接桥微创修复等。书中所述均为真实病例及术者经验，并配有海量手术前后高清照片，详细解析了微创牙齿美学修复手术过程中的各项操作，并深度解剖了手术技巧。本书内容实用、阐释简明、图片丰富，既可作为口腔医生的指导用书，又可作为中、高级口腔医生了解新技术的参考书。

主译简介

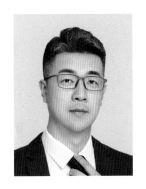

吴 巍 锦州医科大学口腔临床医学硕士，德国马尔堡大学殆学硕士。北华大学口腔医学院系主任。中华口腔医学会教育委员会青年委员，APIA 亚太种植协会理事、国际口腔种植学会（ITI）会员，中华口腔医学会会员，中华口腔种植专委会会员，中华口腔美学专委会会员，瑞典 Nobel 种植体签约讲师，瑞士 Straumann 种植体签约讲师，德国 BEGO 种植体签约讲师，韩国奥齿泰签约讲师，中国百康特签约讲师，意大利 B&B 种植体特聘讲师。

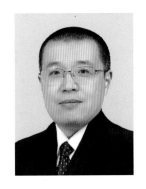

时光辉 硕士研究生导师，河南大学第一附属医院口腔科主任。河南省口腔医学会口腔美学专委会常委，河南省口腔医学会老年口腔医学专委会委员，开封市医学会口腔学会副主任委员。擅长口腔种植、口腔修复。发表论文 10 余篇。

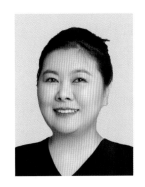

丁阿营 哈尔滨医科大学口腔临床医学硕士，美国凯斯大学正畸硕士。普尔口腔（北京 / 上海）创始人，院长。北京口腔医学会民营分会常务委员、中华口腔医学会（COS）民营分会委员，中国整形美容协会牙颌颜面医疗美容分会青年理事，华人口腔美容学会理事，世界正畸联盟（WFO）会员，美国正畸医师协会（AAO）会员，美国 Tweed 正畸基金会会员，美国 Tweed 正畸基金会中国区教官。

副主译简介

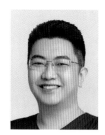

田惠军　天津医科大学正畸专业研究生，英格兰皇家外科学院正畸专科院士。中国整形美容协会 CAPA 牙颌颜面分会青年理事，中华口腔医学会正畸专委会（COS）会员，华人口腔美容学会会员，数字化微笑设计（Digital Smile Design）DSD MASTER。

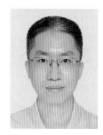

吴　建　恒瑞口腔医疗主任。国际口腔重建科学委员会（FOR）会员，美学修复主任。毕业于天津医学高等专科学校，曾赴韩国、意大利学习微创美学修复，从师于意大利美学修复大师 Dr. Lorenzo Vanini，曾在北大口腔医院研修"微创美学牙科治疗"。

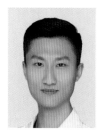

冯　楠　英国纽卡斯尔大学临床种植牙科授课型研究生。副主任医师，优诺口腔（爱建机构）技术院长。亚太区口腔种植协会会员，中华口腔医学会会员。香港百年茂植齿中心优秀培训医师，口腔医学网种植讲师。国家三项实用新型专利发明者。

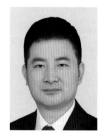

张国强　主任医师，德国法兰克福大学口腔种植硕士。国际口腔种植医师协会中国总会理事，国际口腔种植医师协会浙江专家委员会副会长，浙江省口腔医疗行业协会理事，浙江省口腔医学会民营工作委员会委员，意大利西泰克种植系统中国区讲师，韩国纽白特种植系统中国区讲师，韩国植是道种植系统中国区讲师。荣获 2018 年余杭区"最美医生"等荣誉称号。

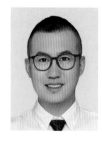

付柏森　口腔科副主任医师，"六月微笑"口腔连锁技术负责人，牙术教育创始人。美国 CR 中国合伙创始人，意大利 Doctor OS 中国项目负责人。擅长牙齿美学修复，有多年国外齿科工作经验。

原书著者名单

原 著

Avijit Banerjee BDS MSc PhD (Lond) LDS FDS (Rest Dent) FDS RCS (Eng) FHEA
Professor of Cariology and Operative Dentistry
Honorary Consultant/Clinical Lead, Restorative Dentistry
Head, Conservative and MI Dentistry
King's College London Dental Institute at Guy's Hospital
King's Health Partners
London, UK

丛书主编

Brian J. Millar BDS FDSRCS PhD FHEA
Professor of Blended Learning in Dentistry
Consultant in Restorative Dentistry
Specialist Practitioner
King's College London Dental Institute
London, UK

参编者

Alma Dozic PhD DDS MSD
Specialist in Esthetic Composite Dentistry and Sleep Apnoea Treatment
Department of Dental Material Sciences
Academic Centre for Dentistry Amsterdam (ACTA)
Amsterdam
The Netherlands

Jorien Hamburger DDS
Department of Dentistry
Radboud University Medical Center
Radboud Institute for Health Sciences
Nijmegen
The Netherlands

Martin G D Kelleher BDS (Hons) MSc FDSRCPS FDSRCS
Consultant in Restorative Dentistry
King's College Dental Hospital
London, UK

Hein de Kloet DDS MSD
Specialist in Esthetic Composite Dentistry
Private Practice: Arnhem
Department of Cariology, Academic Centre for Dentistry Amsterdam (ACTA)
Amsterdam
The Netherlands

Bas A C Loomans DDS PhD
Assistant Professor
Department of Dentistry

Radboud University Medical Center
Radboud Institute for Health Sciences
Nijmegen
The Netherlands

Louis Mackenzie BDS
General Dental Practitioner
Selly Park Dental Centre
Clinical Lecturer
University of Birmingham
Birmingham, UK

Niek J M Opdam DDS PhD
Associate Professor
Department of Dentistry
Radboud University Medical Center
Radboud Institute for Health Sciences
Nijmegen
The Netherlands

Michael Thomas BDS MSc MRD RCSEng DGDP(UK) LDS RCSEng
Senior Teaching Fellow; Registered Specialist in Prosthodontics
King's College London Dental Institute at Guy's Hospital
London, UK

中文版序

口腔医学是科学与艺术的结合。牙齿美学修复不仅要恢复正常的生理功能，还要呈现美、表现美，更重要的是要展现美的科学内涵，这样的美才能持久。

随着现代医学的飞速进展，口腔医学技术有了日新月异的进步，同时患者对口腔美学的要求也越来越高。因此，在保证牙齿健康和功能的前提下，用最精细的操作达到最美观的治疗效果，成为口腔医生的使命与担当。

牙齿硬组织美学缺陷是最常见的口腔美学缺陷类型，如牙齿形态异常和牙齿颜色异常。临床上可以通过牙齿漂白、树脂充填、贴面和全冠等牙齿美学修复方法进行改善。近年来，微创理念越来越广泛地应用在牙齿硬组织美学缺陷的修复治疗，微创修复就是尽可能地减少牙体预备中对牙体组织的磨除，在临床上需要尽可能选择微创且磨牙少的修复体类型，以减少对牙齿的损伤，提高修复治疗成功率。牙齿微创修复要求操作极其精细，这不仅需要口腔医师对一系列专业理论知识融会贯通，还需要对各种操作技术驾轻就熟。

本书详细介绍了牙齿微创美学的基础理论，在传统理论的基础上，结合新理念、新技术，阐述了牙齿漂白、粘接复合树脂修复等有效重建牙齿硬组织美学，以及缺失牙齿的粘接桥微创修复方案。本书内容翔实，层次清楚，书中所述的每一项操作不仅目的明确，而且图文并茂、直观易懂，使读者知其然并知其所以然。本书对于从事口腔专业不同层级的医师都能起到启发和指导作用，是一部值得深读和借鉴的专业著作。

本书翻译团队为长期致力于口腔美学的青年医者，有着丰富临床实践经验。本书的出版也展示了青年团队的实力和朝气，以及精益求精的匠心精神。从事口腔美学，不仅要有发现美的眼睛和创造美的双手，更要练就探索美的精神，希望本书的出版能为各位口腔修复同行提供有力帮助。

北京大学口腔医院 谭世间

原 书 序

口腔美学是个复杂的学科，不仅需要关注以疾病为中心的不同临床治疗技能，也是日常口腔医生工作的一部分。本书的编著团队一致认为美学牙科的成功需要其他广泛技能的支持。口腔医生现在可以提供更好的牙齿颜色匹配，并可以通过微笑设计来重建微笑区。

本书为希望进一步发展美学牙科实践的口腔医生提供了有用且易于应用的信息。口腔美学需要口腔医生有不同的理念，要更加注重对患者愿望的认识。它还要求对患者的牙齿和心理因素等进行详细评估。向患者提供各种可供选择的治疗方案，在某些情况下，还需要提供一系列治疗。

特别是在患者接受牙齿预备的情况下，本书还概述了微笑设计和微笑改变技术。然而，越来越多的临床医生和患者担心牙齿磨除的数量。有人认为，为了增加美观性，过度磨除是对牙体组织的破坏。现在的观点认为，应该朝着更微创的方向发展。患者应该得到最好的治疗，并且不受临床医生技能（或缺乏技能）限制。这也是本书的愿景。

编著团队在完成本书时面临的最大难点是世界各地的口腔医生对美学和微创有不同的理解，具备不同的技能，并且患者对美学和微创也有不同的看法和预算。需要涵盖不同的观点成为特殊的挑战：从认为牙齿修复是可以接受的，也必然可以产生美丽的笑容，到认为牙齿修复是不可接受的，微创是更可取的方法。笔者希望本书能帮助各年资口腔医生在尊重牙齿组织的基础上增加技能，培养美学理念。

笔者打算通过展示临床常见问题挑战口腔医生的思想和对牙齿美学的认识。我们不需要依靠单一的方式来提供微笑改造，只推广一种治疗模式，在这种治疗模式下患者将失去有价值的、不可再生的牙釉质，以及未来的选择，同样口腔医生也有所损失。

对于那些寻求微创方法的人，本书将提供合适的美学修复方案。

Professor Brian Millar

BDS, FDSRCS, PhD, FHEA

译者前言

最近的十几年间，医学领域的技术取得了日新月异的发展，患者在治疗过程中对舒适度和美学的要求越来越高，这就要求口腔医生不仅要学习新技术，更要随时代更新诊疗理念。以疾病为本的治疗思维已经满足不了患者的要求，更跟不上时代的脚步，如今，我们更应该树立以人为本的治疗思想。

在此背景下，微创手术，尤其是微创美学治疗应运而生。微创手术，顾名思义就是创伤微小的手术，旨在终身保存牙髓活力和尽量多的天然牙体组织。以前的观点认为微创治疗很难达到美的效果。但是当我们 1 年前看到 *Essentials of Esthetic Dentistry: Minimally Invasive Esthetics* 后，想法发生了很大的改变。作者展示的病例均在微创的基础上进行，但是所达到的美学效果非常令人满意。既满足了微创又获得了美观，这才是我们所追求的理想目标。由于当时还没有该书的中文译本，于是我们萌生了翻译此书的想法，并将这一先进的理念介绍给广大的国内口腔同行。

Essentials of Esthetic Dentistry: Minimally Invasive Esthetics 是由 Avijit Banerjee 教授团队共同编写的一部专著，详细阐述了微创口腔美学的基础理论，涵盖了牙齿变色、外伤、牙齿发育不全、龋齿、牙列拥挤、牙列缺损、牙齿磨耗等多方面口腔问题，并对临床上各种理论基础和具体操作均有详细描写，如牙齿美白、复合树脂直接前牙修复、重度磨耗的直接修复、微创替代缺失牙等。书中采用大量临床照片、手术前后对比照片，客观可靠地展示了微创美学技术的真实效果。内容全面，阐述清晰，对临床操作有很强的指导作用。

我们用 4 个月的时间完成了本书的翻译工作。本书译者均为国内各大口腔医学院校和口腔医院的青年同行。他们具有良好的专业基础背景和丰富的临床实践经验，在此次翻译工作中付出了极大的热情和努力，向他们表示感谢。本书非常值得各位口腔医生阅读学习，希望成为广大医生开展微创美学修复的有力助手。

由于中外术语差异及语言表达习惯有所差别，中文翻译版中可能存在一些偏颇之处，敬请各位同道和广大读者批评指正。

吴巍　叶晓梁　丁阿营

原书前言

非常荣幸参与编写 *Essentials of Esthetic Dentistry: Minimally Invasive Esthetics*，本书的重点是牙齿美学修复，服务于口腔科本科生和广大口腔科从业者。

当我最初得知要编写一部以"微创美学"为主的新书时，我确实对专著的方向和动机及整个口腔科行业对微创方法的过于追求感到担忧。当然，我认为所有的口腔科操作都应该是符合美学的，并且保存自然的生物组织必须是所有临床操作人员的主要目标。这是一个正确的前进方向，而不是更具破坏性的一次（或多次）就诊和"改善微笑"。

就在那一刻，我意识到本书的真正价值和它在口腔科著作中的重要地位，即强调口腔科美容之间的显著差异。提供手术治疗，如果只是为了改善生物性健康的牙齿和口腔组织的外观，当然会改善美观；而另外的目的是希望修复和矫正所有由潜在病理或创伤造成的口腔和牙齿组织缺损。前一种方法通常依赖于切除大量生物性健康的组织，并用人工修复材料取而代之，而后者侧重于微创修复、修整或替代少量缺陷组织，通常采用直接放置粘接性牙科材料。

考虑到这些方面，我决定以一个合乎逻辑的主题作为本书的主要内容，从讨论生物性牙齿损伤的可能病理病因开始。我们已经详细讨论和描述了治疗此类疾病的三种更常见的微创牙齿保留手术方案，即牙齿漂白、合理使用粘接复合树脂修复体有效重建前牙和后牙牙列，以及直接或间接使用微创技术替换缺失的牙齿。同时，我们还精心挑选了在微创手术口腔科领域世界级专家的权威科学和临床循证证据，突出了以最小的生物成本和可接受的寿命实现高质量美学且不会对患者造成长期损害的治疗方法。在所有情况下，口腔医生团队和患者之间的沟通对于确保患者的期望得到重视、管理和满足都至关重要。书中详细介绍的一些高质量的现代操作技术可能需要修复专业人员进一步的教育／技能来提高，但最终应该在那些口腔科专业人员团队的能力范围内，运用微创口腔科技术对患者进行治疗，从而使患者和整个口腔科行业受益。

Professor Avijit Banerjee

BDS, MSc, PhD (Lond),
LDS, FDS (Rest Dent),
FDS, RCS (Eng) , FHEA

目 录

第1章　需要进行微创美学治疗的常见临床情况

Common Clinical Conditions Requiring Minimally Invasive Esthetic Intervention

第2章　牙齿漂白：材料

Dental Bleaching: Materials

第 3 章　牙齿漂白：方法
Dental Bleaching: Methods

第 4 章　复合树脂直接前牙美学修复
Direct Anterior Esthetic Dentistry With Resin Composites

第 5 章　直接美学修复：临床病例
Direct Esthetics: Clinical Cases

第 6 章　后牙直接美学修复：应用复合树脂修复牙齿严重磨耗的治疗策略
Direct Posterior Esthetics: A Management Protocol for the Treatment of Severe
Tooth Wear with Resin Composite

第 7 章　后牙直接美学修复：临床病例
Direct Posterior Esthetics: Clinical Case

第 8 章　缺失牙的微创修复：解决方案
Minimally Invasive Replacement ofMissing Teeth: Part 1

第 9 章　缺失牙的微创修复：牙色修复材料

Minimally Invasive Replacement of Missing Teeth: Part 2-Tooth-Coloured Materials

第1章 需要进行微创美学治疗的常见临床情况

Common Clinical Conditions Requiring Minimally Invasive Esthetic Intervention

M. THOMAS 著

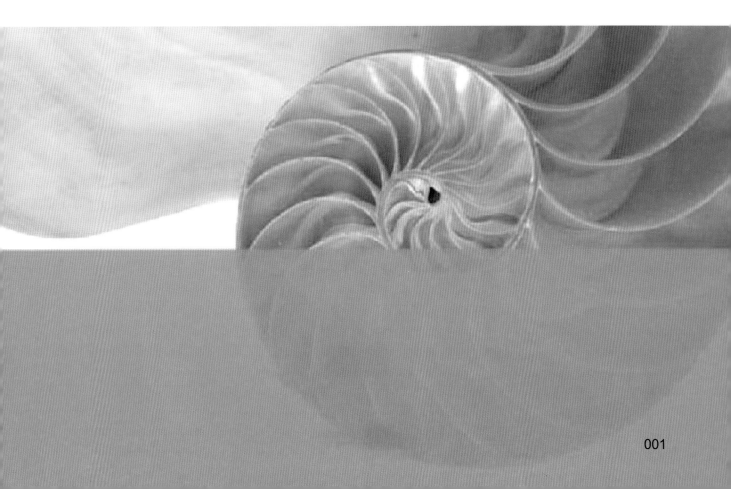

一、概述

微创牙科采用以患者为中心、团队治疗的整体方法，维持口腔和牙齿的健康。微创牙科的概念是终身保存牙髓活力和保留尽量多的天然牙体组织，在早期阶段通过对口腔问题的准确识别和诊断实现微创治疗。微创牙科通过提供积极的方法来预防口腔疾病，防止破坏性修复治疗的恶性循环，这种循环会导致现有的牙齿治疗因磨损和治疗失败而被替换，从而需要对剩余牙齿结构及随之而来的牙髓问题进一步预备和处理。随着人口老龄化和余生存留牙齿数量的增加，保存天然牙体组织的需求显得愈发重要[1]。

微创牙齿美学作为现代口腔科的一种主动治疗方式，不是一种"无所作为"的技术。采用微创方法进行口腔治疗的临床医生既不会忽视也不应回避（通常患者也会提出的问题）美学问题。微创概念

能够在最少侵犯生物组织的情况下进行美学干预，这将有利于使天然牙齿结构获得最佳外观。牙科材料和手术技术的进步鼓励医生采用非传统和积极的方案，同时可以获得更好的结果和预后。

在注重外表和美学的社会中，人们对口腔健康和外表的期望往往很高，同时牙齿的特征也会影响人们心理健康。现代口腔科各种材料和技术的运用，使得医生可以采用微创牙科治疗获得更好的美观效果。本书将对这些技术进行全面探讨。在本章中，我们将讨论一些可以考虑用微创理念治疗的临床情况（表 1-1），包括以下内容。

- 牙齿变色，包括外伤。
- 牙齿发育不全。
- 龋齿。
- 牙列拥挤。
- 牙齿缺失。
- 牙齿磨耗。

表 1-1　牙齿变色的原因

		变色原因	病理学	临床表现	治疗方案
发育缺陷	遗传性缺陷	釉质发育不全	14 种不同的亚型。釉质形成时期矿化或基质紊乱	外观为黄褐色至深黄色	• 漂白 • 微研磨 • 复合树脂粘接
		牙本质发育不全	I型：I型胶原蛋白紊乱	外观呈蓝色或棕色，透光时呈乳白色	• 漂白 • 复合树脂粘接 • 贴面
			II型：遗传性乳光牙本质	• 乳白色乳牙 • 釉质片状脱落显露釉牙本质界。一旦牙本质显露，牙齿就会呈现棕色变色	• 复合树脂粘接 • 贴面 • 全冠
			III型：白兰地型遗传性乳光牙本质	• 外观与I型和II型相似，乳牙期多发露髓 • 在罩牙本质形成后，牙本质停止生成	• 复合树脂粘接 • 贴面 • 全冠 • 如果情况严重，可能需要拔除
	代谢紊乱	尿黑酸尿	酪氨酸和苯丙氨酸代谢不全，导致高胆汁酸的堆积	棕色变色	• 漂白 • 复合树脂粘接 • 贴面
		先天性高胆红素血症	胆汁色素在钙化牙体组织中的沉积	紫色或棕色变色	• 漂白 • 复合树脂粘接 • 贴面
		先天性红细胞生成性卟啉症	卟啉在牙齿中的堆积	• 红棕色变色 • 紫外光下呈红色荧光	• 漂白 • 复合树脂粘接 • 贴面

（续表）

变色原因			病理学	临床表现	治疗方案
发育缺陷	代谢紊乱	维生素 D 依赖性佝偻病	牙釉质基质形成缺陷	斑点和黄褐色变色	• 漂白 • 微研磨 • 复合树脂粘接
		大疱性表皮松解症	釉质凹陷，可能由成釉细胞层的囊泡引起	斑点和黄褐色变色	• 漂白 • 微研磨 • 复合树脂粘接
		Ehlers-Danlos 综合征（又称皮肤弹性过度综合征）	牙釉质发育不良和釉牙本质界区不规则排列	斑点和棕色或紫褐色变色	• 漂白 • 微研磨 • 复合树脂粘接
		假性甲状旁腺功能减退症	牙釉质基质形成缺陷	斑点和黄褐色变色	• 漂白 • 微研磨 • 复合树脂粘接
		磨牙 – 切牙釉质矿化不全（MIH）	病因不明。釉质矿化不全影响切牙和第一恒磨牙	在牙列内不对称发生。釉质缺陷从白色到黄色再到棕色	• 漂白 • 微研磨 • 复合树脂粘接
内在变色	后天因素	创伤	牙髓出血可能导致血红蛋白或其他含铁的血红素分子在牙本质小管内积聚	灰褐色到黑色	• 漂白
		内吸收	髓腔和牙髓组织体积增大	粉红色	• 牙髓摘除和热牙胶充填术
		系统性传染病，如风疹	全身性发育不全导致牙胚发育障碍	斑点或斑块状，黄褐色变色	• 漂白 • 微研磨 • 复合树脂粘接 • 贴面
		局部感染	局限性发育不良导致牙胚发育障碍	斑点或斑块状，黄褐色变色	• 漂白 • 微研磨 • 复合树脂粘接
		过量摄入氟化物	最常受影响的是牙釉质。从羟基磷灰石结晶到氟磷灰石的矿物基质变化	斑块到弥漫斑驳。外观颜色变化从白垩色到深棕色	• 漂白 • 微研磨 • 复合树脂粘接
		四环素类抗生素的应用	与羟基磷灰石结晶表面的钙离子形成络合物，主要存在于牙本质中，也存在于牙釉质中	取决于四环素类抗生素的类型、剂量和给药时间。黄色或棕灰色变色	• 漂白 • 复合树脂粘接 • 贴面
		汞合金	锡离子在牙本质小管中的迁移	牙本质呈灰黑色变色	• 漂白 • 使用不透明材料粘接
		含丁香油酚和苯酚的根管治疗材料	牙本质染色	橙黄色的变色	• 漂白
外在变色	直接染色	食物和饮料，如茶、咖啡、红酒、吸烟	通常是多因素的，与牙菌斑或获得膜结合而着色	颜色从淡黄色到严重的棕黑色	• 良好的口腔卫生 • 漂白可能有效
		细菌着色	与牙菌斑结合	变色范围从黄色到墨绿色	• 良好的口腔卫生 • 漂白可能有效
	间接染色	漱口水中的氯己定和其他金属盐	显色多酚沉淀到牙齿表面	棕色至黑色变色	• 良好的口腔卫生 • 漂白可能有效
龋齿		致龋菌，可发酵糖类，易感牙齿表面，时间	有机基质的去矿化和最终蛋白分解破坏	白垩色斑块到黑色腐质	• 微研磨 • 复合树脂粘接 • 直接或间接修复

二、变色

牙齿变色可能有多种原因（图 1-1），包括以下几个方面。

- 发育缺陷。
- 内在变色，包括创伤。
- 外在变色。

另外，随着年龄的增长，继发性牙本质的持续沉积，以及牙釉质的逐渐磨损，牙本质的颜色，甚至牙髓的颜色均可显露出来，从而使得牙齿颜色随着年龄增长而变得更暗。任何影响牙齿透光和反光特性的变化都可能导致患者要求进行美学干预。这可以通过使用材料替换或覆盖有缺陷或缺失的牙齿结构来实现，但改变牙齿外观的技术，如牙齿漂白治疗，只需要少量或不需要磨除正常的牙釉质和牙本质，我们要治疗变色的原因，而非掩盖其引起的问题。

三、发育缺陷

发育缺陷会造成美观问题[2]，牙齿也更容易磨损，龋齿发展进程会更快。另外发育缺陷还可能导致牙齿敏感和表面粗糙，两者同时发生会使牙菌斑生物膜更易滞留（图 1-2）。因此早期诊断对今后的处置非常重要。

遗传性缺陷，如牙齿先天缺失、牙釉质发育不全和牙本质发育不全等，都会对乳牙和恒牙产生同样的影响。处理乳牙期的缺陷需要考虑儿童的自我认知和父母对治疗结果的期望，此外还需要考虑患儿在低龄时期的功能问题和口腔科治疗经历不足的情况。医师采用生物学的微创方法进行美学干预，可以积极地提供给患者早期治疗的机会，并能建立良好的关系，使患者以后更容易接受对恒牙列的进一步处置（图 1-3 和图 1-4）。

代谢紊乱，如尿黑酸尿、先天性高胆红素血症或先天性红细胞生成性卟啉症，虽然很少见，但会导致牙列在发育过程中变色。牙釉质缺陷也可见于维生素 D 依赖性佝偻病、大疱性表皮松解症、Ehlers-Danlos 综合征和假性甲状旁腺功能减退症[3]。

后天缺陷，由创伤、全身感染、局部感染、过量摄入氟化物、幼儿或母亲妊娠期间使用四环素类抗生素引起，可能会对牙齿组织造成不同程度的影响。当一颗或多颗牙齿的发育出现轻微缺陷时，在早期可能没有重视美学方面的问题。然而，随着年龄的增长，影响外貌的社会压力增加，对美学干预的需求可能变得越来越普遍。

四、内源性变色

当色素在牙齿组织内沉积时，就会出现内在

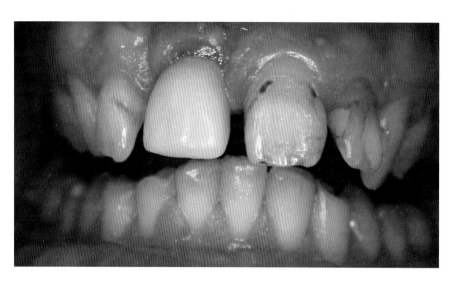

◀ 图 1-1　患者因磨损、龋洞和现有修复体边缘染色而发生牙齿变色，需要进行美学修复（正面观）

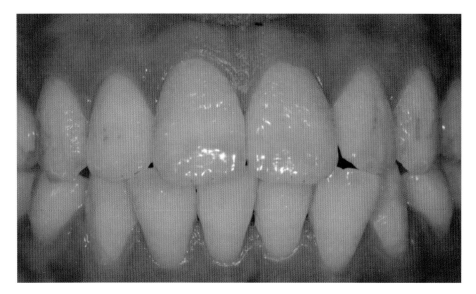

◀ 图 1–2　影响上颌牙列美观的凹坑和染色，适合采用直接复合树脂修复的微创美学治疗（正面观）

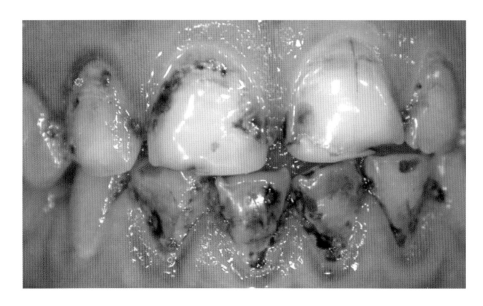

◀ 图 1–3　术前图显示有斑点和凹陷的切缘磨损的牙齿，这是 1 名轻度釉质发生不全的患者

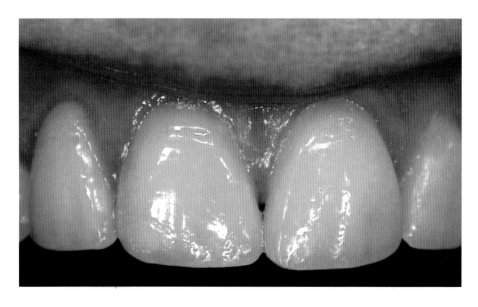

◀ 图 1–4　瓷贴面修复后照片（图 1–3 中患者）

变色，这通常发生在牙本质内（图1-5）。染色剂也可通过牙齿结构的缺陷（如龋损）、原有修复体边缘进入牙齿。由外伤导致的釉质裂纹，也可能使外部色素进入牙齿结构。牙本质也可能因牙齿磨耗或牙龈退缩而显露，使外部染色化合物进入开放的牙本质小管和小管间牙本质。

牙髓出血可能会导致牙齿变色，因为血红蛋白或其他形式的含铁血红素分子聚集在牙本质小管[4]。细菌入侵可能导致这些血液成分进一步分解，导致不同程度的变色。如果牙齿因外伤而失去活力，但牙髓腔完好无损，则不会发生细菌入侵，血管重建可使牙齿恢复正常颜色[5]。因此，对变色原因的明确诊断会以最低程度的干预，以达到可接受的美学效果。如果牙齿变色是由血红素引起的，可以用专门的试剂，在牙齿漂白过程中去除或分解牙本质小管中的血红素分子（见第3章）。因此，既可消除变色的病因，也不会影响牙齿的结构。

牙科修复材料也会影响牙齿的颜色。含有丁香油酚和苯酚的牙髓材料可能会使牙本质染色，导致牙齿变暗。当去除银汞合金修复体时，由于锡离子浸到邻近的牙本质，可能会发现牙本质残留的深色或阴影[6]。

四环素在牙齿发育过程中的沉积经常被认为是内在变色的原因。随着人们对妊娠期、哺乳期，以及12岁以下儿童使用四环素问题认识的提高，新患者将变得越来越少。四环素对牙齿的作用取决于所用药物、剂量和给药时间。受影响的牙齿有淡黄色或棕灰色的外观，这在萌出时比较明显，但可能会随着时间的推移而褪色，尽管前牙会受到入射自然光的影响，由于光氧化化学过程，前牙的颜色将会变为棕色。在许多情况下，经过较长时间的微创漂白治疗可以产生令人满意的美学效果，而不需要磨除正常的牙齿结构（见第2章）。

过量的氟离子摄入会影响成釉细胞在釉质形成和成熟过程中的功能（图1-6）。这种影响与年龄和剂量有关，乳牙列和恒牙列都可能会受到氟中毒的影响。这可能表现为牙釉质上的小块斑点到不透明的斑片。牙釉质孔隙度的增加可能导致外部的色素沉积，产生内部变化（图1-7）[5]。乳牙列受到感染或创伤后，牙釉质可能会出现类似的发育不良，影响到潜在发育中的恒牙胚。母体或胎儿疾病，如感染或维生素和矿物质缺乏，可能对发育中的牙列有更广泛的影响。根据病情的严重程度和个体患者的需求，需要美学干预的程度会有所不同，但当考虑到需要手术干预的程度时，微创治疗原则仍然可以应用。同样，治疗方案将围绕变色原因的明确诊断和对直接涉及牙齿结构的色素或色素原的组织学位置来进行。这将影响到治疗是否包括去除这些分子或掩盖它们的物理影响，但始终需要使用微创技术。

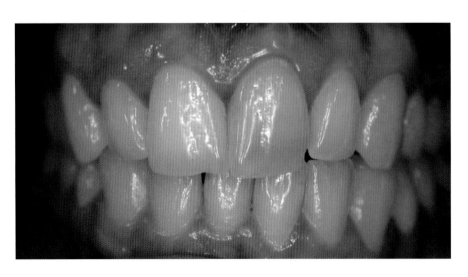

◀ 图1-5　左上颌中切牙呈灰色，远中切角磨损的患者的术前照，通过漂白和复合树脂直接修复可改善该牙的外观

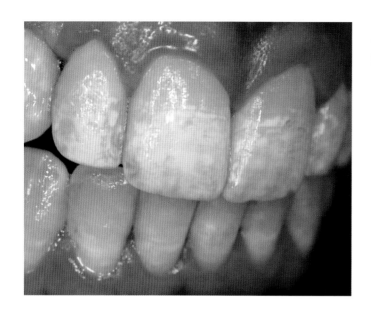

◀ 图 1-6 术前照显示 1 名釉质发育不全患者，被认为是由于患者年轻时摄入过量的氟化物所致

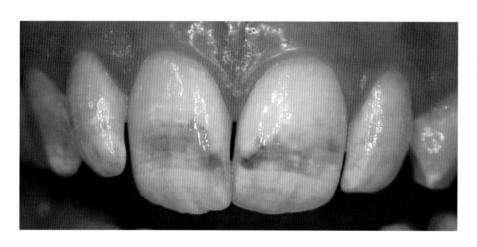

◀ 图 1-7 术前照显示 1 名釉质发育不全伴褐色变色影响两颗上颌中切牙唇面的患者

五、外源性变色

影响牙齿表面的色素来源多种多样，如烟草制品、来自茶、咖啡、红酒的单宁酸和为食物着色的酚化合物。外部染色通常是多因素、暂时性的，需要仔细的口腔卫生才能去除，染色是色素结合到表面牙菌斑生物膜或获得性膜中的结果。牙菌斑内的显色细菌如果长期滞留也可能产生染色效果。由于牙齿磨耗或牙龈退缩而显露的牙本质，可能会导致外源性色素原进入到牙本质小管和小管间牙本质。

在漱口水中使用氯己定来缓解牙龈炎症，导致表面染色的发生率增加，有报道称含其他化合物的漱口水也会出现这种情况。染色机制可能是由于食品和饮料中显色多酚的沉积，以及吸附在牙齿表面的氯己定引起的 [7]。可以直接去除污渍，并且可以在最少的干预下获得良好的美学效果。

六、龋齿

龋齿可能需要进行美学干预，以恢复牙齿的外观及牙齿的功能和强度。龋洞是由于龋齿进一步发展造成的结果，最终导致牙齿结构完整性的破坏。然而，由于脱矿导致牙釉质棱柱状结构内的孔隙，早期龋损会在牙釉质表面的外观上产生变化。随着脱矿过程的进展，由于釉质病变内相对局部折射率的变化，在牙齿表面可以看到清晰的白垩色斑块。牙齿表面孔隙率的增加可能会使饮食中的色素沉积，从而产生较暗的褐色斑块龋损。当病变扩散到牙本质时，最终会破坏覆盖在牙本质上的牙釉质，在龋洞发生之前，牙齿表面可能会出现灰色的阴影。在牙本质病变中，颜色的变化可能是由 Maillard 反应引起的，在病变内细菌作用产生的酸性环境中，糖类和蛋白质发生生化反应。然而，这种影响是不均匀的，如果显露足够长的时间，饮食中的色素也会导致龋齿外观的改变（图 1-8）。

由于龋病在早期是可以修复的，所以在严重的脱矿和蛋白破坏需要更有侵入性的手术方法之前，最佳的治疗取决于准确的早期发现、诊断和干预。通过风险评估确定对该疾病的高或低易感性，可以采取适当的标准或积极的和非手术预防性治疗方法。从病史上看，龋病的分类是根据 G.V.Black[8] 最初提出的这种疾病的经验总结。然而，在 2011 年联合国关于控制和预防非传染性疾病的宣言中，承认并强调了口腔健康的重要性，并制定了一项全球方案，旨在发展和实施以预防保健方法为基础的新的龋齿管理模式[9]。因此，菌斑控制、饮食改变和氟化物的使用，应被视为控制龋齿的标准治疗，以使预防性、非侵入性再矿化治疗变得有效。这种微创方法旨在长期保持牙齿的生物和结构完整性。

当需要手术干预治疗由于龋齿病变发展形成的龋洞时，也应该采用以下几种微创生物学方法[10]。

- 仅去除生物学上不可修复的病变牙釉质和牙本质，尽可能使龋洞越小越好。
- 对剩余的洞壁进行物理和化学上的改良或优化，以便用合适的修复性粘接剂材料修复龋洞，作用如下。
    - 支撑和加强剩余的牙齿结构。
    - 促进再矿化，具有潜在的抗菌活性。
    - 封闭所有剩余细菌的营养供应，阻止龋齿的发展进程。
    - 恢复外观和功能，使患者能够并增强清除表面牙菌斑生物膜的能力，并取得适当的长期效果。

七、牙列拥挤

牙列拥挤可能导致患者要求进行美学干预。精心计划和明智使用正畸排列牙齿可以提供一种生物学微创方法，解决拥挤带来的不良美学结果。虽然正畸治疗可能不会快速改善，但是可以使牙齿长期稳定，且能提供可接受的美学结果[11]。

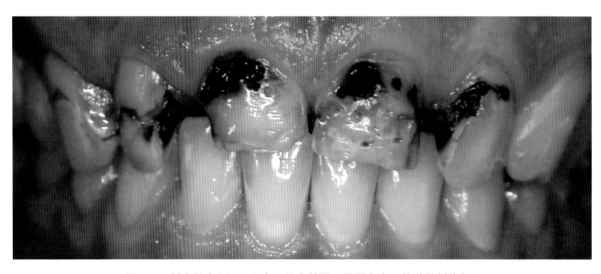

▲ 图 1-8 龋齿影响上切牙和尖牙的术前图，需要去腐和美学微创修复干预

八、牙齿缺失

缺失的牙齿可能需要替代以恢复功能和（或）美观。当牙齿被拔除后，相邻牙齿和对颌牙齿都会发生移动，打乱已建立的咬合模式，并导致剩余牙齿的功能发生变化。随着基于研究和试验文献的迅速发展，牙齿咬合异常的影响一直是整个口腔科行业争论的焦点。同样，在异常咬合的患者中所采用的治疗方法也受到很多讨论和不同意见的影响。这可能从最小的干预到牙体预备和重新排列，需要采用构象或重组的方法。

当考虑替代缺失的牙齿时，临床医生有责任让患者确信，替代牙齿是利大于弊的。应考虑外观、咬合稳定性、咀嚼能力、发音、保持剩余牙齿的位置、恢复咬合的垂直距离，以及其他特殊情况，如管乐器演奏者演奏音乐的能力。如果综合考虑后强烈支持替代，临床医生必须决定最合适的替换技术。口腔医生和患者之间的这些互动讨论必须是坦诚和真实的，罗列所有优点和潜在的风险，并且必须全面记录下来。事实上，沟通和记录是成功管理患者的基础。

可供选择的方案包括以下几种。

- 可摘局部义齿，可以用金属基托、丙烯酸基托或弹性材料制成。
- 使用精密附着体、套筒冠或其组合使用的固定可摘联合修复。
- 全冠或部分冠、嵌体或粘接的固定桥。桥的设计可以采用单端固定或双端固定。此外，可以考虑使用多种材料来制作修复体，所有材料都需要不同的厚度，以获得最佳的机械和美学性能，以提供足够的强度和外观。所有这些因素反过来又会影响剩余牙齿所需的预备程度，从而影响所需的干预程度（见第 8 章和第 9 章）。
- 种植牙修复。

在世界范围内，种植牙已经是一种相对普遍的口腔手术[12]；相对于固定修复或其他选择，种植修复有优势，几乎不需要对邻近的硬组织进行

生物或物理改变。因此，种植似乎是替代缺失牙齿的最终微创方法。然而，可能需要改变缺失牙位置的硬组织和软组织以便为固定和修复提供足够的支持。因此，尽管对剩余的牙列进行最低程度的干预，但为了取得成功的结果，手术干预可能是必要的一部分。然而，正如上文中提到的 1 名临床患者所证明的那样，在适当的情况下，即使不使用外科手术来替代缺失的硬组织和软组织，也可以达到可接受的美学结果。

九、牙齿磨耗

牙齿磨耗，也被称为牙齿表面的损失，日益普遍和严重。在年轻人中，尽管严重牙齿磨耗的总体发生率似乎不太常见，但中度牙齿磨耗的发生率正在增加[13]。这表明为应对这种情况，增加了对牙齿治疗的需求（图 1-9）[14]。

对牙齿磨耗进行美学管理的微创概念要求对腐蚀、磨耗、磨损和（或）脱落等病因进行准确诊断，这些因素经常在不同程度上同时发生。这将使牙齿磨耗的原因得到控制，并实施适当的治疗策略。

- 保留剩余的牙齿组织。
- 实现美学上的改进。
- 恢复牙列并提供长期稳定。

为了达到这些目标，恢复性治疗的方法应该包括使用合适的技术和材料来保护和确保剩余牙齿组织的存活。这种方法认为应该根据需要进行修复和更新，而不是通过进一步破坏性的牙体预备而丧失健康的牙齿组织[15]。复合树脂的使用，对牙齿的牙髓或结构的长期并发症最小，是一种比使用瓷修复体更保守和更美观的选择[16]。当材料和黏固剂的进步允许基于微创的生物学方法来修复磨损的牙列时，由于需要大量牙体预备会导致牙体结构和牙髓损伤，其对牙列会产生长期不良后果，因此传统的间接技术不再是常规的治疗方法。

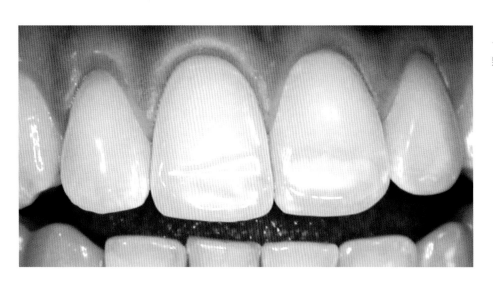

◀ 图 1-9　酸蚀磨损影响两颗上颌中切牙唇面的术前图

十、结论

临床医生有责任通过使用最少破坏组织、不损害生物学健康和符合伦理的技术来满足患者的美学需求，以便为需要干预的临床情况提供满意的短期和长期解决方案。"己所不欲，勿施于人。"这条病史上被多次引用的"金标准"，在做出治疗决定时一定要时刻牢记在心。

十一、临床病例

病例 1

有一种误区认为微创口腔治疗等同于手术操作最少的治疗，并将其局限在最简单的过程中。正如此患者所表现的那样，微创方法不排除使用复杂和潜在的治疗方法，如种植牙。

患者女性，58 岁，右上颌中切牙缺失（图1-10）。这颗牙由于几年前的一次外伤脱落，从那时起，她一直戴着一副丙烯酸基可摘局部义齿。她目前正在考虑另一种替代方法，并拥有一颗外观和特征都可得到改善的牙齿。

检查发现右上颌中切牙和 4 颗第三磨牙缺失。其余牙齿完好，有一个小的修复体。未检出活动性龋坏。用一副丙烯酸基可摘局部义齿代替了缺失牙。义齿由第一磨牙的卡环固位，义齿颜色、形状和大小与相邻牙齿不匹配。义齿下鞍区及邻牙周围牙龈组织发炎。邻近牙齿周围义齿的扇形设计是牙菌斑堆积的因素之一，导致牙周附着丧失，探诊深度为 5mm，探诊时出血。微笑时上唇位于上颌牙列的龈 1/3 处，没有露出牙龈边缘。牙齿闭合时显示深覆𬌗，切牙覆盖 2mm。

X 线检查（图 1-11）显示邻牙骨支持缺失，缺失牙所在位置的牙槽骨高度降低，这是几年前该牙缺失造成的。有足够的骨量来考虑种植牙的放置。讨论了如下几种替换缺失的右上颌中切牙的方案。

- 提供一种新的可摘局部义齿，改进设计以去除与当前义齿相关的牙菌斑滞留区域，使用定制的合成树脂牙来改善现有义齿的外观。尽管患者认识到使用定制的牙齿可以改善外观，但仍希望在可能的情况下避免义齿。

- 固定桥，设计用树脂粘接到相邻的切牙。然而，相邻牙齿的牙周支持组织水平的降低是一个令人担忧的问题，因为单独或联合使用这些牙齿作为固定桥的基牙会对这些牙齿产生长期额外负荷。另外，增大的负荷在没有对基牙进行预备，或者降低对颌牙齿切端高度情况下并没有提供安装桥翼的空间。咬合

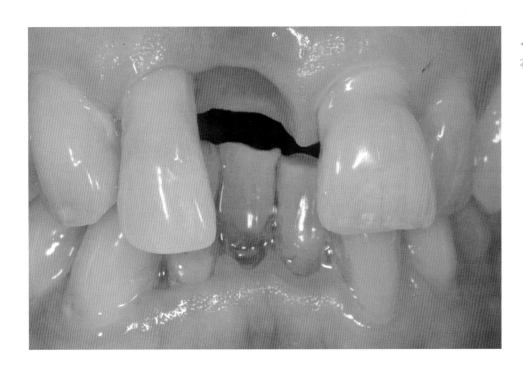

◀ 图 1–10　术前图显示右上颌中切牙缺失

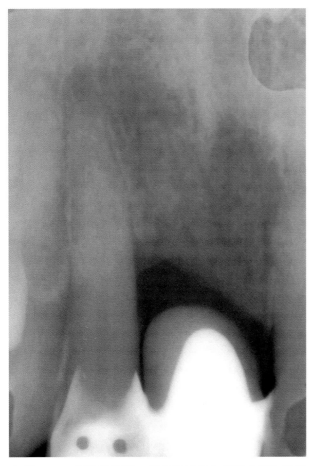

▲ 图 1–11　初始根尖周 X 线片显示植入前骨水平和骨质情况

空间可以通过正畸技术获得，包括使用矫治器和 Dahl 技术压低牙齿。

- 种植牙修复。对牙槽骨的评估显示有足够的骨量和骨密度来放置种植体。虽然与上颌弓的其余部分相比，硬组织和软组织的高度降低了，但微笑时唇线的位置意味着在考虑最终修复结果时，这一区域不是一个美学问题。

在记录与患者的讨论过程后，决定继续进行牙种植修复（图 1–12）。种植体植入手术包括翻开一个小的黏骨膜瓣，使用不同型号的钻头对植入术区的骨组织进行预备，以及植体植入。然后安装愈合桥基，无须二期手术。在骨结合初期，使用树脂粘接固定义齿作为缺失牙的临时替代。治疗的过程包括清创现有的牙周袋和为患者介绍新的口腔卫生方案，使上切牙区域的软组织炎症得到治疗，3 个月后探诊深度减少到 2mm。

经过 3 个月的骨结合后（图 1–13），放置定制的桥基，全瓷冠修复。修复体与剩余的牙列相匹配，不干扰下颌各方运动。临床照片显示细节在最终修复效果上得以再现（图 1–14）。近、远、中的邻间隙使牙间清洁变得容易和有效。

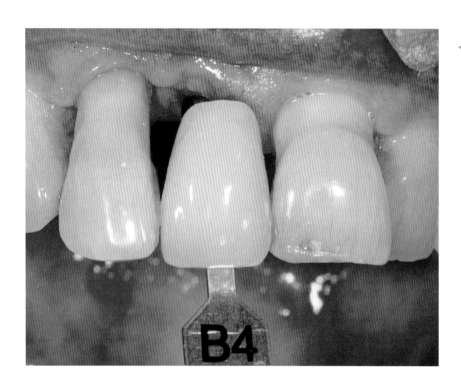

◀ 图 1-12　牙齿比色照

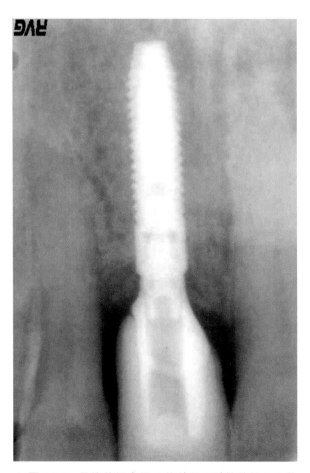

▲ 图 1-13　最终的根尖周 X 线片显示种植体植入和修复后良好的骨结合

这个患者展示了用微创方法的牙齿替换，且在考虑口腔组织的生物学的基础上。满足患者对舒适和外观的要求，种植牙可以通过单一的外科手术完成，不需要软硬组织增量。

病例 2

本临床病例研究展示了使用微创复合树脂技术改变局部过小牙的形状，改变侧切牙（图 1-15）。

患者女性，19 岁，既往体健，提出要求改善她的牙齿外观。她特别关注右上侧切牙的外观（图 1-16）。这颗牙齿自从萌出以来外观就如此，但是患者没有去治疗，因为她对牙齿外观并不怎么在意。在就诊前她考虑过自己是否适合上牙贴面。

初步检查显示上颌弓和下颌弓各有 14 颗牙齿，第三磨牙缺失。无牙齿修复史，无龋检出。牙周健康，口腔卫生状况良好。右侧前磨牙和磨牙区有反颌，下颌中线位置向右偏移半颗牙齿。然而，尖牙引导作用仍然存在，在下颌侧方运动上时，咀嚼系统没有任何进一步改变的迹象或症状。

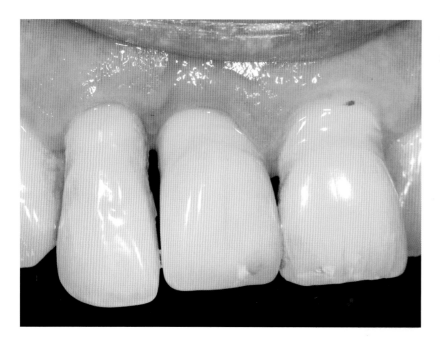

◀ 图 1-14　术后照显示可接受的最终美学结果

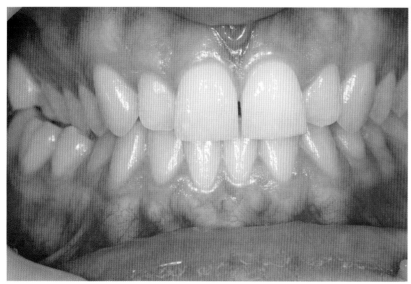

◀ 图 1-15　咬合时的术前照

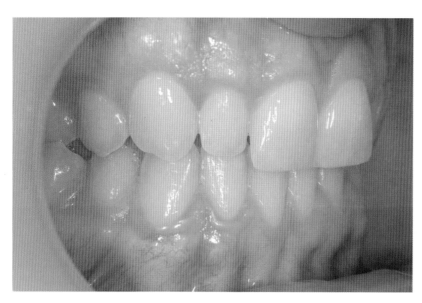

◀ 图 1-16　右侧照显示右上颌小侧切牙

右上侧切牙与相邻牙齿相比大小较小（图1-16）。上颌中切牙之间有较小的间隙，但左上侧切牙与其余牙齿的大小成比例。

由于患者的牙齿没有出现任何其他问题，所以她不经常去看口腔医生。然而，她是真人秀节目的狂热观众，并亲眼看见了"微笑整容"对牙列的改造。这使她做出了要求使用贴面改变牙齿外观的决定。

经详细讨论，她只关心一颗牙齿的外观。她对贴面的看法是，这些贴面可以在不需要对牙齿进行任何预备的情况下使用，并且可以持续终身。尽管只需要很少的硬组织预备就能提供所有上颌切牙的薄瓷贴面，这个患者的处理仅限于复合树脂与右上侧切牙的可逆性粘接，重塑了这颗牙齿，达到与其他牙齿的对称及与相邻牙齿更好的匹配。

右上尖牙和4颗切牙用橡皮障技术分离，放置排龈线以使唇侧龈边缘收缩，并将隔离条放置在相邻牙齿之间。对牙釉质进行酸蚀处理，采用复合树脂直接粘接的方法进行牙齿外形重塑。采用超细金刚石钻、抛光盘和抛光刷进行精加工和抛光（图1-17）。

本病例展示了一种简单、可逆的临床技术，以最小的干预和生物学风险来改善患者的牙列外观。这也证明了在制订适当的患者治疗计划时，与患者进行全面和详细的书面讨论的重要性，以便使用最适当的临床技术来满足患者的要求。

病例 3

这一临床病例证明了使用微创微磨削技术来改善牙齿外观。

患者女性，18 岁，既往体健，患者自诉牙齿出现斑纹（图 1-18），从牙齿萌出就如此，但这并没有让她为外观担心，直到现在，因为她打算离开家进入大学学习。然而，在讨论她的牙齿外观时，她唯一关心的是改善 2 颗上颌中切牙的外观。她也不想让这 2 颗牙齿看起来过于完美，因为她知道过于完美的两颗牙齿会与她剩下的牙齿不匹配。她也意识到微创方法的重要性，因为她有一个朋友接受过瓷贴面治疗，但多次出现敏感和贴面脱落的问题。

检查显示牙齿健康，无修复体。目前 28 颗牙齿，X 线检查显示 4 颗第三磨牙都将很快萌出。没有龋齿，她的口腔卫生状况良好，软组织健康。所有牙齿的釉质都有斑驳的外观，形成白色条纹状，而且上颌中切牙切端 1/3 的釉质有棕色变色和斑块。其上颌牙有少量的棕色变色和轻微的斑驳（图 1-19）。

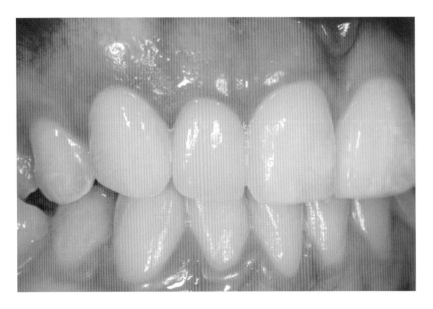

◀ 图 1-17　右上颌侧切牙用美学复合树脂直接重塑后的术后照右侧观

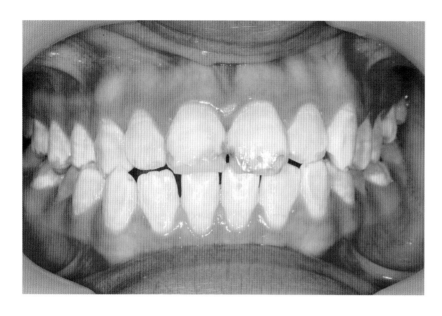

◀ 图 1-18　术前图显示发育不全的上颌中切牙

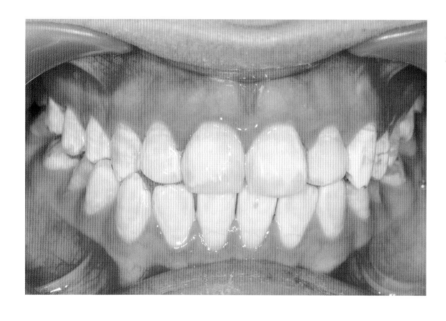

◀ 图 1-19　前视图显示为微细研磨和添加纳米复合树脂后

根据病史和检查，诊断为釉质发育不全，原因不明。这名患者并不是在供水中氟化物含量高的地区长大的。据她所知，在她的牙齿发育过程中也没有接受过氟化物补充剂。她的兄弟姐妹的牙齿没有同样的特征。

与患者的讨论有助于解释可用于治疗上颌中切牙和剩余牙列的可选方案，以改善外观。这包括牙齿漂白、微研磨和局部复合树脂修复体的选择。然而，双方同意的治疗方法是仅对上颌中切牙的 2 颗牙齿进行微研磨和局部复合树脂修复。

微研磨使用 Opalustre（Ultradent）进行，由 6.6% 的盐酸和硅碳化物颗粒（粒径 20～160μm）组成的水溶性糊状物，然后用高半透明的纳米复合树脂的树脂修复，再使用抛光盘、复合抛光膏和抛光刷进行抛光。

最终的美学效果令患者满意，并实现了她对牙列外观进行局部改善的愿望。这种微创治疗技术可以保存现有的牙齿结构。患者也意识到将来还可以进一步治疗，以改变她的牙齿外观。

概　要

- 最小干预口腔治疗是一种以患者为中心的、整体的、团队治疗的概念，以持续保持口腔和牙齿健康。
- 微创牙科的生物学概念旨在终身保存天然牙体组织和牙髓的活力。
- 微创概念的主要考虑是在早期阶段实现对牙齿问题的准确识别和诊断。
- 临床医生采用微创方法进行口腔治疗并不是忽视或逃避口腔治疗的美学问题。
- "不伤害"是生物微创牙科应用于需要美学干预的临床情况时的基本要求。

常见问题解答

Q：什么东西容易使牙齿变色？

A：牙齿变色可能是由喝茶、咖啡、红酒、可乐，以及食用浆果、酱油、芥末和番茄酱等其他会产生牙齿变色的食物引起的。吸烟也会使牙齿变色。

Q：我怎样才能不让牙齿染色？

A：避免吸烟。限制你喝咖啡、茶和其他会产生牙齿污渍的食物的数量。用优质的牙刷和牙膏定期刷牙，每次 2min。定期去看口腔医生进行检查和专业的清洁。

Q：什么是牙齿漂白？

A：牙齿漂白是一种用来治疗牙齿轻度到中度染色的技术。强氧化剂被用来淡化 / 漂白牙齿，这是一种保守且非常有效的让你的微笑变得明亮的方法。

有黄色斑点的牙齿最容易淡化，这一过程也不会影响你的任何牙冠、贴面或其他牙齿修复。

根据污渍的严重程度，平均治疗时间为 4～6 周，但你可能在几天后就会发现效果。

Q：什么是粘接？

A：粘接是将复合树脂应用于牙齿表面。这需要使用温和的酸对牙齿表面进行处理，以使粘接有效和持久，但不需要牙体预备。这是一种有效的治疗染色牙齿的技术，也可以用来重塑牙齿。

如果你有紧咬牙或夜磨牙的倾向，建议最好戴上夜磨牙𬌗垫以保护牙齿的粘接。

推荐阅读

[1] Banerjee A, Watson TF. Pickard's Manual of Operative Dentistry. 9th ed. Oxford: Oxford University Press; 2011.

[2] Kelleher M. Ethical issues, dilemmas and controversies in 'cosmetic' or esthetic dentistry. A personal opinion. Br Dent J 2012;212:365–7.

[3] Kelleher MGD, Bomfim DI, Austin RS. Biologically based restorative management of tooth wear. Int J Dent 2012;2012:Article ID 742509.

[4] Palmer RM, Smith BJ, Howe LC, Palmer PJ. Implants in Clinical Dentistry. London: Martin Dunitz; 2002.

[5] Watts A, Addy M. Tooth discolouration and staining: a review of the literature. Br Dent J 2001;190:309–16.

参 考 文 献

[1] Kateb E-L, Heming M. 'Dentistry in a decade': Recent lessons from the Adult Dental Health Survey. Dent Update 2011;38:658–9.

[2] Coffield KD, Phillips C, Brady M, et al. The psychosocial impact of developmental dental defects in people with hereditary amelogenesis imperfecta. J Am Dent Assoc 2005;136:620–30.

[3] Watts A, Addy M. Tooth discolouration and staining: a review of the literature. Br Dent J 2001;190:309–16.

[4] Marin PD, Bartold PM, Heithersay GS. Tooth discolouration by blood: an in vitro histochemical study. Endod Dent Traumatol 1997;13:132–8.

[5] Weatherall JA, Robinson C, Hallsworth AS. Changes in the fluoride concentration of the labial surface enamel with age. Caries Res 1972;6:312–24.

[6] Wei SH, Ingram MI. Analysis of the amalgam tooth interface using the electron microprobe. J Dent Res 1969;48:317.

[7] Addy M, Moran J, Griffiths A, Wills-Wood NJ. Extrinsic tooth discolouration by metals and chlorhexidine. Surface protein denaturation or dietary precipitation? Br Dent J 1985;159: 281–5.

[8] Black GV. A Work on Operative Dentistry: The Technical Procedures in Filling Teeth. Chicago: Medical–Dental Publishing; 1917.

[9] Fisher J, Johnston S, Hewson N, et al. FDI Global Caries Initiative; implementing a paradigm shift in dental practice and the global policy context. Int Dent J 2012;62(4): 169–74.

[10] Banerjee A, Watson TF. Pickard's Manual of Operative Dentistry. 9th ed. Oxford: Oxford University Press; 2011.

[11] Kelleher M. Ethical issues, dilemmas and controversies in 'cosmetic' or aesthetic dentistry. A personal opinion. Br Dent J 2012;212:365–7.

[12] Palmer RM, Smith BJ, Howe LC, Palmer PJ. Implants in Clinical Dentistry. London: Martin Dunitz; 2002.

[13] The UK Health and Social Care Information Centre. Adult Dental Health Survey 2009: summary report and thematic series. <www.ic.nhs.uk/pubs/dentalsurvey-fullreport09>; 2011.

[14] Van't Spijker A, Rodriguez JM, Kreulen CM, et al. Prevalence of tooth wear in adults. Int J Prosthodont 2009;22(1):35–42.

[15] Kelleher MGD, Bomfim DI, Austin RS. Biologically based restorative management of tooth wear. Int J Dent 2012;2012:Article ID 742509.

[16] Nalbandian S, Millar BJ. The effect of veneers on cosmetic improvement. Br Dent J 2009;207(2):Article E(3).

第 2 章　牙齿漂白：材料
Dental Bleaching: Materials

M. KELLEHER　著

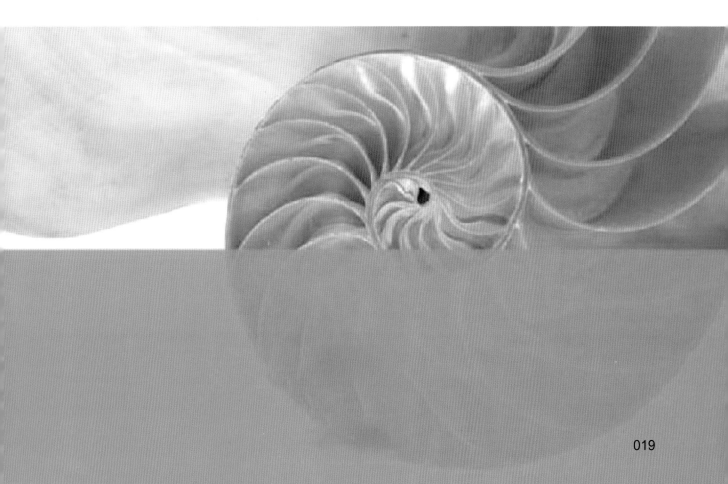

一、概述

无论是长期还是短期，在不损害牙齿结构和生物功能的情况下，牙齿漂白技术解决了变色牙齿的微创治疗难题。漂白是一个化学过程，将有机物氧化，分解为更简单的分子。大多数小分子比原来的大分子络合物颜色更浅。

二、牙齿变色的原因

釉质中最小的釉柱间蛋白基质就像灯芯一样，从其外部的口腔内液体中吸收离子和小分子，包括色素和染色剂在内的分子络合物对这种釉柱间基质进行染色。色素是一种有颜色的物质，由带颜色的基团（发色团）和其他分子组成。色素不一定可以附着在釉柱间的有机基质上（图 2-1）。染色剂是一种含有活性基团（羟基或氨基）的色素，可以吸附在有机物上。人类饮食中常见的染色剂来自于巧克力、咖啡、茶、咖喱、番茄酱和

红酒。黑色素是由烹饪后的植物油的分解产物形成的，也是导致牙齿变色的常见原因（框 2-1）。

金属化合物可以与染色剂相互作用形成更大的化合物，从而使染色剂产生不同颜色。含铁和铜的金属化合物通常与颜色较深的牙本质着色有关。

框 2-1　着色类型与临床的相关性
• 最初的着色类型影响漂白效果和色度的保持 • 由衰老或氟中毒引起的牙齿变色比四环素类药物引起的牙齿变色更快 • 不同的四环素药物会产生不同的变色 • 漂白由于四环素染色的黄色或褐色的牙通常需要 6~9 个月，比漂白被四环素染成蓝灰色的牙齿更容易。记住"黄棕色会被漂白，蓝灰色可能被漂白"

氧化漂白过程涉及复杂分子中的环状结构和其他连续的共轭双键的分解。由此非细胞基质中深色分子的颜色变浅。过氧化氢通过将这些大分子转化为醇、酮和羧酸末端来发挥作用。因为它们是更小的分子，所以能够通过牙齿结构从其表面排出。最终的结果是牙齿被漂白了，而且看起来颜色变浅了（图 2-2 和图 2-3）。

三、漂白的化学机制

在漂白过程中会发生氧化还原反应，氧化剂过氧化氢会释放带有未配对电子的自由基，从而在此过程中被还原（框 2-2）。牙齿内变色的分子接受未配对的电子，并被氧化，同时也减少了整体的变色。过氧化氢能产生 $HO_2\bullet$ 和 $O\bullet$ 这两种不同的自由基，这两种自由基都有高度活性。过羟基离子（$HO_2\bullet$）是这两种中活性更强的自由基。为便于得到 $HO_2\bullet$，需要碱性的漂白材料。过氧化氢释放 $HO_2\bullet$ 的最适 pH 为 10。

四、过氧化脲

过氧化脲的实验式为 $CO(NH_2)_2H_2O_2$，结构式如下。

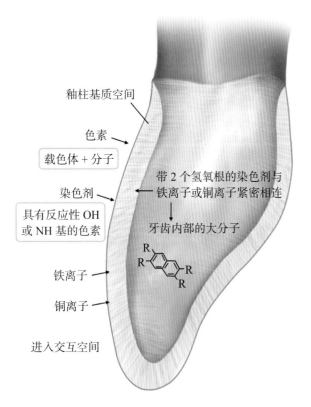

釉柱基质空间

色素

载色体 + 分子

染色剂

带 2 个氢氧根的染色剂与铁离子或铜离子紧密相连

具有反应性 OH 或 NH 基的色素

牙齿内部的大分子

铁离子

铜离子

进入交互空间

▲ 图 2-1　牙齿变色示意图

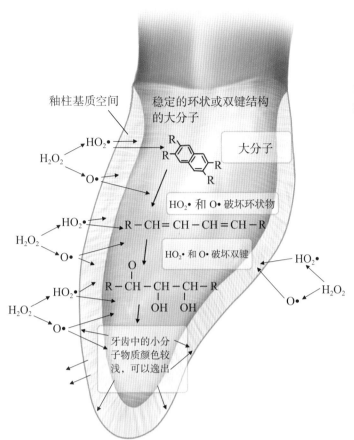

釉柱基质空间

稳定的环状或双键结构的大分子

大分子

$HO_2•$

H_2O_2

$O•$

$HO_2•$ 和 $O•$ 破坏环状物

$HO_2•$

H_2O_2

$O•$

R — CH = CH — CH = CH — R

$HO_2•$ 和 $O•$ 破坏双键

$HO_2•$

H_2O_2

$O•$

$HO_2•$

H_2O_2

$O•$

R — CH — CH — CH — R
　　　　OH　OH

牙齿中的小分子物质颜色较浅，可以逸出

◀ 图 2–2　过氧化氢把大分子降解为颜色较浅的小分子的作用机制示意图。其中一些小分子会从牙齿中逸出，从而使牙齿看起来颜色更浅

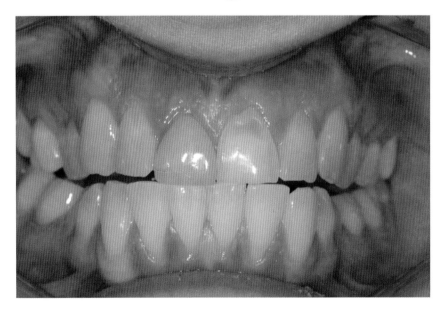

◀ 图 2–3　下颌前牙上的色素和染色剂已经被漂白，但色素和染色剂仍在上颌前牙的唇面

框 2–2　过氧化氢的化学式

- 过氧化氢的实验式是 H_2O_2
- 结构式是 HO–OH
- 分子量为 34
- 是一个快速反应和不稳定材料
- 自 2012 年 10 月，欧盟对于口腔医生，或者经过培训的其他口腔专业人士对过氧化氢的使用限制设为 6% 的过氧化氢，相当于大约 18% 的过氧化脲

$$H_2N \diagdown \quad \diagup O$$
$$C$$
$$\| \quad HO-OH$$
$$NH_2$$

过氧化脲的分子量为 94.1。

过氧化脲是一种稳定的化合物，缓慢释放浓度为原浓度 1/3 的过氧化氢。换言之，就是在 3～4h，10% 的过氧化脲凝胶将缓慢释放 3.5% 的过氧化氢，而 21% 的过氧化脲凝胶将缓慢释放 7% 的过氧化氢。

五、过氧化氢是如何起效的

这种漂白效果是由高分子量、复杂的有机分子降解引起的，这些分子会反射一种特定波长的光，这就导致了牙基质的染色。降解产物分子量相对较低，颜色反射率降低。漂白的目的是减少或消除那些导致变色的分子。由于过氧化氢通过牙齿组织，牙釉质和牙本质都会漂白。

在牙齿漂白过程中，低分子量的过氧化氢很容易穿透质间牙釉质进入牙本质，最终进入牙髓。自由基具有未配对的电子，这些电子与大多数有机分子迅速反应，并发生碰撞，进一步产生自由基。它们与其他不饱和键反应，导致破坏这些分子的电子排布。过氧化氢能够进行许多反应，包括分子的加成、取代、氧化和还原。它是一种强氧化剂，可通过同源裂解反应形成其他自由基。不同的化学反应使牙釉质和牙本质中变色大分子所吸收的能量发生变化，这些大分子被分解成更小的分子，同时改善了牙齿着色。

在牙齿漂白的过程中，牙齿内的高着色性的碳环化合物可以被分解，变成相对简单的链式分子。这些链中有许多是连续的共轭双键，然后分解成单键。这些化学反应会产生无色或浅色的结构。

复杂分子，特别是那些形成金属化合物的分子，看起来颜色较暗，而较简单的分子看起来颜色较浅。通过将大分子分解成小分子，大多数外源性染色就会消散。

虽然"变白"或"变浅"这两个词在日常使用中令人困惑，且没有描述由化学反应引起的"漂白"。例如，"变浅"或"变白"可以指去除表面或外在的污渍，而漂白是一个更深层次的、不容易逆转的过程。

但是从理论上讲，如果漂白过程无限期地持续下去，可能会对牙釉质基质蛋白质造成损害。最佳的牙齿漂白是将牙齿改变到一个美观的牙齿颜色，通常事先与患者取得一致，同时仍然保持牙齿矿物质和基质蛋白的硬度、健康和强度。过氧化脲漂白和过氧化氢漂白的区别见框 2-3。

框 2-3　过氧化脲漂白与过氧化氢漂白的区别

- 10% 过氧化脲溶液相当于含 3.5% 的过氧化氢，同时含有 6.5% 的尿素
- 用过氧化脲漂白更慢，更安全，更持久，但它需要更多的时间来起效，因为过氧化氢是缓慢释放的
- 过氧化氢本身是不稳定的，在几分钟内分解成过羟基自由基（$HO_2\cdot$），然后变成 H_2O+O_2
- 尿素分解成二氧化碳和氨，提高 pH，通过增加过氧化氢的释放期来帮助漂白，并允许其很好地渗透到牙齿结构中

六、过氧化脲的安全性

过氧化脲是由过氧化氢和尿素构成的。尿素是正常的机体成分，因此没有不良的生物学后果。过氧化氢是所有细胞中都存在的一种内源性代谢物。肝是人体代谢的主要器官，每小时产生 270mg H_2O_2。标准 1.2ml 管中的 10% 过氧化脲凝胶中含有 0.12mg 过氧化脲，因此相对于肝的常规代谢来说，临床安全边界非常大。此外，可能从涂药托盘中逸出的漂白凝胶中的黏性过氧化脲和释放出的过氧化氢会迅速被唾液的过氧化氢酶和过氧化物酶分解。

这确保了临床漂白过程在传统口腔科漂白浓度下的生物安全性（含 10% 过氧化脲的定制托盘是现行的金标准）。

七、抗过氧化氢的系统防御机制

所有细胞都含有抗过氧化氢的保护性酶（过氧化氢酶、过氧化物酶和依赖硒的谷胱甘肽过氧化物酶）。这些酶在肝、十二指肠、脾、血液、黏膜和肾脏中含量最高。大多数过氧化氢酶存在于红细胞中，可以在几分钟内降解过氧化氢。过氧化氢在过氧化氢酶存在下的整体分解反应如下。

$$H_2O_2 + H_2O_2 \rightarrow 2H_2O + O_2（水和氧气）$$

在过氧化物酶的存在下，该反应如下。

$$H_2O_2 + 2RH \rightarrow 2H_2O + R-R$$

浓度＜ 35% 的过氧化氢溶液被归类为非皮肤刺激物。在现有文献中没有证据表明过氧化氢是人类皮肤敏感剂。然而，偶尔也有贴片试验阳性的报道。

生物膜对过氧化氢是可渗透的。过氧化氢容易被口腔黏膜细胞吸收，但会被迅速代谢。考虑到存在内源性过氧化氢的量是变化的，从漂白过程中进入血液循环中过氧化氢的量还不确定。1985 年，国际癌症研究协会（International Association for Research on Cancer，IARC）对过氧化氢的毒性进行了审查。1993 年，学者 Li 与欧洲生态毒理学和化学毒理学中心对过氧化氢的毒性进行了审查。这些审查得出的结论是，完全不用担心口腔医生处方所开具的家庭漂白剂中所使用的过氧化氢的浓度。

八、牙齿敏感

充分证据证明，暂时的牙齿过敏是牙齿漂白的一种不良反应。70% 的患者在使用 10% 过氧化脲进行夜间漂白时有一定的牙齿敏感。这种敏感性是温和而短暂的，通常在漂白完成后持续 24h。

敏感度的增加主要与为了加快漂白进程所采用的两种方法有关，一是加热，二是使用浓度比标准浓度高得多的过氧化氢。用以预测患者

有活力的牙齿敏感性增加的因素包括如下几个方面。

- 已有的牙齿敏感（或已有的可逆性牙髓炎）。
- 使用高浓度的过氧化脲或过氧化氢。
- 每天 / 每晚更换漂白剂＞ 1 次。
- 用加热作为辅助来加快氧化还原反应。

九、牙齿吸收

现无报道显示 10% 过氧化脲（即 3.5% 过氧化氢）在牙套内会导致牙体硬组织吸收。吸收通常是由于牙齿外伤引起的（图 2-4）。牙齿损伤的严重程度与所受损伤的类型、所受的力，以及牙齿是否移位、嵌入或侧向脱位有关。牙周韧带严重受损或过度干燥、长时间离开口腔或未能正确储存牙齿，都会显著增加受损牙齿吸收的风险。

这种风险也与牙骨质损伤、牙根污染，或者未能对已经严重损坏的牙齿进行适当的牙髓治疗或夹板固定有关。

牙颈吸收偶尔会出现在漂白后或根管填充后的牙齿中，但只有在对已经损坏的牙根或其他牙齿表面使用浓度极高的过氧化氢（30%～38%）并且加热时才会出现。

十、对牙齿硬度的影响

大量的实验室研究表明，含过氧化物的牙齿漂白产品并不影响牙釉质的微观结构。釉质的耐磨性不会因漂白而降低，其显微硬度和矿物质含量也不会降低。牙釉质的临界 pH 为 5.5，pH＜ 5.5 时，羟基磷灰石结晶的矿物离子会解离。绝大多数过氧化脲产品的 pH 在 6.5～7。即使使用高浓度的过氧化氢，也不会降低牙釉质或牙本质的硬度，更不会溶解牙齿结构。

十一、对牙髓的影响

过氧化氢很容易也会很迅速渗透到牙髓中。

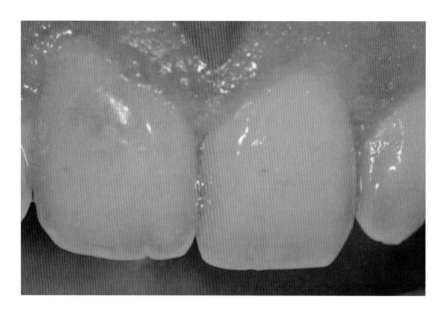

◀ 图 2-4　牙颈部的吸收产生一个粉红色的变色点（"粉红点"），这是由于被吸收的血管组织中的血液在薄薄的牙釉质表面之下。右上颌中切牙有 2 次外伤史和 1 次牙齿矫正治疗，但没有漂白史

浓度越高，到达牙髓的速度越快。组织学研究显示过氧化氢显露后，局限在牙髓紧贴牙髓 – 牙本质界下的浅层发生了轻度炎症反应。

这些观察结果与患者在牙齿被过氧化氢漂白 ≥ 15min 后描述的轻微不适一致。尽管会吸收过氧化氢，但即使在完整牙齿上使用浓度高达 40% 的过氧化氢，被漂白牙齿的牙髓并没有受到不可逆的损害的表现。在一个对患者随访超过 7 年的研究中，现无报道显示长时间使用 10% 过氧化脲（6～9 个月），牙齿就会失去活力[1]。

十二、对软组织的影响

美国牙科协会关于接受过氧化物产品的指导方针于 1994 年发表[2]。

这些指导方针要求评估漂白对口腔软组织的影响，包括舌、嘴唇、上腭和牙龈。到目前为止，所有已发表的此方面研究都没有报道过 10% 过氧化脲对口腔各种软组织有任何不良影响。牙龈组织发生的轻微、暂时性损伤，看起来是不合适的牙套或凝胶托盘所造成的物理创伤。

在家庭漂白过程中，过氧化脲在定制的牙套中，对软组织产生不利影响的风险非常有限（图 2-5 和图 2-6）。

十三、银汞合金修复体

一些实验室研究表明，口腔银汞合金修复体被漂白后会释放少量汞。其所释放的水平完全在世界卫生组织（World Health Organization，WHO）规定的汞接触限度内，不会对患者健康构成威胁。尽管已有的研究发现，在漂白前牙之前，谨慎的做法是用暂时性的牙改色材料来代替全部的银汞合金材料。而且由于铜是口腔银汞合金材料中的一种常见成分，这样做能避免由铜腐蚀引起牙齿变绿的风险，虽然该风险非常有限（图 2-7 和图 2-8）。

十四、牙齿改色的修复材料

牙齿改色的修复材料不受漂白过程的影响，因此，它们可能在漂白后相对于相邻的自然牙齿显得较暗。在患者同意漂白牙齿之前，口腔医生与患者的沟通是很重要的。患者常常不知道他们的哪颗牙齿有修复体。

对于那些未事先咨询口腔医生，未了解风险，就使用了"非处方"或网购漂白产品的患者来说，可能会因漂白了天然牙齿组织而导致修复体颜色不再与天然牙齿颜色匹配，从而需要重新制作对

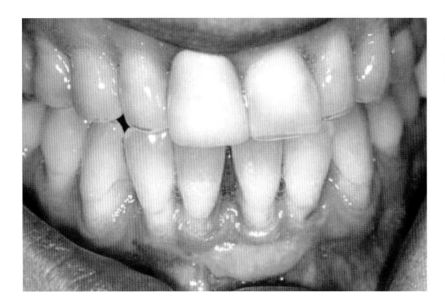

◀ 图 2-5　用过氧化脲（10%）漂白天然牙齿，以匹配现有的瓷冠，而不是用颜色更深的瓷冠来替换原瓷冠

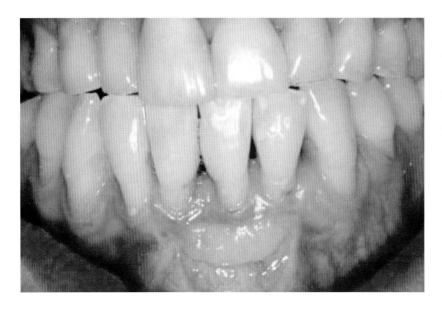

◀ 图 2-6　上颌和下颌牙漂白后，直接使用复合树脂来减少下颌切牙的"黑三角"区，而无生物成本。值得注意的是，32 年前游离牙龈移植物，没有受到漂白和复合树脂黏合的影响（通常缩写为 **B&B**）

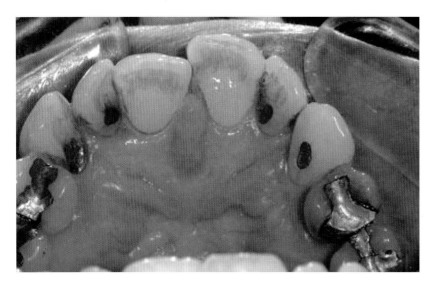

◀ 图 2-7　在漂白较薄的前牙之前，应去除并替换腭部银汞合金修复体

以前来说颜色匹配良好的牙冠或其他间接修复体，因此要付出很大的经济成本，以及由于对组织造成破坏产生的生物成本（图 2-9 至图 2-11）。

十五、管理患者的期望

患者如果采购并使用了上述漂白产品或设备，可能会随后要求口腔医生更换他们现在明显颜色较深的修复体。有些患者可能会对这些为了与新漂白牙齿相匹配而进行的口腔操作的"隐性"成本大吃一惊，而且这些操作通常是有创性的。

在处理这些美学漂白病例时，口腔医生和他的团队必须评估患者对他的牙齿美学的真正要求。漂白是一个微创过程，但必须和患者解释并沟通牙齿漂白对于个别案例的局限性。患者对颜色漂白水平的期望必须由口腔团队管理。这些讨论必须清楚地记录下来，并把签名的副本交给患者。在治疗完成前、治疗期间和治疗完成后，我们都鼓励使用数码摄影来记录，照片中应包括适当的比色板以供参考，以帮助减轻患者未来可能存在的任何担忧。必须明白的是，牙齿漂白的效果不是永久性的。应该充分解释这种在生物学上有益的方法与组织遭受破坏的操作方法（冠、贴面）之间的平衡。颜色反弹见框 2-4。

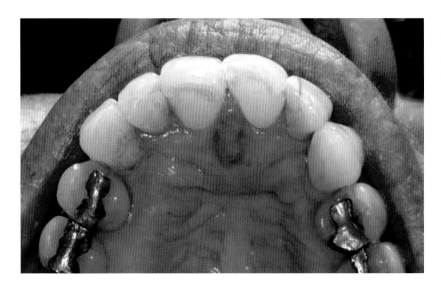

◀ 图 2-8　去除银汞合金修复体并直接用复合树脂替换，理论上可以避免牙齿在漂白过程中变绿的风险

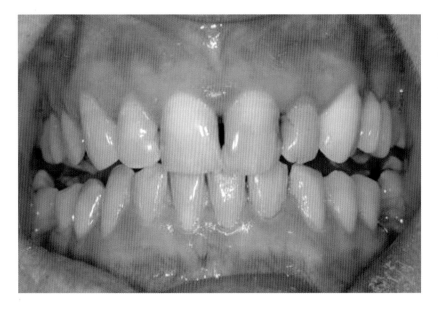

◀ 图 2-9　左上颌侧切牙近中复合树脂修复体变色，而且牙齿本身颜色比同侧的尖牙牙冠（浅色金属 / 陶瓷粘接固定桥）的颜色深

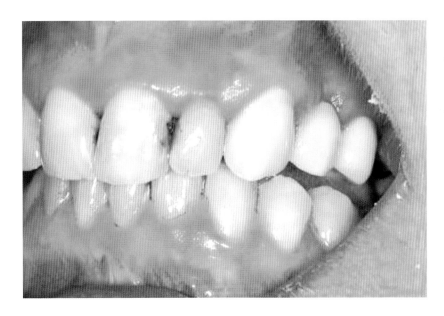

◀ 图 2-10　颜色较深的上颌牙会变白，但现有的修复体不会。颜色变浅的天然牙齿会更好地与固定桥的颜色匹配，但复合树脂修复体为了与新漂白的牙齿匹配，需要更换原有的复合树脂修复体

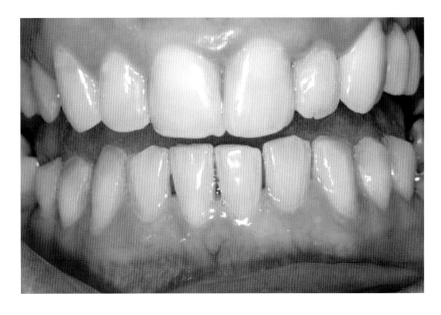

◀ 图 2-11　停止使用 10% 过氧化脲进行家庭漂白 1 周后，更换新的复合树脂修复体。天然牙齿的颜色与原有的 UL3～UL5 固定桥的颜色匹配，因此不需要更换，因为漂白前固定桥的颜色较邻近牙齿浅。如果牙齿颜色更深，不漂白自然牙齿就意味着要更换固定桥，这可能会给患者带来巨大的生物和经济成本。这种漂白方法和复合树脂治疗是微创的，对患者是有经济效益的且生物学上是安全的

框 2-4　复发
根据使用的浓度的不同，过氧化脲漂白后，颜色在 4～6 周后会有不同程度的反弹。浓度越高，初始颜色变化越快、程度大，但是颜色反弹也是如此，漂白结束的时间越久、反弹的程度越大。通常在 6 周后，漂白颜色稳定在一个仍然与初始颜色显著不同的水平上

十六、粘接与"颜色回退"

牙釉质和修复体树脂基之间的粘接强度在漂白后的 24h 内降低。在此之后，复合树脂对漂白和未漂白的牙釉质的粘接强度无显著差异。

"颜色回退"是牙齿漂白中的一个术语，用来描述牙齿漂白后颜色的变化。如果牙齿被隔离在橡皮障下，这些影响与牙齿缺氧和其再水化作用有关。虽然颜色回退在漂白后的 24h 内基本完成，但可能需要长达 7 天的时间来稳定。因此，谨慎的做法是在漂白完成 1 周后再进行修复性操作，以保证修复体的颜色匹配，特别是间接修复体，延期修复以确保最佳的颜色匹配和粘接强度。

任何残留在牙齿内的氧都可能对复合树脂水

门汀材料产生氧抑制作用。因此，作为一项预防措施，当计划在漂白后进行任何此类修复时，应该在修复的准备阶段前1周收回患者的牙套。通过这样做，患者将不能进一步漂白他们的牙齿，在预备和佩戴"最终"修复体之前。

患者还应被警告在此期间不要使用任何非处方漂白产品，因为这将影响复合树脂修复材料的粘接强度，可能还会影响修复最终的颜色匹配。如果患者仍然不确定是否已经达到了他们想要的颜色变化，明智的做法是推迟所谓的"最终"修复治疗，直到他们确认自己愿意进行治疗。有关家庭漂白后颜色反弹的信息见框2-5。

框2-5　家庭漂白后颜色反弹

美国牙科协会（American Dental Association，ADA）批准的是85%的初始颜色变化维持在3个月，75%维持在6个月。到目前为止，只有用10%过氧化脲漂白产品的家庭漂白获得了ADA的批准，该标准是基于多项随机、双盲、对照临床试验来确定的

十七、椅旁或诊室漂白

"椅旁漂白"是在口腔操作椅上进行的，使用浓度相对较高的不稳定的、反应迅速的过氧化氢，浓度通常为15%～38%。过氧化氢浓度为25%时，相当于75%的过氧化脲；过氧化氢浓度为38%时，相当于114%的过氧化脲。为了便于比较，这个浓度通常是家庭漂白定制托盘所用的更安全、更稳定的10%过氧化脲浓度的11倍以上（框2-6）。

过氧化氢浓度越高，意外接触软组织或眼睛而造成伤害的风险越大，患者和手术团队都必须做好适当的保护措施，谨防受伤/烧伤。

椅旁漂白会而且经常会造成软组织损伤。为了避免这样的损伤，必须想尽办法保护患者的一切软组织。当使用高浓度时，必须使用橡皮障或其他形式的有效隔离（图2-12）。损伤表现为上皮的白色烧伤，这种烧伤对患者来说是很痛苦的（图2-13）。

框2-6　诊室（椅旁）漂白 vs. 家庭漂白

- 到目前为止，没有任何随机对照、双盲、独立的临床试验显示，在诊室（椅旁）漂白中使用漂白灯能提高漂白的时效或有效性
- 光活化材料的即时变化更可能与所使用的化学催化剂有关，而不是与光本身有关
- 隔离脱水作用，以及在此阶段牙齿充满氧气是最初颜色变化的主要原因
- 被四环素染成黄色的牙齿比被染成蓝/灰色的牙齿更容易变白，这显示了诊室（椅旁）漂白远不如用10%过氧化脲进行3个月或6个月的家庭漂白

如果出现了软组织不良反应，应彻底清洗该部位，并确保患者放心。疼痛部位通常在几天到1周痊愈。通常不会留瘢痕，因为溃疡是表浅的。如果手指或脸颊意外接触到材料，可能会被烧伤（图2-14）。

十八、关于牙齿漂白的说明

一些漂白产品的制造商或使用这些产品的口腔医生，提倡在进行诊室漂白前的几周使用含有10%过氧化脲的家庭方法。作为这种治疗方案疗效的"证据"，"术前"照片通常在进行牙齿漂白前拍摄，事实上，有时是在进行任何能清除外在污渍的清洗之前，而且是在牙齿水化的，没有干燥的情况下拍摄的。当去掉橡皮障时，立即拍摄"术后"照片，换言之，在牙齿再次水化或出现"颜色反弹"之前，因为水化和复色通常需要几天时间。这种可疑的摄影做法很容易误导患者，使他们认为他们所提供的治疗产生了显著有益结果。

其实，对比颜色变化的照片应在漂白完成≥1周后拍摄，以具有可信度，并应由对所使用的产品没有既得利益的人来拍摄，最好使用客观的色度参考指示器。

另外，向患者推销的有快速效果的方法是，在手术中首先使用22%～38%的过氧化氢进行"强力漂白"，然后让患者在家中使用10%或15%的

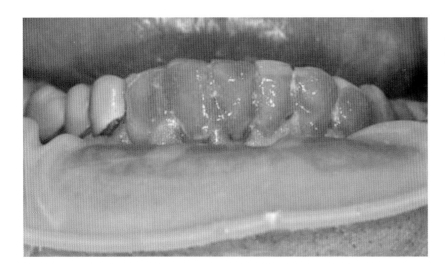

◀ 图 2-12 使用 38% 的过氧化氢，放置开口器进行诊室漂白

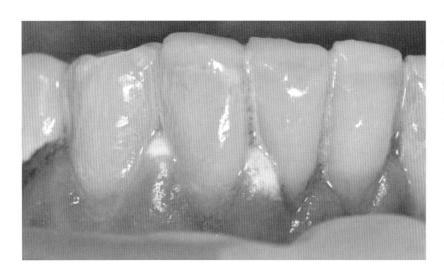

◀ 图 2-13 高浓度过氧化氢漏到龈乳头后，出现白色的牙龈上皮灼伤。浅表上皮迅速脱落，留下红色、疼痛的溃疡区域，这可能暂时影响该区域适当的口腔卫生清洁

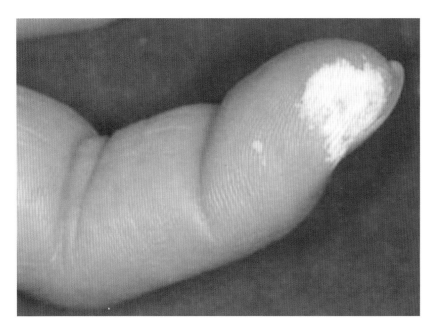

◀ 图 2-14 诊室漂白后打扫卫生时，手指意外接触 38% 过氧化氢造成的烧伤

过氧化脲完成家庭漂白，以"保持漂白效果"。在3个月或6个月的结果阶段，这种方法与更直接、更经济、更安全的家庭漂白方法没有区别。

然而，有以下几种情况可能产生额外的费用，一是口腔医生要求进行诊室漂白；二是患者的牙髓过度敏感；三是诊室漂白中所用的高浓度过氧化氢有引起软组织损伤的风险。"诊室漂白""椅旁漂白""术中漂白"这些术语都是指同一件事，即用化学催化剂催化高浓度的过氧化氢漂白。但是，根据独立、公正的试验判断，漂白后所拍摄的漂白等级改变照片，有时通过"术前术后"照片拍摄时打开相机上的几个F光圈或使用软件来增强漂白等级的改变，但是，遗憾的是从独立、公正的试验中判断，它不会持久。在3个月或6个月时，诊室漂白的效果并不比普通的家庭漂白所达到的效果更好，而且后者更安全，对患者来说，成本或风险也很小。

牙齿颜色改变有一个有趣且重要的责任问题。在诊室漂白中，按照患者对结果的判断，口腔专业人员有责任对患者的漂白结果是否满意负责。实现这一漂白变化通常需要4次单独治疗，每次1h，不包括隔离、保护和清理的时间，这样得到的结果与患者自己安排时间，以自己的节奏进行家庭漂白可达到的效果相似。责任转移的微妙之处在于，无论他们需要花多长时间，夜间家庭漂白是患者的责任，以获得他们想要的颜色变化。在处理四环素染色时尤其重要，稳定的四环素磷酸盐位于牙本质深处，需要几个月的治疗才能漂白（图 2–15）。

十九、"高危"患者

罕见病患者，如过氧化物酶缺乏症或葡萄糖 –6– 磷酸脱氢酶（glucose-6-phosphate dehydrogenase，G6PD）缺乏症患者，属于有过氧化氢漂白风险的人群。因为他们代谢过氧化氢的能力较差，所以对过氧化物的活性更易感。过氧化物酶缺乏症是一种罕见的疾病，发病率为 0.2%。G6PD 缺乏症是一种红细胞疾病，细胞代谢问题导致过氧化氢解毒能力不足，其在欧洲的发生率为 0.1%。

二十、牙齿漂白效果的评估

美国牙科协会（ADA）对漂白系统或产品的认可准则是严格的，要求制造商展示产品的使用安全性和有效性。获批所需的资料包括下几个方面。

- 来自 2 项随机的预期的双盲临床试验的结果，包括对测试材料与非活性对照材料的比较。
- 2～6 周治疗效果的评估。
- 在治疗开始和结束时使用 2 种不同的颜色测量

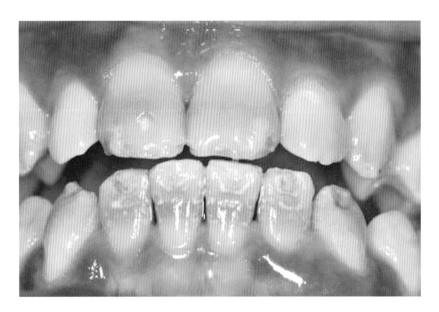

◀ 图 2–15　四环素染色的牙齿不能用诊室漂白的方法有效地漂白。使用 10% 过氧化脲进行长时间的家庭漂白（6～8 个月），最终对由于四环素变成黄 / 棕色的牙齿有效，但对蓝 / 灰色的牙齿无效

系统来测量牙齿颜色。

- 应在 3 个月和 6 个月时进行颜色持续时间的测量，以评估颜色改善是否持续。ADA 批准的要求是 3 个月颜色变化能维持 85%，6 个月颜色变化能维持 75%。

二十一、漱口水和牙膏

非处方漱口水，如 Bocasan（欧乐 B，宝洁）和 Peroxyl（高露洁棕榄）患者可以自由购买。Bocasan 释放 7% 的过氧化氢，Peroxyl 包含 1.5% 的过氧化氢。漱口水中的过氧化氢浓度不足以漂白牙齿。然而，它们可能对口腔卫生有一些微小、短期、有益的影响，并可能对在某些外在污渍有效。

牙膏只能去除表面的外在污渍。没有牙膏可以漂白牙齿，欧盟法律规定牙膏中过氧化氢的最高浓度是 0.1%，这个浓度的过氧化氢是没用的，因为它会被唾液过氧化氢酶和过氧化物酶立即灭活。

推荐阅读

[1] Cooper JS, Bokmeyer TJ, Bowles WH. Penetration of the pulp chamber by carbamide peroxide bleaching agents. J Endod 1992;18:315–17.

[2] ECETOC. Joint assessment of commodity chemicals No. 22: Hydrogen peroxide (Cas. No. 7722–84–1). Brussels: European Centre for Ecotoxicology and Toxicology of Chemicals; 1993.

[3] Feinman RA, Madray G, Yarborough D. Chemical, optical and physiologic mechanisms of bleaching products: a review. Pract Periodontics Aesthet Dent 1995;3:32–6.

[4] Frysh H. Chemistry of bleaching. In: Goldstein RE, Garber DA, editors. Complete Dental Bleaching. Chicago: Quintessence Books; 1995. p. 25–32.

[5] Haywood VB. History, safety and effectiveness of current bleaching techniques and applications of the night guard vital bleaching technique. Quintessence Int 1992;23:471–88.

[6] Heithersay GS, Dahlstrom SW, Marin PD. Incidence of invasive cervical resorption in bleached root-filled teeth. Aust Dent J 1994;39:82–7.

[7] IARC. Hydrogen peroxide: evaluation of the carcinogenic risk of chemicals to humans. IARC Monographs 1985;36: 285–314.

[8] International Symposium on Non Restorative Treatment of Discolored Teeth. Chapel Hill, North Carolina, September 25–26, 1996. J Am Dent Assoc 1997;128(Suppl.):1S–64S.

[9] Kelleher M. Ethical issues, dilemmas and controversies in cosmetic and aesthetic dentistry. A personal opinion. Brit Dent J 2012;212(8):365–7.

[10] Kelleher MG, Roe FJ. The safety-in-use of 10% carbamide peroxide (Opalescence) for bleaching teeth under the supervision of a dentist. Br Dent J 1999;187:190–4.

[11] Li Y. The safety of peroxide-containing at-home tooth whiteners. Compend Contin Educ Dent 2003;24:384–9.

[12] Patel V, Kelleher M, McGurk M. Clinical use of hydrogen peroxide in surgery and dentistry – why is there a safety issue? Brit Dent J 2010;208(2):61–4.

[13] Schulte JR, Morrissette DB, Gasior EJ, et al. The effects of bleaching application time on the dental pulp. J Am Dent Assoc 1994;125:1330–5.

[14] Sterrett J, Price RB, Bankey T. Effects of home bleaching on the tissues of the oral cavity. J Can Dent Assoc 1995;61:412–17, 420.

参考文献

[1] Leonard RH Jr, Van Haywood B, Caplan DJ, Tart ND. Nightguard vital bleaching of tetracyclinestained teeth: 90 months post treatment. J Esthet Restor Dent 2003;15(3):142–52.

[2] American Dental Association Council on Dental Therapeutics. Guidelines for the acceptance of peroxide containing oral hygiene products. J Am Dent Assoc 1994;125:1140–2.

第3章 牙齿漂白：方法
Dental Bleaching: Methods

M. KELLEHER 著

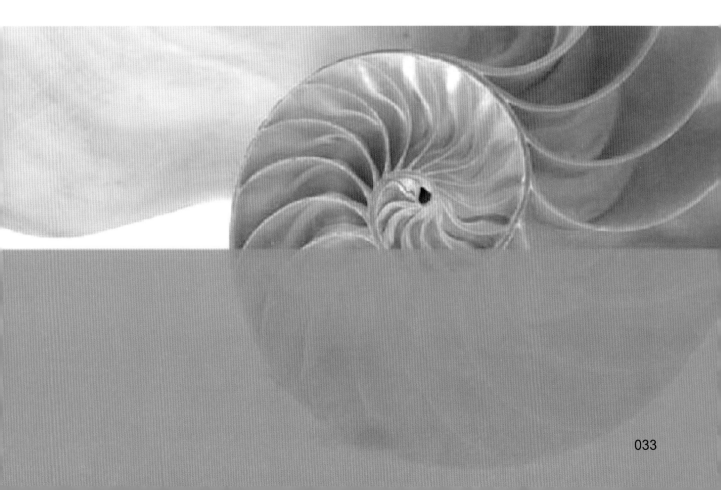

一、概述

本章的目的是介绍夜间活髓牙漂白技术（night guard vital bleaching，NgVB）的适应证和临床技术。并讨论临床评估，托盘设计和修复有关的问题。

NgVB 是一种安全、有效、符合循证医学理论的改善变色牙齿外观的方法，为微创（minimally invasive，MI）牙齿保护美学带来了变革。NgVB 是通过在患者定制的牙套中放置 10% 的过氧化脲凝胶，患者在睡眠时佩戴此漂白托盘（图 3-1 至图 3-3）。

二、病史和发展

过氧化脲是一种释氧防腐剂，在各种药典中都有出现。在第一次世界大战（1914—1918 年）中作为治疗 "战壕口"，即急性坏死溃疡性龈炎（acute necrotizing ulcerative gingivitis，ANUG/AUG/Vincent 感染）的选择。在第一次世界大战期间，由于吸烟、压力和缺乏有效的口腔卫生管控，这种具有破坏性的、快速发展的牙龈疾病在战壕里的士兵中很常见。

1989 年，Haywood 和 Heymann 在定制的托盘中使用黏性凝胶配方的方法，而这种方法是基

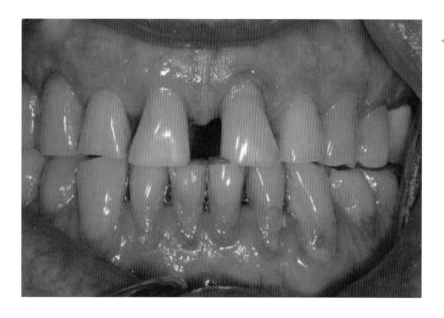

◀ 图 3-1　60 岁患者牙齿漂白前的颜色

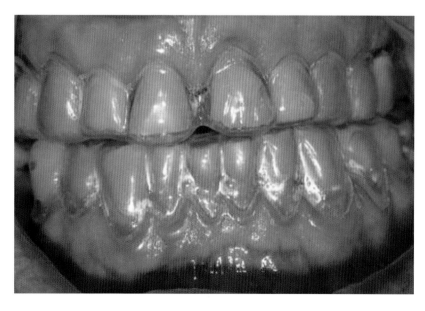

◀ 图 3-2　含 10% 过氧化脲凝胶的定制漂白托盘戴入

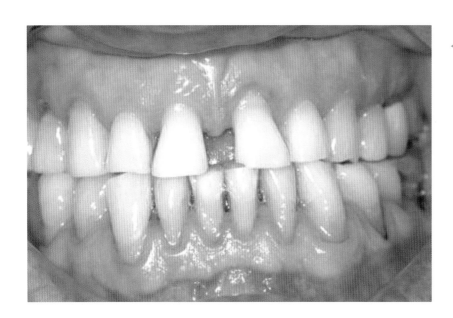

◀ 图 3-3 牙齿漂白 3 周后的表现

于 Klusmier 在 1962 年为减少正畸治疗后的牙周炎在保持器（透明保持器）中使用过氧化脲的经验。Klusmier 指出，这种治疗主要是为了牙龈健康而进行的，其不良反应是使牙齿颜色变白。

从 1989 年开始，Haywood 和 Heymann 主要负责该技术的进一步临床发展和科学评估。他们的这些进展是基于 Klusmier、Wagner、Austin 和 Munro 的早期独立研究，Klusmier 等都分别注意到在处理牙龈组织状况时使用过氧化脲会使牙齿变白的不良反应。

良好的临床实践最可接受的证据是基于前瞻性随机、双盲、对照临床试验的结果。在口腔领域，这样的试验相对较少，但已有些试验已经证实了 NgVB 的安全性和有效性。据报道，颜色变化的持续时间长达 4 年。使用 NgVB 技术，牙齿可以轻松且安全地实现重新漂白，通常每周只需要 1 个晚上就可以恢复到原来的颜色。换言之，如果一开始需要 4 周才能得到满意的颜色变化，那么只需要 4 个晚上就可以实现到最初的漂白颜色。

三、患者管理和期望

评估患者对漂白结果的期望是很重要的，并且应该尽早进行。对于 NgVB，主要的问题是患者在所需时间内佩戴含漂白凝胶漂白托盘的依从性。

在印模阶段恶心呕吐的患者可能不适用这种漂白技术。

如果患者表示对牙齿漂白（或"牙齿美白"）感兴趣，那么为他们提供相关资料是一个很好的做法。这些信息资料可以放在诊所（或医院）网站上或在咨询会谈前通过电子邮件寄给患者，以便他们了解关于牙齿漂白的基本、规范、可靠的信息，并在咨询会谈前认知其优缺点。这可以减少患者不明智地依赖互联网，把互联网信息作为可靠、准确的信息而造成的误解。

对于有颞下颌关节功能障碍（temporomandibular dysfunction，TMD）病史的患者，没有理由避免使用咬合覆盖托盘。但是，谨慎的做法是警告 TMD 患者，他们可能会经历一些轻微的不适。目前还没有 NgVB 治疗的患者在漂白过程中或漂白后出现颞下颌关节紊乱的报道。相比之下，一些 TMD 患者的症状可能会有所缓解，因为柔软的漂白托盘可以兼作柔软的"颞下颌关节紊乱症装置"或所谓的"咬合垫"。

咨询前的预检问卷可能是一个有用的辅助服务（框 3-1）。

四、夜间活髓牙漂白临床方案

NgVB 临床方案是基于 Haywood 和 Heymann

(1989 年) 的制定方法建立的, 方案内容如下。

- 详尽的病史记录, 详细的临床检查, 牙齿变色原因的鉴别诊断。
- 记录目标区域牙、邻牙和对𬌗牙的修复体情况。贴面、冠或其他类型的修复, 这些不会因漂白而改变颜色的修复体, 可能需要更换, 因为它们与漂白后的颜色不再匹配。
- 记录牙周组织的生物类型 (图 3-4)。
- 使用三气枪在要漂白的牙齿周围吹气, 并记录敏感性。提示患者, 如果任何牙齿在初次检查时是敏感的, 这些牙齿很可能在漂白后变得更加敏感。敏感性患者仅一次漂白 1~2h, 而不是典型的整夜漂白。在这种情况下, 要达到满意的漂白效果, 需要更长的时间。

- 由于化学侵蚀引起的牙齿磨耗 (牙齿表面损伤) 应注意, 在漂白时可能更敏感或暂时性的敏感。营养不良性牙齿磨耗很少会在漂白时引起问题。
- 参考牙比色板 (从浅到深) 与患者商议确定想要达到的牙漂白等级 (框 3-2)。书面记录 (带有目前可见的任何修复体情况和临床照片) 知情同意书和牙漂白等级 (图 3-5)。
- 必须仔细评估患者的预期。如果患者认为自己的牙齿已经很白, 参考牙比色板, 若仍然没有达到预期, 则继续进行漂白的结果可能是不明智的, 从患者的角度来看, 可能不会满意。在这些病例中, 畸形恐惧症 (身体畸

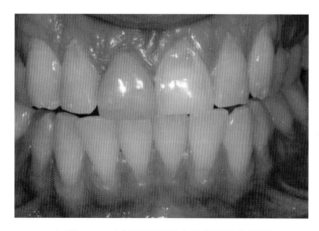

▲ 图 3-4　上颌牙齿已经有明显凹陷和缺损

在漂白前对这些缺损的牙齿吹气, 检测各牙的敏感性并记录信息。这些牙齿在漂白时可能会变得更加敏感, 这可能会影响患者的依从性。患者的上下颌均有较薄的牙周生物型 (即薄龈生物型), 如果漂白托盘边缘不平整并对其造成物理损伤, 牙龈可能会进一步萎缩

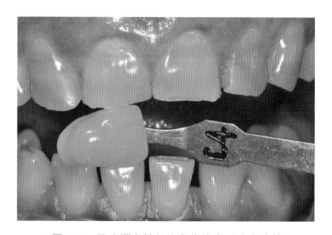

▲ 图 3-5　牙齿漂白等级比色卡应在牙齿旁边拍照

患者的照片记录中的比色卡字母和号码应该是清晰可见的, 以防对牙齿漂白前的颜色或漂白效果有任何争议。这种棕黄色的变色是由于土霉素和地美环素的结合, 这两种化合物都是在牙本质深处的稳定化合物, 通常需要 6~9 个月才能漂白。在这种情况下, "椅旁漂白" 是无效的

形紊乱或身体形象扭曲）的诊断可能也需要
考虑。

- 在适当、合理且符合临床适应证的情况下，摄 X 线片，并记录所有相关发现，包括根尖周状态、钙化、不典型牙髓形态或大小（图 3-6 和图 3-11）。

- 选择漂白 1 个牙弓而不是 2 个牙弓，或者优先选择一个深色的牙齿，这些患者的选择都应该被商讨（图 3-7 和图 3-8）。对许多口腔医生来说，这听起来有悖直觉，但相当多的患者仅希望漂白其中 1 个牙弓，通常是在他们微笑时露出最明显牙弓，有时也是出于经济原因。

托盘式 NgVB 漂白的优缺点见框 3-3。在图 3-6 至图 3-8 中所描述的情况中，只有当右上颌中切牙和其他切牙一样白时，才使用一个完整的托盘来漂白剩余的牙弓。注意，不建议先漂白所有的牙齿，最后进一步漂白颜色较深的那一颗。这是因为，不管出于什么原因，在漂白结束后，颜色最深的牙齿不能像其他牙齿一样白，那么相比之下，治疗可能会使深色牙齿的问题更严重。如果之前曾用复合树脂材料直接修复深色牙齿，需要磨除修复材料并磨削牙体至釉质表面下至少 50μm，同时对整个唇和腭面"检查性酸蚀"，通过应用标准磷酸凝胶涂布釉质表面 15s，然后冲洗掉，用三气枪吹干，检查釉质表面是否出现

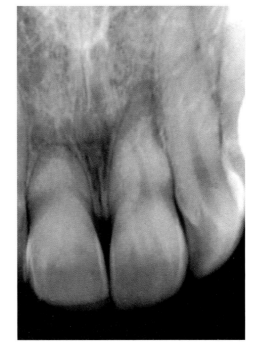

▲ 图 3-6　右上颌中切牙与左上颌中切牙相比，X 线片显示根长不足且钙化，临床上颜色较深

框 3-3　托盘式 NgVB 漂白：优点 / 缺点

- 在家使用 NgVB 的优点包括众所周知的金标准，其有效性和安全性的长期证据最多
- 它很少引起术后的不适
- 初期治疗成本低，操作简单
- 减少口腔医生的椅旁时间
- 在家使用 NgVB 主要缺点是需要时间和患者良好的遵从性
- 托盘必须合理设计和安装，以阻止唾液酶破坏从黏性过氧化碳酰胺中逐渐释放出来的过氧化氢

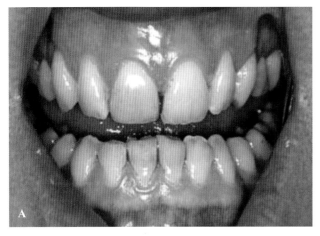

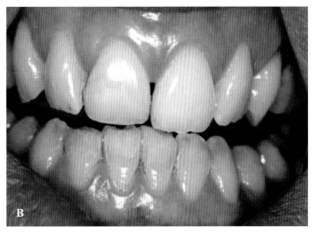

▲ 图 3-7　根长短的、钙化的右上颌中切牙应该先漂白几周，因为修复性牙本质的增加，在 X 线片上会很清楚地发现它看起来更暗。从积极的一面看，它漂白时不会很敏感，因为牙本质小管的闭锁和牙髓腔的吸收在 X 线片上是可见的

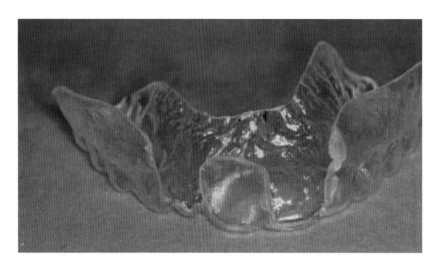

◀ 图 3-8　使用单牙漂白托盘优先漂白一颗牙齿。在邻牙齿的漂白托盘上开窗，允许在接触唾液时，唾液过氧化物酶和过氧化氢酶立即灭活过氧化脲，从而避免无意中漂白邻牙

"白垩色"。任何未改变的区域可能仍然在釉质中残存复合树脂，这将妨碍随后的漂白过程。需要去除这一过程，以达到更有效的漂白。然而，如果有瓷贴面，可以在瓷贴面牙齿的腭（舌）侧放置 10% 过氧化脲的储液槽，这将允许过氧化氢通过腭（舌）侧牙釉质、腭（舌）侧牙本质、牙髓、唇侧牙本质并最终通过残余唇侧牙釉质进行缓慢漂白，最终被粘接瓷贴面的树脂所抑制（图 3-9）。

- 应注意牙釉质和牙本质的结构或组织学异常，修复体的范围和完成度，以及是否存在牙周组织疾病（图 3-10 至图 3-12）。
- 用一根手指沿着漂白托盘的预期延伸部分检查患者的呕吐反射。

- 如果患者恶心，不能忍受印模或在清醒和睡眠时候无法适应在嘴里有器具，那么 NgVB 就不可能成功。
- 频繁呕吐的患者可能有开放性的手术史，如扁桃体切除术或全麻下的拔牙术。经历过复杂全身麻醉的患者经常表现出非常不情愿在他们的嘴里有器具。在支付定制漂白托盘的费用之前，应谨慎地商讨患者病史中存在的这些细节。取印模牙时的呕吐反应可能是对将来戴牙套困难的预警。
- 必须讨论漂白的替代方案。并告知患者任何现有的修复体都不会改变颜色，而且存在修复体的牙齿表面也会抑制漂白。在任何正畸固定矫治完成后，确保将所有的正畸树脂粘

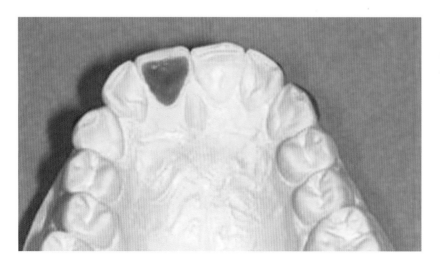

◀ 图 3-9　用带有 10% 过氧化脲凝胶的腭（舌）面储液槽来缓慢漂白牙齿是可行的

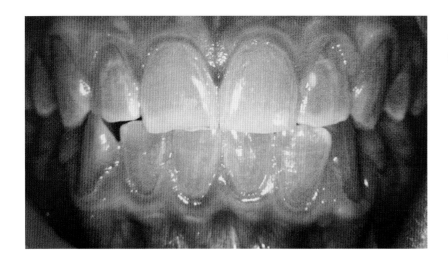

◀ 图 3-10　棕色乳白色牙本质发育不全（遗传性乳白色牙本质）

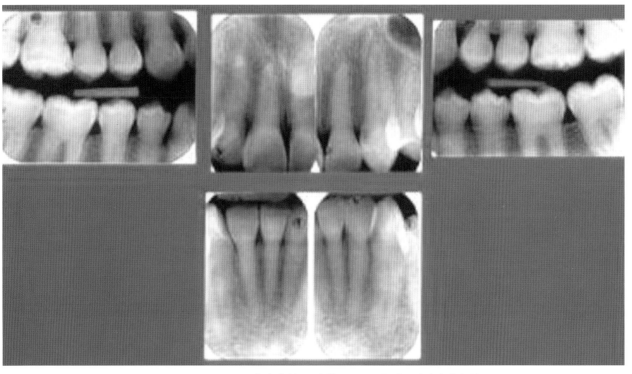

▲ 图 3-11　图 3-10 中患者的 X 线片显示 17 岁时牙髓腔完全闭锁

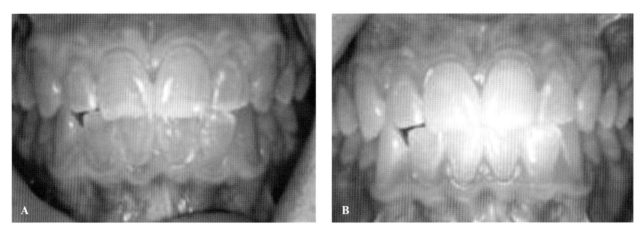

▲ 图 3-12　在牙套内使用 10% 过氧化脲对牙本质发育不全漂白，8 个月前后对比

接剂去除至牙釉质表面。在这种情况下，牙齿需要用如前所述的磷酸进行"检查性酸蚀"，以确保完全去除全部树脂粘接剂。

- 如果现有的修复体颜色较白，应建议患者漂白其天然牙齿至更白的色度，以帮助改善天然牙与修复体的颜色匹配。

- 如果在漂白的目标区域内，天然牙齿比邻近的修复体颜色更白，那么进一步的漂白会使情况看起来更糟。需要提醒已有修复体患者控制漂白速度，不要过度漂白天然牙齿。谨慎的做法是限制这类患者使用漂白凝胶的剂量，并每隔1周复查一次。需要告知患者，如果天然牙齿开始变得比修复体颜色更白，必须立即停止漂白，并返回进行重新评估。

- 一旦治疗计划达成一致，并获得同意，就可以进行藻酸盐印模。建议在放入托盘之前，用手指在干燥牙齿的咬合面和唇面周围擦一些藻酸盐。这将最大限度地减少气泡的形成，并有助于制取准确的模型。反过来，这也将有益于制作一个合适的漂白牙套（也称为漂白托盘）。在技工室的制作说明卡上标明待漂白的牙齿，并附托盘的轮廓和延伸的指示。待漂白的牙齿用石膏或树脂灌注（见托盘设计）。这通常是对模型上的每颗牙齿进行的，从第一磨牙到另一侧第一磨牙。

- 托盘所使用的材料厚度需要规定，因为这是一个定制的医疗器具，并符合欧盟医疗器械条例（MDD）。托盘材料在薄的断层上应该是坚固的。通常使用1mm透明的预热板是合适的。如果患者患有磨牙症，则应使用（2mm）较厚的材料。材料应易于适应，并能够完成平滑边缘修整，以防止损伤牙龈组织和舌头。并且它应该是不过敏、稳定、易清洁的。

（一）托盘设计

托盘的目的是保持凝胶与要漂白的牙齿接触。根据漂白凝胶的黏度指示托盘设计。设计不良或制作不良的托盘不会产生预期的结果。托盘

设计效果见框3-4。如果有特定的牙齿需要局部漂白，有益的临床建议是先干燥相关牙齿，然后暂时堆砌一些对比色的复合树脂，然后在不使用酸蚀或粘接剂的情况下进行光固化（图3-13至图3-20）。

采用藻酸盐印模，用光固化复合树脂掩盖最暗的区域。然后去除复合树脂，预留的空间（储液槽）与定制的托盘相匹配。当藻酸盐被灌注时，复合树脂添加物将作为模型上的突出物出现，这将精确匹配凝胶储液槽所需的位置。不需要进一步修整模型，因为当加热的热塑性材料被吸到模型上制作漂白托盘时，储液槽将会在正确的位置。

在不需要漂白的牙齿上开窗，这样保护性唾液过氧化物酶和过氧化氢酶可以使凝胶失活，并阻止任何不必要的邻牙漂白。

1. 有或没有储液槽的托盘

对储液槽的需求很大程度上取决于漂白剂的黏度。羧聚甲基纤维素（卡波姆）就是一种加入过氧化脲的增稠剂。黏度的增加限制了凝胶的移动，防止唾液进入牙套下面。重要的是要能够固定托盘并且保持尿素过氧化氢漂白凝胶在正确的位置。凝胶是不可能压缩的，它只能被挤压。

重要的是设计托盘，以避免凝胶与软组织不必要地接触。漂白效果并不局限于有储液槽覆盖的牙齿区域。但是，有储液槽有助于确保大多数有效的漂白凝胶停留在目标区域。

框3-4　托盘设计的效果

- 托盘设计效果的评估表明，使用15%过氧化脲带有储液槽的托盘比没有储液槽的托盘，牙齿颜色变化更显著，但比含有10%过氧化脲的托盘更敏感

- 因为过氧化脲凝胶是黏性的，可以让托盘靠近牙齿的颈部，从而防止凝胶被牙齿颈部的唾液酶失活，所以储液槽是合理的设计

- 牙齿颈部漂白失败通常是由于托盘不匹配从而使牙龈区域凝胶缺乏，不密合导致凝胶被唾液过氧化物酶或过氧化氢酶失活

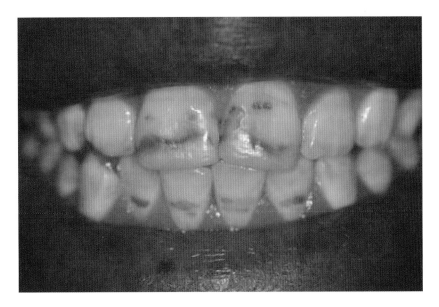

◀ 图 3-13 局限性棕色氟斑症伴白色带状氟斑。在这种情况下，去除棕色氟斑是患者的首要任务。应该告知患者白色氟斑（"继发性斑点"）不会被去除，但在漂白牙齿的衬托下可能不那么明显

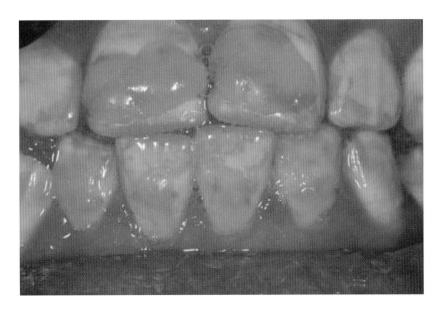

◀ 图 3-14 用三气枪吹干牙齿，在未酸蚀的牙釉的深棕色部分涂上一些 C4 颜色的复合树脂，并在该位置光固化

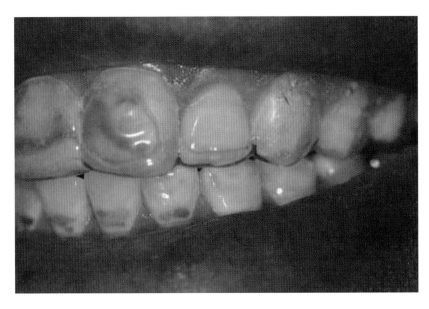

◀ 图 3-15 带有储液槽的漂白剂托盘内容纳 10% 过氧化脲凝胶，并放置于 2 颗中切牙的最棕色区域上

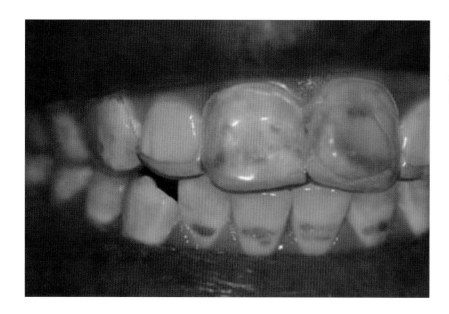

◀ 图 3-16　在侧切牙的漂白托盘上开窗，以使保护性唾液酶进入，破坏任何扩散到这些牙齿上的过羟基离子，从而防止任何无意的漂白

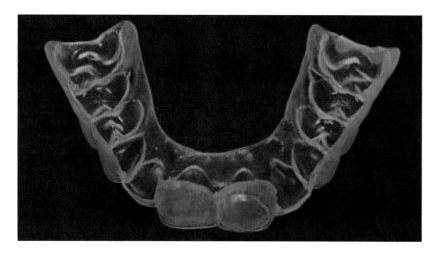

◀ 图 3-17　托盘从一侧上颌第一磨牙延伸到另一侧第一磨牙，以帮助托盘保持稳定性和持久力，托盘的储液槽位于中切牙的唇面，并在两侧侧牙上开窗

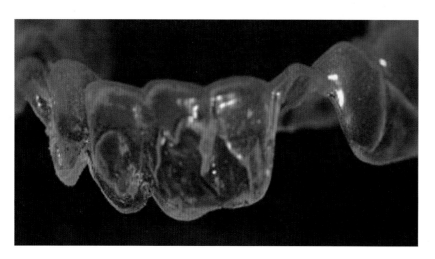

◀ 图 3-18　下颌托盘的储液槽在下切牙最棕色的表面上。下颌尖牙上方的区域被开窗，以使唾液过氧化物酶和过氧化氢酶进入这些牙齿，从而防止下颌尖牙的意外漂白

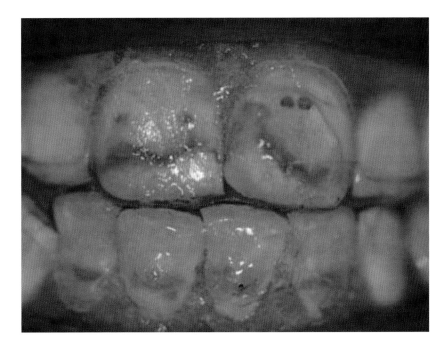

◀ 图 3-19　带有 10% 过氧化脲凝胶的漂白托盘就位

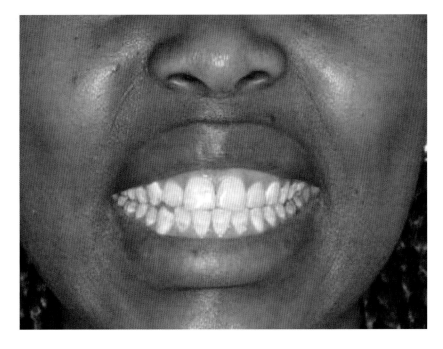

◀ 图 3-20　10% 过氧化脲漂白 8 周后的临床表现

储液槽也有助于托盘完全就位于牙齿上。如果托盘放置不当，通常表现为牙龈边缘的托盘变短，这可能会导致目标牙齿的颈部未能充分漂白。如果牙齿的颈部没有被托盘覆盖，那么保护性的唾液酶很容易与无保护的漂白凝胶反应，并迅速钝化过氧化氢，从而阻碍这些区域的漂白效果。

有些评论家认为储液槽是不必要的，没有储液槽的托盘"更经济"。带有储液槽的托盘会更笨重，同时需要更多的漂白剂。相反的观点是，如果在目标区域达不到足够剂量的漂白凝胶，那么没有储液槽的托盘并不划算。让唾液远离这种凝胶有助于延长它的活跃时间。储液槽保持黏性漂白凝胶在托盘中数小时，这将允许凝胶继续释放低水平的过羟基离子，从而维持漂白过程。

如果牙齿的唇面有任何类型的贴面，则应将储液槽放置在牙齿的腭（舌）面，这样 10% 的尿素凝胶就会优先聚集在这一侧（图 3-9）。过羟基离子不会渗透任何修复材料。但是，漂白过氧化物离子会渗透腭（舌）侧的牙釉质、腭（舌）侧的牙本质和牙髓，到达牙齿唇侧的牙本质和牙釉质，尽管速度很慢。通过这种方式，可以漂白现有瓷贴面牙齿一个等级，但它可能是一个缓慢的过程，必须告知患者并记录警告证据，以证明患者提前了解问题并同意继续治疗。

漂白凝胶的黏性特性还具有提高托盘的固位力的优点。10% 的过氧化脲黏性材料被设计放置于储液槽内，美国牙科协会（ADA）批准的这些材料的清单可以从其网站上获得。

用来制造储液槽的材料通常放置在模型上的牙齿的唇侧。储液槽应低于切缘 1mm。切缘是纯牙釉质，该区域很容易漂白，而不需要覆盖在其上面的储液槽（图 3-21）。

根据具体情况，储液槽的大小可能不同。牙齿颜色越深，需要的储液槽越大。如果要漂白牙齿的颈部，储液槽应该延伸到牙龈边缘，但储液槽不要挤压软组织，并且仍然能够在颈部保留凝胶。在这种情况下，应谨慎检查，确保患者没有薄且易碎的牙周组织，这些组织可能会被延长的

托盘损伤（图 3-4）。

虽然这种漂白方法的禁忌证是有限的，但当临床检查发现薄的、附着龈宽度减少的和明显的术前牙颈部敏感时，需要谨慎。这些情况也限制了替代治疗，如陶瓷贴面或直接复合树脂粘接修复，从而限制了这些患者追求审美需求的机会（图 3-4）。

2. 扇贝型托盘

扇贝型托盘（图 3-22）是沿着牙龈边缘切割的扇贝形状的托盘。当托盘材料匹配了模型后，可以使用永久性墨水笔在透明托盘材料的唇面绘制下龈缘的轮廓。然后将托盘从模型中取出，用锋利切割器沿着龈缘轮廓切割。这种专门设计的切割器可以制作出一个边缘光滑的托盘，舌头可以很好地适应。如果扇贝型托盘的位置短于牙龈边缘，一些凝胶会挤出牙龈组织。这种凝胶会很快被唾液过氧化氢酶和过氧化物酶灭活，因此牙齿颈部可能无法漂白。

3. 直线型托盘

提倡使用直线型托盘（图 3-23），因为这种托盘易于制作，并且可以在牙齿的颈缘放置适量的漂白剂。这种托盘超过牙龈边缘 2mm，并且往往不会刺激舌头。缺点是在牙龈组织上放置漂白剂，软组织可能会对凝胶产生轻微、短暂的反应。一些口腔医生使用这种托盘与 6% 的过氧化氢（欧盟

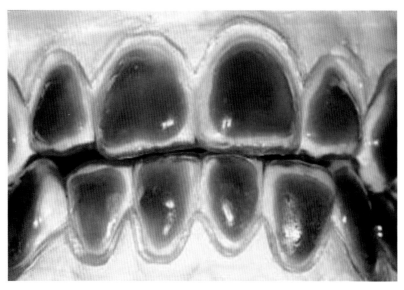

▲ 图 3-21　在唇部带有水库的扇形托盘。用于阻挡的材料不靠近切牙尖

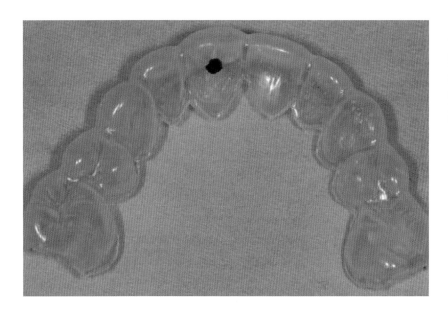

◀ 图 3-22　一个扇贝型托盘，腭（舌）侧用黑色永久墨水做标记，提醒患者漂白哪颗牙齿。扇贝型托盘的缺点是，即使进行抛光后，一些患者发现舌 / 腭方面的边缘仍然刺激舌头

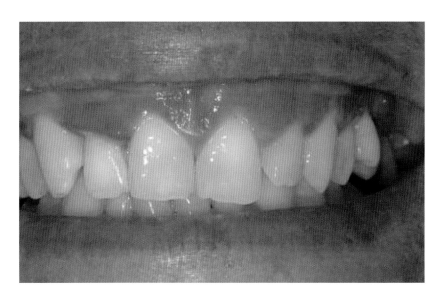

◀ 图 3-23　使用过氧化氢凝胶，用紧合的直线型托盘（即直接切开，而不是沿牙龈边缘切成扇贝形）易造成软组织发红。储液槽用这种类型的托盘，它们可以放置在牙齿的腭（舌）侧和唇侧，尽管这会使托盘有些笨重

2012 年法律限制），每次 1h。如果是根据经验来做的，则应尽量保守使用这种剂量，并指导患者吞咽，用力吸气以使牙齿干燥，并立即将装有 6% 过氧化氢凝胶的托盘插入。这是为了防止唾液过氧化物酶迅速使不稳定的过氧化氢凝胶失活。

4. 单牙托盘

单牙托盘（图 3-24 至图 3-26）被设计用来漂白独立的牙齿。在这种情况下，单牙托盘是通过修剪它邻牙齿的唇面来实现的。通过切掉托盘，唾液酶会使任何接触到邻牙的过氧化氢失去活性，因此不会变白。

5. 组合托盘

组合托盘用于一些情况，如仅计划漂白尖牙和 1 颗中切牙。复合托盘是通过修改标准托盘制作的，只将凝胶固定在目标牙齿上。开窗使托盘固位力下降并且相对脆弱。重要的是，通过将托盘延伸到前磨牙和磨牙区域，保留其固位力。

（二）技工室的制作流程

● 制作需漂白的精确石膏模型。模型应为马蹄形，并有足够的体积以确保足够的强度和刚性。将模型底部修剪成与咬合平面平行。

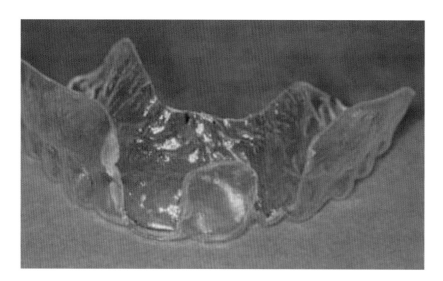

◀ 图 3-24　单牙托的唇面特写，将相邻的牙齿开窗，以避免无意中漂白牙齿

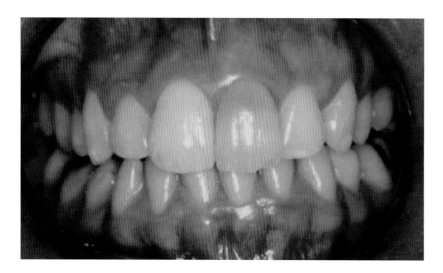

◀ 图 3-25　只有左上颌中切牙变色，需要漂白

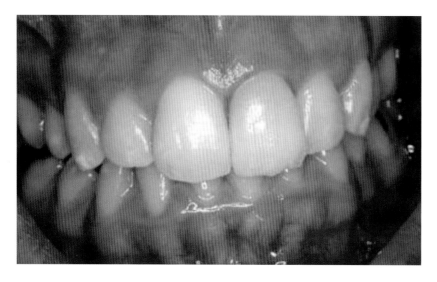

◀ 图 3-26　含 10% 过氧化脲的单牙托盘使用 2 个月后的表现

- 占位树脂被放置在目标牙齿上，光固化该位置（图3-27）。
- 冷模密封应用于模型上，以帮助去除真空形成的热塑性材料。
- 热塑性乙酸乙烯酯有不同的厚度。如果有临床证据表明牙齿磨耗或异常功能运动，应使用较厚的材料（2mm）。
- 将磨改后的模型放置在平台上，咬合面朝向热塑片。将热塑片加热，直到其变软，然后在真空成型机中贴合模型（图3-28和图3-29）。
- 贴合之后，冷却托盘材料（图3-30）。

- 用锋利的剪刀和刀片去除多余的材料。如果牙齿的颈部是黑色的，修剪覆盖在石膏模型上的材料，以便其覆盖至牙龈组织上。用手指检查是否有锋利的边缘。
- 用钻头、刀片和适当的抛光系统完成托盘（图3-31）。

（三）临床过程

1. 合适的托盘
- 检查托盘是否合适。不应该漂白软组织。尤其重要的是，要检查牙龈组织是否很薄，是

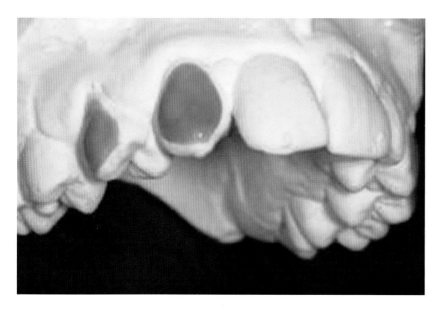

◀ **图3-27**　用对比鲜明的彩色树脂在石膏上画出目标牙

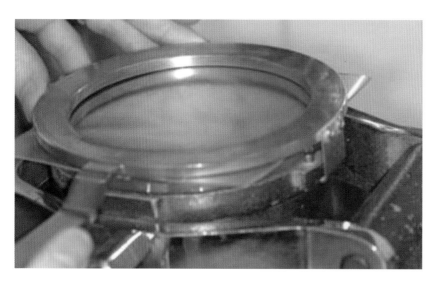

◀ **图3-28**　对热塑性材料进行加热

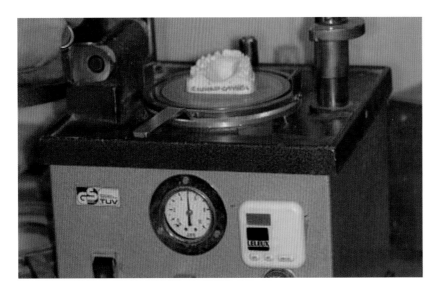

◀ 图 3-29 真空成型机上的模型，咬合面朝上

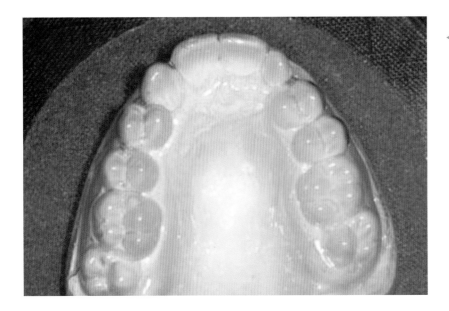

◀ 图 3-30 贴合模型的漂白托盘材料

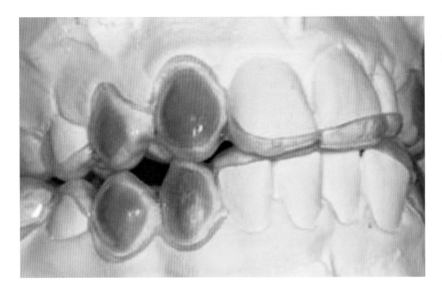

◀ 图 3-31 漂白右侧尖牙和第一前磨牙的改良托盘，避免漂白上下切牙

否可能因边缘不合适或锋利而受损。患者应该被要求用舌头识别任何不舒服的地方。这些区域应根据需要进行调整。

- 需要漂白的牙齿可以用永久性毡尖笔在托盘的外表面做标记。这有助于患者确定放置漂白凝胶的位置（图 3-32）。
- 对预约会诊时获得的临床照片的准确性与患者进行核对，然后在记录中替换。根据牙比色板（从最亮到最暗）确认漂白等级，并在临床记录中确认。给患者一张现有牙齿色度的比色卡。
- 给予患者适当剂量的 10% 过氧化脲，并附有书面说明（框 3-5）。更高浓度的过氧化脲漂白凝胶可以给予，但几乎没有科学证据表明这样做有任何真正的好处。在一些患者中，高浓度可以产生更快的反应，但也会增加其牙齿的敏感性风险。
- 为患者提供一个保护盒（正畸保持器风格），以便在不使用时安全存储漂白托盘和托盘维护。
- 应向患者提供一份日志表，记录漂白托盘的使用情况和使用漂白剂的剂量。
- 建议牙齿敏感的患者使用含有 5% 硝酸钾的牙膏，但最好不含正十二烷基硫酸酯，这种表面活性剂在罕见情况下会导致牙龈疼痛。

框 3-5　患者使用 10% 过氧化脲的说明

- 用正常的方式彻底刷牙
- 废弃注射器中 10% 过氧化脲凝胶的尖端部分，将一小部分内容物推入托盘的适当部分，朝向每个要漂白的牙齿模具的深部位和前部
- 将凝胶放在托盘上的颊侧和后牙的腭（舌）侧。如果做整个牙弓，通常需要用到注射器 1/2～3/4 的凝胶
- 将托盘放在牙齿上，慢慢按压
- 用手指、纸巾或软牙刷去除托盘边缘多余的凝胶
- 轻轻地漱口，不要吞咽。托盘通常在睡觉时佩戴过夜，尽可能长，至少佩戴 2h，这才是有效的
- 早上取出托盘并刷牙齿上残留的凝胶。只在冷水中冲洗托盘以去除剩余的凝胶。把它放在安全的容器里
- 1 或 2 个托盘可以戴整夜
- 如果漂白上、下牙，最好晚上漂白一个牙弓，另一个每天戴 2h 或以上
- 不要在佩戴漂白托盘时吃、喝或吸烟
- 过氧化脲不应暴露在高温、阳光或极端寒冷中

注意

- 每天更换≥1 次漂白凝胶会适得其反，这已被证明会提高牙齿敏感性，反过来又会延迟漂白的完成
- 取得满意的结果需要 3～6 周。你的口腔医生会为你的个人问题提供建议，但一般的做法是继续漂白，直到牙齿的颜色可以接受

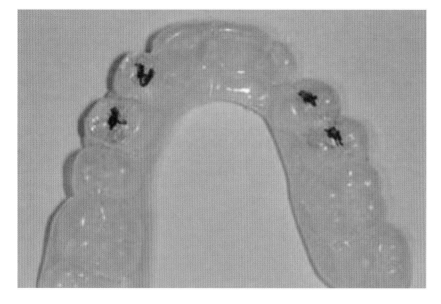

◀ 图 3-32　在托盘外侧用永久性毡尖笔标记目标牙齿，以帮助患者识别哪些牙齿需要漂白

2. 颜色改变的评价

检查时应连续拍摄照片，以记录颜色的变化，最好使用相同的环境光和相机设置。所有颜色的变化都应记录在患者的临床病例中（框 3-6）。

3. 敏感性

70% 的患者在漂白过程中出现明显的敏感性。如果发生这种情况，漂白应该停止 1～2 天，然后隔 2～3 个晚上重新开始。氟化物凝胶或牙膏可以用来治疗敏感的牙齿。这个可以放在托盘里，晚上佩戴。建议使用含 5% 硝酸钾且不含正十二烷基硫酸酯的牙膏。应该避免食用酸性饮料和水果，因为已知它们会引起敏感性。很少会出现牙龈、嘴唇和舌头的暂时不适。当漂白停止时，这种情况通常会消失。

4. 再漂白

再漂白通常每周需要一个晚上。如果最初漂白需要 4 周，就需要 4 个晚上来"补充"漂白。

框 3-6　临床记录检查表 - 漂白的名单应该包括以下信息和日期	
诊断	是 / 否
X 线片	是 / 否
照片	是 / 否
与患者讨论治疗方案	是 / 否
经患者同意记录牙齿的比色	是 / 否
讨论单弓漂白的选择	是 / 否
同意	是 / 否
印象	是 / 否
牙套戴入	日期:
使用材料及剂量	
回访的时间	
漂白后的牙齿漂白等级	

要 点

需要做的

- 记录病史。在病例中记录漂白等级
- 诊断变色的原因
- 讨论选项 / 成本
- 讨论治疗周期，包括"补充治疗时间"
- 检查是否发生氟中毒的继发性"白色斑点"
- 检查患者是否有呕吐反射 / 恶心
- 恰当的修整模型
- 控制漂白剂的剂量
- 提供关于替代治疗方法的建议单，如贴面
- 检查是否存在复合树脂修复体
- 检查复合树脂的 X 线片
- 警告复合树脂不能漂白，不得不更换
- 检查是否有贴面、单冠和冠桥
- 警告这些修复体不会被漂白，如果天然牙齿变色，可能这些修复体需要重做
- 将高浓度过氧化氢产品与标准过氧化脲产品分开，不要将此委托给任何没有经验的人，以防他们给患者错误浓度的材料。欧盟法律对谁可以分发额外凝胶有明确规定

不能做的

- 承诺不切实际的结果（如耀眼的好莱坞式微笑）
- 鼓励患者使用更高浓度的过氧化脲或每天更换凝胶 1 次或以上
- 相信"特殊"的未经证实的新材料制造商的声明
- 使用高于法律允许的浓度，即 6% 过氧化氢 =18% 过氧化脲
- 使用非 ADA 批准的漂白产品
- 相信所有产品都是一样的
- 在没有检查的情况下，将多余的漂白剂分配给员工

五、变色死髓前牙的处理

（一）目标

需要考虑以下两方面。

- 处理死髓牙的理论和方法。
- 描述内 / 外漂白技术。

（二）结果

牙科专业人员将运用可预测的 MI 方法来处理变色，死髓，牙根填充的前牙。

（三）评估

对死髓牙漂白的成功处理是基于准确的诊断和详细的治疗计划。一个全面的病史包括可能导致变色的事件细节。详细的临床检查包括有临床指征的特殊调查。

目的明确的要求将有助于减少忽视关键信息，以避免治疗失败。患者的主诉至关重要。评估患者是否对治疗的可能结果有现实的期望时，对患者期望进行全面、坦诚的讨论尤为重要。无论确定何种治疗方案，都应该为患者提供一个持久的、可预测的、美观的和经济的结果。同时也应该实现最少的生物损伤的结果，使用 MI 方法。

唇线较低的患者可以接受轻度变色、死髓、牙根充填的前牙，而唇线较高的患者可能无法接受任何变色。这种变色通常是寻求治疗的原因（图 3–33）。改善变色、无活力的前牙外观对患者的自信心和口腔健康有深远影响（图 3–34）。牙齿明显变色可能是一种严重的障碍，会影响一个人的自我形象、自信、外表吸引力，可能还会影响其就业能力。

（四）病因学（见第 1 章）

死髓的"无活力"牙齿变色最常见的原因是残留牙髓腔的出血产物。这些产物被保留在髓腔角和颈部。变色通常是由血红蛋白和其他血红蛋白分子的分解产物引起的，它们可能从内部渗透到牙本质中。

牙齿创伤可能是死髓的"无活力"前牙变色的一个原因。患者可能没有明确的相关外伤史。这种牙变色可能是渐进的，通常是无痛的，只有在别人评论时才会感觉出很明显。无活力牙齿的变色也可能是在常规口腔检查中偶然发现的。

将血液或其他污渍混入牙齿 / 修复界面可能很大程度会导致变色。根管治疗过程中使用的材料包括含银的根管封闭剂、丁香油酚、聚抗生素膏和含酚的化合物，随着时间的推移可能会导致牙

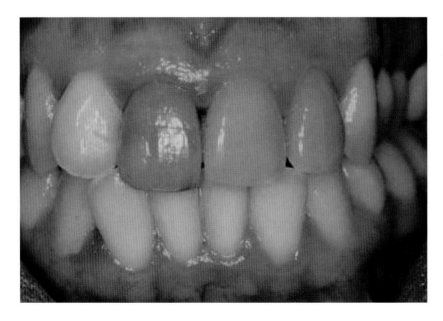

◀ 图 3–33　无活力的右上颌中切牙，钙化的左上颌中切牙和侧切牙变色

本质变黑。前牙的金属充填物、钉和插入根管内的桩可能是变色的原因。此外，修复体的渗漏可能也是一个致病/促成因素（图3-35至图3-38）。

（五）变色机制

当牙齿遭受严重创伤时，牙髓内容物和血液供应会中断。这可能导致牙本质出血和随后的牙齿变色。牙髓降解产物导致牙齿变色的程度尚不清楚。有学者认为在没有细菌污染的情况下，牙髓缺血和随后的牙髓坏死不会造成牙髓腔和牙髓-牙本质复合体大出血那样严重的牙齿变色。出血后，在靠近牙髓的冠状面牙本质中可发现血红蛋白分子。它们往往不会深入到牙本质小管。这在很大程度上解释了为什么内外漂白会产生令人满意的结果。

任何试图去除牙髓腔创伤和出血后的变色的方法，都应该首先集中在物理上，然后是化学上清除这些分解产物。牙髓腔被牙本质包围，与周围软组织的炎症或愈合反应隔离。因此，正常的愈合都无法实现，如软组织瘀伤和组织变色的最终解决。如果牙髓在创伤后无法存活，血素分子留在牙髓腔内，牙齿会出现变色。另外，如果发

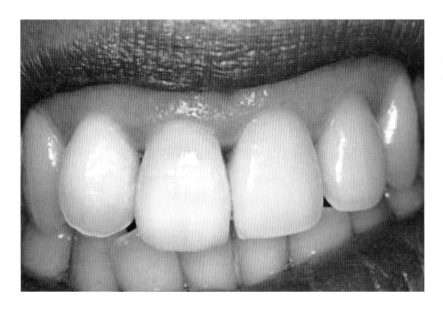

◀ 图3-34　右上颌中切牙内/外漂白3天，左上中切牙和侧切牙变色用10%过氧化脲常规托盘漂白2个月后的外观

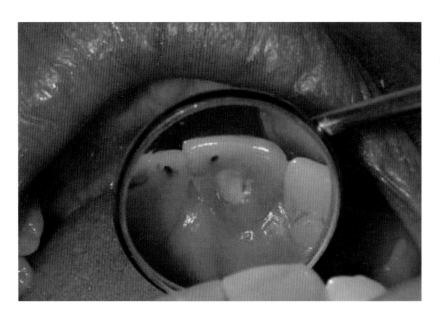

◀ 图3-35　根充牙齿的金属泄漏和边缘封闭不良导致激发龋洞，引起变色

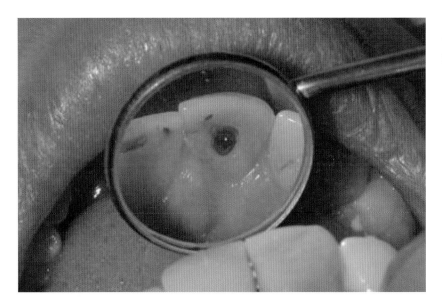

◀ 图 3-36　通过超声清除病变组织是消除旧血液分解产物的必要条件

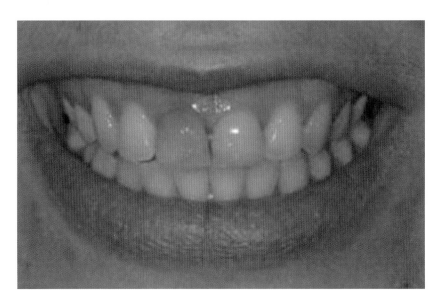

◀ 图 3-37　变色、死髓、根充的右上颌中切牙内 / 外漂白和直接复合树脂重建前

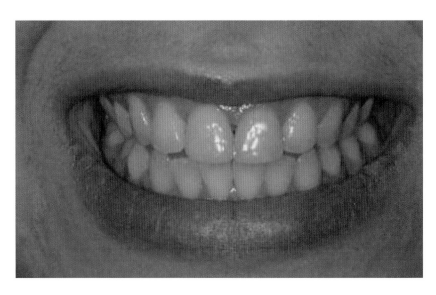

◀ 图 3-38　内 / 外漂白 2 天，1 周后直接自由手复合树脂修复，无须固定钉或桩。在这种微创（MI）没有健康组织被损失，属于生物学保存治疗

生血管重建，牙髓存活下来，牙齿可在 2~3 个月恢复正常颜色。

（六）回顾

牙齿的颜色可以通过使用漂白等级比色板或拍摄临床照片来监测。要有记录。后续根管治疗的评价应包括使用漂白等级比色板或照片作为参考检查变色情况。如果观察到变色，最好尽早进行干预。随后的变色可能表明，除其他可能性外，根管封闭剂或封闭窝洞的材料渗漏或降解是变色的可能。延迟治疗很可能会导致变色变得更加难以处理。

（七）内 / 外漂白

在进行内 / 外漂白之前，应该用标准方式在橡皮障隔离下进行根管填充，并使用大量的次氯酸钠进行冲洗。次氯酸钠是一种漂白剂，主要用作牙髓的杀菌剂，也能去除一定程度的变色（图 3-39 至图 3-54）。

内 / 外漂白包括将 10% 过氧化脲凝胶同时放置在变色的根管充填牙齿内和外，通常借助于"单牙定制漂白托盘"。这允许过氧化氢渗透到内部和外部，从而保护漂白凝胶被唾液去活化。

在漂白之前，应该用非常细的超声波或音波尖彻底清洁髓室内容物 5min。用超声波或音波装置将根充物去除至牙釉质 - 牙骨质交界处下 3mm 处。通常建议用不透光的玻璃离子或聚羧酸锌水门汀封闭根管填充物。然而，在实际的临床情况下，这是很困难的技术放置这样一种材料，准确且足够的密封马来树胶根充物，而不会使液体修复材料被毛细血管作用下的牙本质内壁吸收。这种情况会影响变色牙齿颈部的漂白效果，因为过氧化脲凝胶不能穿透任何修复的水门汀。可流动的复合材料或合成物应该避免，因为它们特别容易流入牙髓腔的颈部。如果发生这种情况，就不可能漂白变色牙齿的颈部。相反，高黏度的修复水门汀不太可能在髓腔深处充分流动，可有效地密封根充物。

在明显牙体颈部变色的情况下，如果患者配合，则在不封闭牙根填充物的情况下进行漂白是可行且明智的，用 10% 过氧化脲进髓腔，可在保护性单牙漂白托盘内持续浸泡数天。这是因为过氧化脲是一种已被证实的氧化性抗菌药，如果患者每 2h 更换 1 次，并在经常佩戴的漂白剂托盘内加以保护，就能轻易有效地抑制革兰阴性厌氧菌。任何在牙齿内外表面的带有颜色的修复材料都必须在漂白前去除，因为过氧化氢不能穿透这些材料。

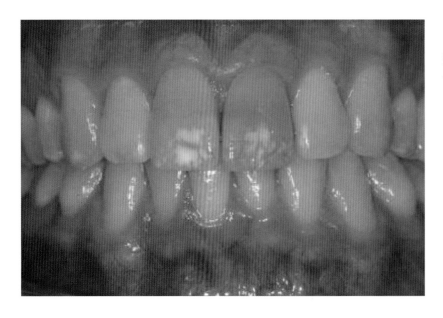

◀ 图 3-39　左上颌中切牙变色，提前完成根管再治疗。右上颌中切牙中央钙化。注意 2 颗牙齿都有白色氟中毒

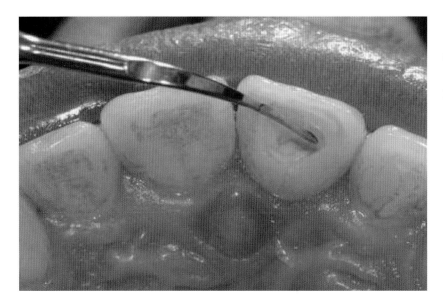

◀ 图 3-40　超声尖在根管内振动 5～10min，以物理振动血液产物以及牙本质中残留的树脂复合物。这更像是 MI 过程而不是使用牙钻的侵袭治疗

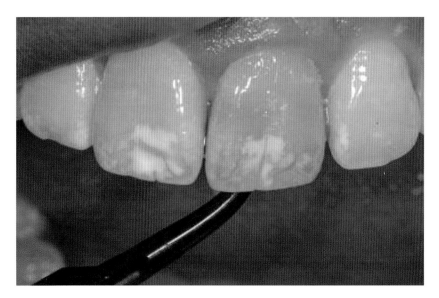

◀ 图 3-41　将带有 10% 过氧化脲凝胶的注射器上的直角针头插入马来树胶填充的髓室的最深处，通常在釉牙骨质交界处以下 3mm 处。注意这颗牙齿上唇中部的垂直裂缝

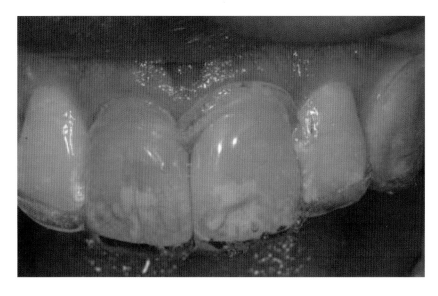

◀ 图 3-42　患者被告知一直戴着含有新鲜的 10% 过氧化脲凝胶的牙套（包括在睡觉时），吃饭或喝水除外。在白天，凝胶每 2 小时换 1 次

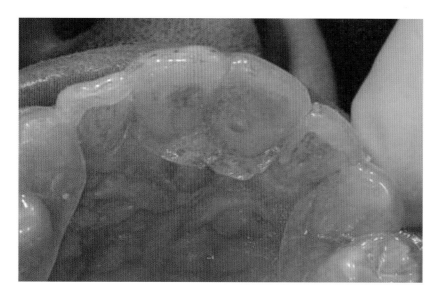

◀ 图 3-43　在两颗中切牙区域的漂白托盘中填充 10% 过氧化脲凝胶，并立即戴入覆盖 2 颗中切牙。托盘被剪切，为侧切牙提供开窗，以避免无意将其漂白

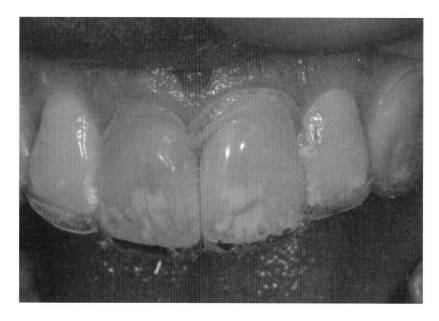

◀ 图 3-44　托盘已延伸至左上颌中切牙，该牙正在进行内 / 外漂白，但右上颌中切牙颈部较短，在这个阶段不能被漂白。在上颌侧切牙上开窗，以使唾液过氧化物酶和过氧化氢酶进入，阻止侧牙的意外漂白

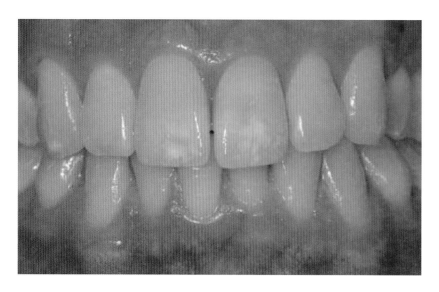

◀ 图 3-45　左上颌中切牙花了 3 天 3 夜漂白。只有当它比右上中切牙白时，右上中切牙才用传统的 10% 过氧化脲托盘漂白，但两侧切牙上都有开窗。请注意，在浅色背景下，裂纹和白氟中毒都不太明显

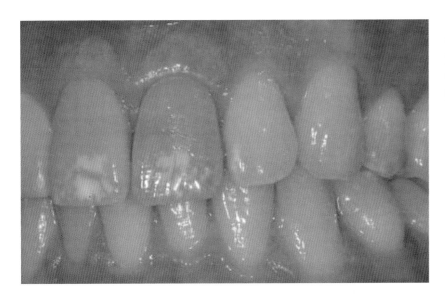

◀ 图 3-46 总是先漂白最暗的牙齿，直到它比其他牙齿更白，然后再考虑其他邻近牙的漂白。不同的情况需要不同设计的托盘。术前临床照片

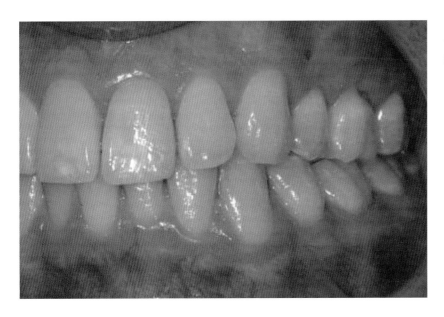

◀ 图 3-47 术后结果对患者来说是可以接受的，因为它保存了牙齿组织

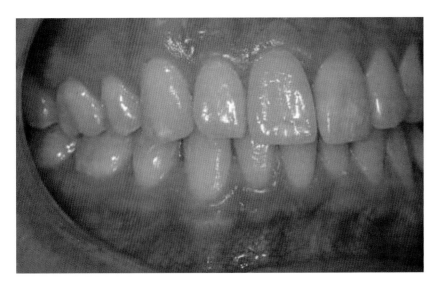

◀ 图 3-48 术后结果对患者来说是可以接受的，因为他不希望其他牙齿漂白

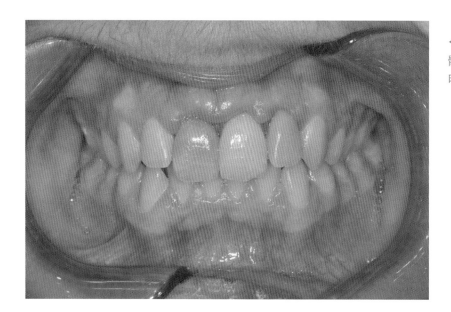

◀ 图 3-49　运动损伤后的 3 颗变色死髓牙。右上颌中切牙颜色明显变色，有明显软组织损伤

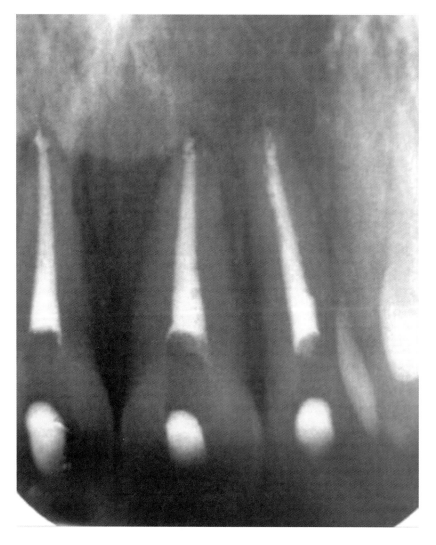

◀ 图 3-50　根尖周 X 线片显示根充的牙齿，马来树胶被回切至牙釉质 – 牙骨质交界处下方
引自 Gavin Seal 编写的 *Endodontics*

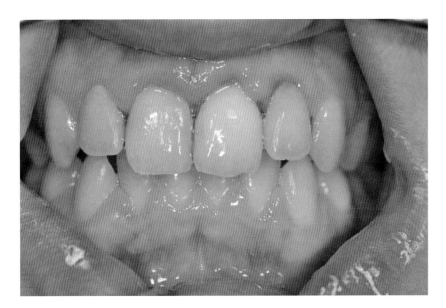

◀ 图 3-51　2 天后内 / 外漂白的结果

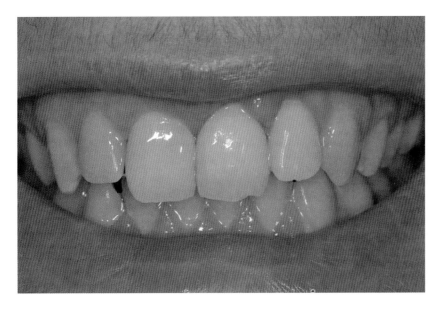

◀ 图 3-52　这些牙齿被故意过度漂白，以允许颜色 "反弹"

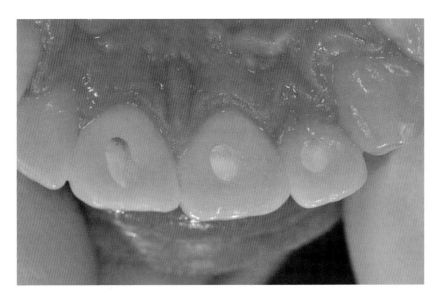

◀ 图 3-53　进入髓腔可以直接直线到达根尖区，但不破坏牙齿的强度和结构的完整性，边缘嵴仍可完整保留

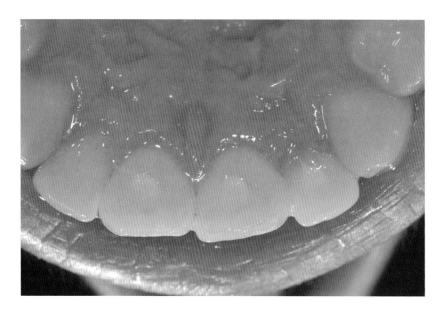

◀ 图 3–54　髓腔用 X 线阻射的和不透光的白色玻璃离子水门汀密封，用细针注入髓腔。如果这些牙齿需要重新漂白，白色玻璃离子水门汀比复合树脂更容易看到和去除。请注意，牙齿的腭（舌）侧结构几乎没有缺失，这是受损牙齿最小化的破坏

在 2～4 天的内 / 外漂白过程中，牙髓治疗通道的腔是开放的，但除了吃饭和喝水的时间外，保护托盘中的漂白凝胶会覆盖内部和外部。

在漂白过程中，患者应避免食用含有单宁酸的食物，如咖喱、番茄酱和深色液体（红酒、咖啡和浓茶），直到髓腔被填充修复。令人担心的根充物破坏和理论上根充物界面的细菌污染，需要结合可接受的美学结果考虑，因为牙釉质在牙颈部仅有 0.7mm 厚。应该记住，没有充分漂白牙齿颈部可能导致一个破坏性的结局，其中包括可能需要桩核修复，这将导致可预测的根管细菌污染。10% 过氧化脲凝胶，在牙齿和托盘内，每 2 小时更换 1 次和晚上入睡前最后更换 1 次。凝胶换得越频繁，漂白的速度就越快。当更换凝胶时，特别是在进食后，使用连接在凝胶注射器上的钝头细针进入髓腔冲洗，以便新凝胶进入变色牙齿的颈部（图 3–41）。由于它的黏性性质，这种注射效果可以清除任何被残留的食物残渣，并确保髓腔充满新鲜、有活性的 10% 过氧化脲凝胶。

当患者对牙齿的漂白程度感到满意时，指导他们停止漂白牙齿。对牙齿过漂白一点这是可行的，以允许"反弹"的颜色。患者在 2～3 天后复查，以评估颜色变化并结束髓腔开放。

在成功完成漂白后，通常在 2～3 天后，再一次用超声波尖端彻底清洁牙髓腔。然后用对比鲜明的白色玻璃离子水门汀暂时修复牙齿。经过漂白后的牙齿经常显得比邻近的牙齿白。这是可以理解的，因为根充的牙齿内的牙本质体积减小了。

复合树脂修复不应在漂白过程完成后立即进行，因为氧气将从牙齿释放长达 1 周。这可能会破坏复合树脂胶粘接剂的粘接效果，从而导致微渗漏。如果将来需要去除，首选传统、不透光的白色玻璃离子水门汀，因为它更容易被看到和去除。

复合树脂很难从牙齿内部去除，而会无意中去除残留的完好牙齿结构，选择白色和阻射不透明的玻璃离子水门汀来替代丢失的牙本质是有益处的。通过在髓腔内留下一些水，并放置选定的材料，可以检查修复后的牙齿的外观是否可以接受，以检查它是否能达到预期的结果。与去除无法达到预期结果的最终修复体相比，颜色的试验性评估是更可取的。

显然，如果有任何关于根管状况的担忧，在开始任何内外漂白之前，牙齿应该进行牙根再治疗。

（八）内漂白技术

重要的是要尽量减少最初损伤的、变色牙的结构破坏。在意外发生后进行弹性夹板固定 2 周，在炎症性牙根吸收的风险开始增加之前，进行牙髓摘除的根管治疗和初步的化学机械预备。

根管治疗的入路应与根尖呈直线，在此过程中应尽量最小化的切除健康牙体组织，以保证受损牙冠的残余结构强度。根管封闭完成后，牙齿可以从内外漂白中受益，这比使用过硼酸钠的传统内漂白技术更有效，当与水混合时，会产生 7% 的过氧化氢。

当 6% 的过氧化氢与过硼酸钠糊剂混合并密封在牙体中，作为内漂白技术，这种组合共释放 17.6% 的过氧化氢（即高于欧盟限制）。如果将 12% 的过氧化氢与过硼酸钠糊剂混合在牙体中，会产生 25.6% 的过氧化氢（超过欧盟限制的 4 倍），这些糊剂必须有效地密封在变色的牙齿中（表 3-1）。这些浓度是 10% 过氧化脲浓度的 5~8 倍，因此大大增加了如前所述的生物损伤风险。一旦湿糊剂被放置在髓腔中，它开始产生气体，气体压力会在第 1 个小时内将临时密封材料吹出髓腔。这会导致形成一个开放的髓腔，使唾液过氧化物酶和过氧化氢酶进入髓腔消除过氧化氢的作用。因为它没有像内外漂白一样的保护牙套。

表 3-1　不同漂白剂配方的过氧化氢释放浓度

漂白剂配方	过氧化氢浓度
10% 过氧化脲	3.5%
过硼酸钠和水	7.0%
过硼酸钠和 6% 过氧化氢	17.6%
过硼酸钠和 12% 过氧化氢	25%
"强力漂白""椅旁漂白""诊室内漂白"	15%~38%

（九）内外漂白技术方案

1. 第一次会诊

(1) 做出并记录诊断。

(2) 拍摄临床参考照片。

(3) 用长锥体根尖周 X 线片检查牙齿根尖周状态。确保根部空间的密闭性令人满意（图 3-50）。

(4) 在开始牙髓内 / 外漂白之前，进行任何必要的牙髓检查。

(5) 检查牙齿是否无症状且预后良好。

(6) 使用牙比色板在治疗前评估牙色。与患者对牙色达成一致，记录在临床病例中，并给患者一份副本。

(7) 告知患者，目标牙及邻牙现有的任何修复体都不会被漂白。在漂白后，这种修复体的颜色可能会比漂白后的天然牙颜色更深。这样的修复体可能需要更换。在所有这些情况下，患者应该被告知漂白和更换修复体的美学和经济后果。

(8) 现有修复体的情况被记录并告知给患者，在临床病例中保存一份副本。

(9) 讨论其他治疗方案，强调漂白的 MI 性质。

(10) 检查患者是否对过氧化氢或塑料过敏，育龄女性患者是否在妊娠期或哺乳期。

(11) 为患者提供书面的治疗和评估计划，并获得同意。

(12) 向患者提供书面说明并说明治疗的内容。

(13) 完成这个方案实施的同步记录。

2. 制作托盘

在技工室中取一个海藻酸印模并灌注模型。专用树脂或石膏被用于模型上目标牙齿的唇面和腭(舌)面占位，提供预期储液槽所需范围和深度。

模型采用冷模密封。软化的漂白托盘材料被真空吸附于模型上，冷却后被取下。用锋利的剪刀切开邻牙的唇面，这样只对目标牙齿进行覆盖。任何偏离到邻牙上的凝胶都会被患者的唾液过氧化物酶或过氧化氢酶灭活。

3. 第二次会诊

(1) 检查漂白托盘是否合适和舒适，患者是否能够戴入和取出。检查漂白凝胶注射器上的角尖是否可用（图 3-41）。

(2) 去除窝洞内修复体，必要时去除根充物至牙釉质 - 牙骨质交界处以下 2mm。精细的超声波或音波尖是最简单的方法做这些。检查髓室内是否有残留碎屑。用超声波或音波清洁髓室角和牙颈部区域至少 5min（图 3-40）。如果需要的话，可以把根充物密封起来，但要小心任何修复材料不允许覆盖变色的唇部牙本质壁。阻色的白色玻璃离子水门汀是适合于此目的。应该允许设定时间完成处置（3～4min）。

(3) 谨慎的做法是在牙齿内部进行"检查性酸蚀"，以检查所有外露的牙本质是否呈现清洁的外观，以表明表面已妥善准备，并没有任何残留的牙齿着色填充物，特别是复合树脂。牙齿唇面的任何复合树脂都应去除。牙齿的外部也应该用磷酸蚀刻。白垩的外观将确认釉质是没有任何复合树脂的标志。

(4) 将 10% 过氧化脲凝胶直接注射到牙髓腔中，使用中等口径的注射针头直接注射注射器中的材料（图 3-41）。将储液槽中含有凝胶的托盘戴入口腔。用纱布擦去多余的凝胶。

(5) 为患者提供足够的凝胶和书面说明。再次演示并检查患者是否知道该怎么做。检查患者使用注射器和倾斜的角度针头是否能有效地将凝胶注入牙齿。

(6) 如果患者不能有效地放置凝胶，口腔医生立即采取的措施是在牙髓腔内密封一些过氧化脲，并让患者使用托盘进行外部漂白。然而，这并不像内外漂白那样有效。

4. 患者的操作指南

(1) 取下含有 10% 过氧化脲凝胶的注射器顶部。将提供的钝的标准直角针头拧到注射器上。将针头插入待漂白的牙齿腔内，用凝胶填充。

(2) 在漂白托盘的适当部位加入 10% 过氧化脲凝胶。在托盘外面用永久性墨水笔做一个标记将有助于识别托盘要装载的部分。

(3) 戴入托盘，用手指或软牙刷去除多余的凝胶。

(4) 用清水轻轻冲洗口腔，然后吐出来。

(5) 除了吃饭和清洁口腔时，要一直戴着托盘。

(6) 每隔 2 小时更换牙内和牙托盘中的凝胶，睡前最后更换 1 次。用漂白凝胶上的针头冲洗牙齿内部。

(7) 托盘只能用冷水和牙刷清洗。

(8) 避免食用颜色深的食物，如咖喱、番茄酱和深色水果。红酒、咖啡和浓茶必须避免，直到牙齿漂白完成，并用填充物密封牙齿。

(9) 如果有任何问题，立即联系医生。

(10) 当牙齿达到所需颜色时，停止漂白。

六、问题和故障排除

（一）患者的依从性差

合适的患者选择和明确的指导可以最大限度地减少问题发生。没有能力或不愿遵守操作说明将导致治疗失败或治疗时间延长。患者必须明白他们在治疗中的责任和作用。当医生对患者不熟悉、患者的手灵巧度不好、对所涉及的问题了解有限时，不应进行内 / 外漂白。

患者必须有合适的手灵巧性，能够将凝胶放入牙齿内。在制作托盘和开放髓腔之前，可以通过测试患者是否能够有效地将注射器保持在牙齿内部来检查这一点。如果患者不能或不愿意这样做，则应考虑其他治疗方案。患者很少抱怨食物进入髓腔，假如患者具有能够放置和使用漂白凝胶注射器冲洗任何食物残渣的能力，这应该不会造成任何大的困难。

（二）牙齿的颈部不会变白

当一些修复材料（通常是复合树脂）附着在牙本质内壁上时，牙齿颈部不能漂白。应使用放大镜，以确保完全和安全地清除覆盖牙本质上的所有材料，从而使牙本质得以漂白。谨慎的核对牙齿内部的"检查性酸蚀"，如果表面有白垩色表现，表明其表面没有残留的牙齿颜色的材料。

如果不能将根充物减少到牙釉质和牙骨质交界处以下的水平，就会阻碍漂白剂渗透到牙齿颈部的牙本质中。此外，托盘需要延长牙颈部覆盖牙龈边缘，以保持漂白凝胶在颈部和周围区域。颈部的牙釉质只有 0.7mm 厚，因此必须充分漂白褪色的牙本质。注射器上的针头有助于确保凝胶沉积在牙骨质–牙釉质交界处下方髓腔的最深处。

（三）漂白失败

如果牙齿在合适的临床技术和患者良好的依从性下仍然没有变白，变色的原因可能不是牙髓出血。腭（舌）侧窝洞内银汞合金修复体的病史可能是病因。从银汞合金中释放出的金属离子侵入邻近的牙齿结构中，比来源于牙髓中的分子更抗漂白。牙齿漂白时，若有银汞合金留在牙齿内，牙齿会呈现绿色色调。在进行牙齿内/外漂白前，必须先用超声波清除牙齿内所有银汞合金碎屑。

唇侧瓷贴面的存在意味着储液槽必须放置在腭（舌）侧，因为瓷是不受过氧化氢渗透的。用这种方法，牙齿可以在不去除瓷面的情况下成功漂白。

（四）变色的综合病因学

如果牙齿因四环素治疗和外伤而变色，那么变色的联合治疗可能很难有效。

（五）内漂白技术

这种传统的技术包括使用水和过硼酸钠的混合物，暂时密封在变色的、根充的牙髓腔内。这种传统方法的困难在于，过氧化氢不断产生的氧气经常"吹出"牙齿后部的临封物，潮湿的环境使重新密封窝洞变得困难。因此，牙齿内的过氧化氢含量可能不够，无法将 10% 过氧化脲凝胶密封在牙齿内足够长时间，效果不如内/外漂白。

（六）"椅旁"/"诊室内"漂白

"椅旁漂白"包括使用高浓度（30%～38%）

过氧化氢，有时同时在牙齿内/外加热。这项技术需要使用一种材料，其强度大约是 10% 过氧化脲释放的过氧化氢强度的 10 倍，远远高于欧盟的限制。

由于漂白剂的腐蚀性，必须使用橡皮障或光固化。如果在牙齿内部使用这种具有侵袭性的临床技术，必须小心地封闭根充物，并避免漂白凝胶渗透到牙周膜。高浓度过氧化氢可损伤牙周膜，影响临床疗效。大约有 2% 的牙齿在牙釉质–牙骨质交界处有缺陷，如果高浓度的凝胶渗入该区域，可能会损害牙周膜。已经有报道这种方法导致的外部吸收，实际上，是由于过氧化氢浓度过高，其释放的热量灼伤了牙周膜。内/外漂白使用的凝胶浓度是"椅旁漂白"的 1/10（表 3–1），在生物上是良性的，并且符合欧盟法律。

七、死髓变色牙的漂白替代性修复治疗

见表 3–2。

（一）贴面

将贴面放置在深且变色的前牙上不会有令人满意的结果。深层的变色通常最明显的在牙齿颈部区域，牙齿预备在这里也是非常少的，因为牙釉质掩盖深层的牙本质，而贴面在这个区域是最薄的。为了掩盖变色，可能需要制作一层厚的过渡轮廓的贴面包括一层遮色层，这将损害贴面的外观，并与其他切牙不匹配。相反，在预备贴面时，在颈部区更大的牙齿预备量暴露变色的牙本质。常见的情况是，牙本质的变色会随着更深的预备变得更糟，在颈部的深色牙本质不在被半透明的牙釉质所掩盖，而最深色的牙本质离牙髓腔最近。

在变色牙齿上的厚而不透明的贴面与邻近的透明牙齿不匹配。粘在更深且变色的牙本质上的厚贴面的预期寿命是不确定的。很明显，一旦患者有贴面，牙齿的强度将会被削弱 30%，而牙贴面也将需要终身维护；当牙贴面需要更换时，牙齿组织有可能进一步损失。

表 3-2　变色死髓前牙的治疗总结：从最小伤害性到最大伤害性

回顾	
10% 过氧化脲内 / 外漂白	最小伤害性
"简易"漂白技术 • 10% 过氧化脲释放 3.5% 过氧化氢 • 过硼酸钠和水释放 7% 过氧化氢 • 过硼酸钠和 18% 过氧化氢混合物，释放出 25% 过氧化氢	
外部漂白 • "椅旁漂白"或"家庭漂白"，以及两者的结合 • 使用高温和高浓度（30%～38%）过氧化氢（再吸收风险最高）进行"椅旁漂白"	
修复技术 • 贴面－直接复合树脂材料 • 贴面－间接复合树脂材料 • 瓷贴面 • 金冠，有或没有桩 • 拔除和修复体替换	最大伤害性

（二）金冠和桩冠

冠的预备工作是对剩余牙体组织的破坏。一个根充牙齿的传统牙冠预备通常需要一个桩来支撑形成桩核。这种方法不能解决残留根牙本质的变色问题。牙龈萎缩经常显露冠的边缘和变色的牙本质。这特别容易发生在年轻的患者身上，当牙龈组织发炎时，很可能导致牙龈外观难看。与单个前牙冠修复有关的美学问题，特别是桩核冠已有充分的文献记载。

侵袭性、间接性修复方法来处理变色的死髓牙，会大量的磨出剩余的牙齿组织，在生物学和经济上都是有代价的，而且可能很快就会导致灾难性的牙根劈裂。牙齿变色的树脂粘接桩系统的最新进展并没有克服桩冠方法固有的结构强度缺点来解决这些美学问题。

内 / 外漂白已经大大减少了不可接受的死髓变色牙齿的发生率。它可以解决牙齿的变色，同时保持牙齿的结构。当高唇线显露牙龈边缘时，这一点尤为重要。

常见问题解答

Q：是什么导致牙齿变色？

A：牙齿变色是由外部（外在）或内部（内在）染色剂引起的，或者两者的结合（表 3-3）。

Q：漂白过程中会发生什么？

A：过氧化氢会穿透牙釉质和牙本质，导致牙齿变色。变色（包括牙齿外表面的变色），会被氧化。牙釉质的变色通常比较快，而牙本质的变色通常需要更长的时间。

Q：漂白牙齿有禁忌吗？

A：是的。现有的填充物，贴面和牙冠在同一区域或对颌不会改变颜色。如果在漂白前，修复体颜色与现有的牙齿颜色一致，那么在天然牙漂白后修复体的颜色会显得更深。这可能意味着现有的修复体，贴面或冠可能需要漂白后更换。这可能会大大增加治疗费用。在做漂白之前，请您的口腔医生核对一下这些。

Q：花费有多少？

A：这取决于所使用的系统、问题的严重程度、变色牙齿的状况，以及达到满意结果所需的时间和材料。请向你的口腔医生索要报价。

表 3–3　牙齿变色的原因

颜　色	原　因
外部因素	
棕色或黑色	茶 / 咖啡 / 铁
黄色或棕色	口腔卫生不良 / 茶
黄色 / 棕色 / 黑色	烟草和大麻
绿色 / 橙色 / 黑色 / 棕色	细菌
红血 / 紫色 / 褐色	红酒
内在因素	
灰色 / 褐色 / 黑色	牙髓坏死，出血
黄色 / 灰色 / 褐色	牙髓坏死，无出血
棕色 / 灰色 / 黑色	牙髓治疗或其他材料（如银汞合金）在牙齿内
黄色 / 棕色	牙髓腔闭合 / 钙化
棕色 / 白线 / 点	氟中毒。在牙齿发育过程中摄入过多的氟化物
黑色	硫
棕色或灰色	牙齿发育完成后服用米诺环素（成人牙）
黄色 / 棕色 / 灰色 / 蓝色	• 四环素在牙齿发育期间服用 • 多西环素在牙齿形成后服用 • 记住："黄色 / 棕色将漂白；蓝色 / 灰色可能漂白"
粉红色	内部吸收
灰色 / 褐色 / 黑色	龋齿
黄色 / 棕色	老化
其他因素	
黄色 / 棕色	釉质发生不全
褐色 / 紫色 / 黄褐色	牙本质发生不全
棕色	先天性代谢障碍，如苯丙酮尿症
黑色的	卟啉症

Q：我必须戴着护齿套睡觉吗？

A：把护齿套放在合适的位置睡觉，让漂白凝胶长时间接触牙齿是最有效的方法。如果这很困难，并且托盘每天使用时间 ≥2h，漂白将也是有效的，但这种情况将比其他情况需要的时间更长。

Q：有没有不良反应？

A：大多数患者在治疗期间牙齿会有些敏感。一旦漂白停止，这通常会在几天内消失。如果牙齿在漂白前是敏感的，漂白时可能会更敏感。目前还没有使用 10% 过氧化脲漂白托盘或牙套的长期不良反应的报道。即使长时间（6～9 个月）使用这种夜间漂白也被证明是安全的，没有牙齿破坏需要其他方式的充填治疗。

Q：灵敏度可以降低吗？

A：有很多方法可以控制灵敏度。脱敏牙膏（通常是含 5% 硝酸钾的牙膏）可使用 2 周后再漂白。或者在每次漂白之前，可以把脱敏牙膏放在牙套里，涂抹 30min。然后用漂白凝胶代替牙膏。为了限制过敏的风险，含漂白凝胶的护齿器可以只戴 1～2h，而不是过夜。如果牙齿在漂白前比较敏感，每天使用凝胶的次数 ≤ 1 次，而护齿套仅佩戴几个小时。不应使用浓度较高的漂白剂，如过氧化脲。

Q：漂白时应该使用哪种牙膏？

A：有证据表明，在漂白前用含 5% 硝酸钾的牙膏刷牙 2 周有助于降低过敏风险。在漂白过程中通常使用普通牙膏。没有牙膏可以漂白牙齿，但用质量好的牙膏刷牙可以帮助减少污渍的形成。

Q：漂白需要多长时间？

A：这取决于变色的原因和患者的依从性。通常需要 2～6 周的夜间漂白（"家庭漂白"）才能使正常牙齿变白。如果患者停止吸烟，烟草变色需要 3～6 个月才能漂白。黄 / 棕色四环素变色可能需要 9 个月的漂白时间。深蓝 / 灰色四环素变色很难获得满意地漂白，但如果漂白时间很长（＞9 个月），通常会有一些改善。

Q："椅旁漂白"（也被称为"强力漂白"或"诊室内漂白"）是否比夜间漂白（"家庭漂白"）好？

A：不是。目前只有非常有限的科学证据支持冷光辅助的"椅旁漂白"长期功效。金标准是使用 10% 过氧化脲进行夜间漂白。这种方法得到了美国牙科协会（ADA）的批准。冷光辅助的"椅旁漂白"可能对无法忍受戴牙套的患者有用，在罕见的情况下，立即开始漂白可能是有利的。

Q：漂白要持续多久？

A：NgVB 的作用平均持续 2～3 年才会出现明显的恶化。牙齿的颜色变化可以保持稳定长达 7 年，但漂白后的牙齿可能需要每 2～3 年进行 1 次"润色"或"补充漂白"。如果需要额外的漂白，所需的时间通常比第一次漂白所需的时间少得多。一般来说，"补充漂白"每星期需要一个晚上来完成实现最初的漂白。

Q：用什么材料最好？

A：研究最广泛的材料是 10% 过氧化脲，释放 3.5% 过氧化氢。典型的方式是一种厚厚的凝胶，放置于定制的牙套，牙套是由准确的牙齿印模制成的。

Q：为什么不使用电视和杂志上宣传的非处方药？

A：漂白的最佳管理方法是一名口腔医生，他可以诊断变色的原因，评估任何可能的不良反应的风险，并监督漂白（这可能是更广泛的治疗的一部分）。这有助于避免牙齿和修复体的颜色不匹配。许多非处方药都没有证据证明其安全性或有效性。一些产品含有可能蚀刻和损害牙齿的酸，另一些产品含有二氧化钛，用于白色涂料。二氧化钛可能会看起来"美白"牙齿，但其效果几乎总是非常短暂的。许多关于非处方产品的说法都具有误导性。与非处方漂白凝胶一起使用的"咬咬"护牙套不太合适。因此，它们可能会感到不舒服，并可能不能保护凝胶不被唾液失活，从而产生令人失望的结果。

Q：美白牙膏有效吗？

A：美白牙膏主要是去除表面的污渍。大多数美白牙膏只含有 0.1% 过氧化氢。这些牙膏都没有被证明能有效地漂白内在的变色。在去除牙齿表面污渍方面，普通牙膏加上正确的刷牙方法与更昂贵的"美白牙膏"同样有效。

Q：有多少过氧化氢凝胶在用护齿器漂白牙齿时被吞下？

A：托盘中 25% 的过氧化脲被吞下。大部分从托盘中逃逸出来的过氧化氢在吞咽之前会立即被唾液灭活。最初使用夜间漂白时，接触过氧化氢的量是最高的。随着时间的推移，接触量会迅速减少。

Q：吞下过氧化氢有害吗？

A：不会。在漂白过程中释放到口腔中的大多数过氧化氢在被吞咽之前会立即被正常的唾液灭活。任何被吞下的凝胶在胃里都是失活的。任何被吸收并进入血液循环的过氧化氢都会被红细胞迅速有效地灭活。

推 荐 阅 读

[1] Baldwin DC. Appearance and aesthetics in oral health. Community Dent Oral Epidemiol 1980;8:244–56.

[2] Barbosa CM, Sasaki RT, Flório FM, Basting RT. Influence of in situ post-bleaching times on resin composite shear bond strength to enamel and dentin. Am J Dent 2009;22(6):387–92.

[3] Dawson PF, Sharif MO, Smith AB, Brunton PA. A clinical study comparing the efficacy and sensitivity of home vs combined whitening. Oper Dent 2011;36(5):460–6.

[4] Friedman S, Rotstein I, Libfield H, et al. Incidence of external root resorption and aesthetic results in 58 bleached pulpless teeth. Endod Dent Traumatol 1988;4:23–6.

[5] Hasson H, Ismail AI, Neiva G. Home-based chemically-induced whitening of teeth in adults. Cochrane Database Syst Rev 2006;(4):CD006202.

[6] Haywood VB. Frequently asked questions about bleaching. Compend Contin Educ Dent 2003;24:324–38.

[7] Haywood VB, Heymann HO. Nightguard vital bleaching. Quintessence Int 1989;20:173–6.

[8] Haywood VB, Leonard RH, Neilson CF, Brunson WD. Effectiveness, side effects and long-term status of nightguard vital bleaching. J Am Dent Assoc 1994;125:1219–26.

[9] Heithersay GS. Invasive cervical resorption: an analysis of potential predisposing factors. Quintessence Int 1999;30:83–95.

[10] Heithersay GS, Dahlstrom SW, Marrin PD. Incidence of invasive cervical resorption in bleached root filled teeth. Aus Dent J 1994;39:82–7.

[11] Heymann HO. Tooth whitening: facts and fallacies. Br Dent J 2005;198(8):514.

[12] Kelleher MG. The 'Daughter Test' in aesthetic ('esthetic') or cosmetic dentistry. Dent Update 2010;37(1):5–11.

[13] Kelleher MG, Djemal S, Al-Khayatt AS, et al. Bleaching and bonding for the older patient. Dent Update 2011;38(5):294–6, 298–300, 302–3.

[14] Kelleher M. The law is an ass: ethical and legal issues surrounding the bleaching of young patients' discoloured teeth. Fac Dental J 2014;5(2):56–67.

[15] Kugel G, Gerlach RW, Aboushala A, et al. Long-term use of 6.5% hydrogen peroxide bleaching strips on tetracycline stain: a clinical study. Compend Contin Educ Dent 2011; 32(8):50–6.

[16] Leonard RH Jr, Bentley C, Eagle JC, et al. Nightguard vital bleaching: a long term study on efficacy, shade retention, side effects, and patient perceptions. J Esthet Restor Dent 2001;13:357–69.

[17] Leonard RH, Van Haywood B, Caplan DJ, Tart ND. Nightguard vital bleaching of tetracyclinestained teeth: 90 months post treatment. J Esthet Restor Dent 2003;15: 142–52.

[18] Matis BA, Hamdan YS, Cochran MA, Eckert GJ. A clinical evaluation of a bleaching agent used with and without reservoirs. Oper Dent 2002;27:5–11.

[19] Matis BA, Wang Y, Jiang T, Eckert GJ. Extended at-home bleaching of tetracycline-stained teeth with different combinations of carbamide peroxide. Quintessence Int 2002;33:645–55.

[20] Meireles SS, Heckmann SS, Leida FL, et al. Efficacy and safety of 10% and 16% carbamide peroxide tooth-whitening gels: a randomized clinical trial. Oper Dent 2008;33(6):606–12.

[21] Nathwani NS, Kelleher M. Minimally destructive management of amelogenesis imperfecta and hypodontia with bleaching and bonding. Dent Update 2010;37(3):170–2, 175–6, 179.

[22] Nutting EB, Poe GS. Chemical bleaching of discoloured endodontically treated teeth. Dent Clin North Am 1967;655–62.

[23] Patel V, Kelleher M, McGurk M. Clinical use of hydrogen peroxide in surgery and dentistry – why is there a safety issue? Br Dent J 2010;208(2):61–6.

[24] Poyser NJ, Kelleher MG, Briggs PF. Managing discoloured non-vital teeth: The inside/outside bleaching technique. Dent Update 2004;31(4):204–10, 213–14.

[25] Ritter AV, Leonard RH, St George AJ, et al. Safety and stability of nightguard vital bleaching 9–12 years post treatment. J Esthet Restor Dent 2002;14:275–85.

[26] Rosenstiel SF, Gegauff AG, Johnson WM. Randomised clinical trial of the efficacy and safety of a home bleaching procedure. Quintessence Int 1996;27:413–24.

[27] Russell CM, Dickinson GL, Johnson MH, et al. Dentist-supervised home bleaching with ten per cent carbamide peroxide gel: a six month study. J Esthet Dent 1996;8:177–82.

[28] Settembrini L, Gultz J, Kaim J, Scherer W. A technique for bleaching non-vital teeth: inside/outside bleaching. J Am Dent Assoc 1997;128:1283–4.

[29] Spasser HF. A simple bleaching technique using sodium perborate. New York State Dent J 1961;27:332–4.

[30] Sulieman M, MacDonald E, Rees JS, et al. Tooth bleaching by different concentrations of carbamide peroxide and hydrogen peroxide whitening strips: an in vitro study. J Esthet Restor Dent 2006;18(2):93–100, discussion 101.

[31] World Health Organization. Oral Health for the 21st Century. Geneva: WHO; 1994.

第 4 章　复合树脂直接前牙美学修复

Direct Anterior Esthetic Dentistry With Resin Composites

A. DOZIC　H. DE KLOET　著

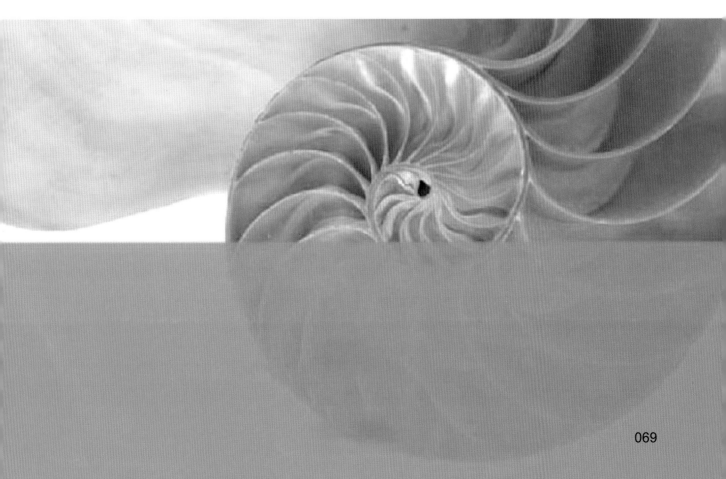

一、概述

由于复合树脂对牙釉质和牙本质优异的黏附性，以及其美观性和适应性，可以在口内直接运用。与许多其他的间接方法相比，可以最大限度地保留健康牙体组织。本章的目的是展示使用复合树脂所需的治疗计划和详细的操作程序，重点关注通过微创治疗方式获得最佳美学效果的技术。微创治疗理念的基础是最终结果的美学利益必须优于所承担的手术和生物风险。换言之，利益必须大于风险。

本章介绍的病例是从许多抱怨牙列不美观的患者中挑选出来的。这些患者在了解精确的治疗计划和广泛沟通及讨论所有不同治疗方案的优缺点和最终风险后，决定采用直接树脂技术治疗。本章详细介绍了几个病例，分享实用的修复方法，并鼓励口腔医生将直接复合树脂作为前牙外观缺陷患者的选择。

许多临床情况可以通过直接复合树脂微创治疗来处理，而不是依靠正畸或固定修复的方法。例如，扩大狭窄的上颌（图 4-1），闭合牙间隙（图

4-2），在严重龋蚀和磨损的情况下修复缺失的牙体（图 4-3），重塑牙齿外形以掩盖拥挤（图 4-4），在牙周治疗后改善牙龈退缩和牙间"黑三角"（图 4-5）修复技术上可接受但相对不美观的前牙固定修复体（图 4-6），重塑错位的前牙、尖牙和前磨牙（图 4-7），替换缺失牙（图 4-8），掩盖变色（图 4-9）和重塑发育不全的牙齿（图 4-10）。

二、制订计划

通过语言和视觉沟通，患者与口腔医生 / 口腔团队之间可以做出适当的治疗决定。

（一）语言沟通

在进行任何美学修复之前，口腔医生必须充分了解患者的期望，并且让他们知道美学修复治疗的可能结果和潜在风险[1-3]。

沟通方法
- 患者对审美问题的评价，以及这个问题对他们日常生活的影响。
- 患者自身的审美愿望、期望和要求的评估。

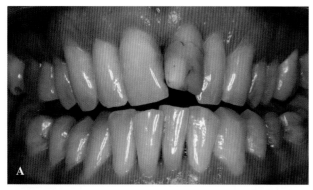
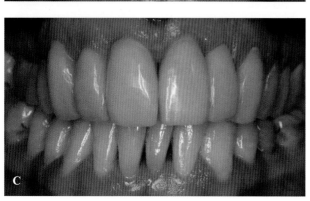
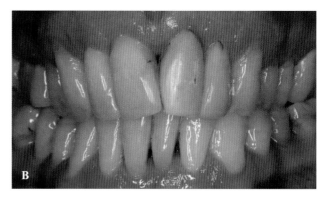

▲ 图 4-1　一名 38 岁男性患者，上颌牙弓呈锥形，中度覆𬌗，中线移位并且前牙进行过修复治疗（#21 牙髓治疗），他希望自己的笑容能得到美学上的改善

A. 上颌牙不美观；B. 治疗的第一阶段是改善 #21 的颜色，纠正 2 颗中切牙的形状和位置；C. 1 年半后，患者要求进一步的美学修复。这是通过将 #14～25 直接复合树脂贴面来实现的

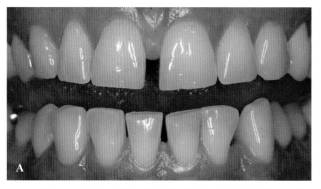
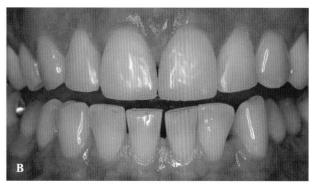

▲ 图 4-2　许多患者都不能接受中切牙之间的缝隙。为了达到最佳美学效果，有时建议对 4 颗前牙进行最小程度的改形，以防止中切牙过度加宽导致这些牙齿的比例失衡

A. 这是由上切牙轻度发育不全引起的缝隙，对于这位 54 岁的女性患者来说，正畸不是首选的解决方案；B. 通过去除中切牙远中面 0.5mm 的牙体组织，创造足够的空间加宽 4 颗切牙，使上颌前牙达到和谐分布

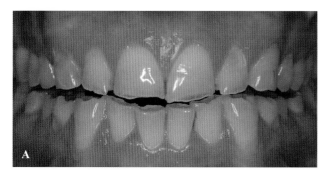
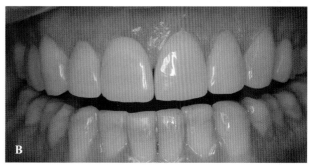

▲ 图 4-3　磨耗和龋损不仅会导致功能问题，也会使牙齿外观失去美感。微创口腔治疗有可能是必要的，既解决牙齿的病因问题，又防止牙齿进一步缺损

A. 这名 24 岁男性的主诉是所有牙齿都敏感，伴有锋利的切缘；B. 在这种情况下，可以直接运用复合树脂来恢复其原始的形态和功能。今后如果有必要的话，我们将有可能单独治疗后牙，并进行有创的修复

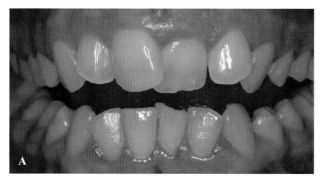
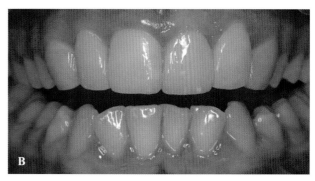

▲ 图 4-4　牙列拥挤引起美学问题的主要原因是光在上前牙间分布不均匀

如果想要有一个稳定的咬合并且不想做正畸矫正，一个实用的，微创的解决方案，使用复合树脂直接堆塑这种方法可以满足许多患者。A. 这位 35 岁的女性由于牙弓长度短 3mm 导致 #11 和 #22 前突，#12 扭转和 #13、#21、#23 的腭（舌）侧移位；B. 通过最小程度地去除突出和旋转牙齿的唇面釉质，缩短腭（舌）侧移位牙齿的切缘，以及将中切牙近中磨除，可以形成整齐的上颌牙

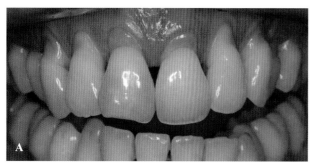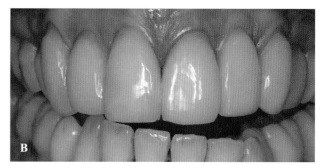

▲ 图 4-5　牙周手术的目的是改善牙周健康，但也可能会损害患者的美学微笑

A. 在这种情况下，牙龈退缩不仅导致美观上受损，还导致磨损，变色和敏感根面显露。对这位 42 岁的女性患者来说，黑三角是她寻求进一步修复治疗最重要的原因；B. 在不去除任何牙体组织的情况下，将天然解剖牙冠向新的牙龈水平延长。用复合树脂将牙冠的形态修复到目前的龈缘，以实现重塑牙龈效果

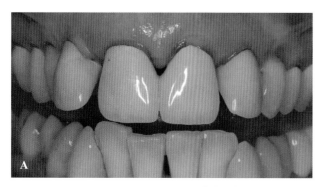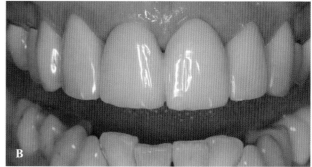

▲ 图 4-6　在许多情况下，所谓的"永久性"修复在数年后变得不美观

A. 对这位 57 岁的女性来说，5 年前的不美观的烤瓷冠使她不愿在公众场合微笑；B. 在去除牙颈部的瓷和金属后，使用遮色树脂材料（Kolor + Plus，Kerr）和不透明的复合树脂达到满意的牙颈部结果

- 医生对临床问题的认知。
- 评估不同治疗方案的技术可能性和风险。
- 估计生物学成本，即需要磨除的牙体程度、牙齿的长期预后（牙髓活力）和修复、失败率和未来的后果。
- 口腔医生对当前外观和预期美学效果的分级判断。例如，当前的外观可能评分为 5 分，而预期美学效果评分为 7～8 分，满分为 10 分。使用这种主观判断方法，口腔医生可以将患者的期望设定在现实中可以达到的水平，以避免未来的失望或分歧 [3]。

（二）视觉交流

视觉交流是改善与患者沟通的一种相对简单、无创的方法。在进行任何手术干预之前，向患者展示治疗可以达到的美学效果。

1. 数字成像

使用数字成像和图像处理，可在口外显示一系列的美学改变和结果（图 4-11）。然而，重要的是在获得完全书面同意后，在控制照明条件下（如环形闪光灯或环境照明）[4-6] 获得临床照片，以便对任何美学变化有一个可信和标准化的反映。

使用图像处理软件（如 Corel PaintShop Pro X4）、手绘板（Wacom Bamboo One）和作者的方法，可以对原始临床情况的标准化照片进行数字化调整，以呈现多种美学结果 [7, 8]。

2. 直接复合树脂模拟

这是指未经酸蚀 / 粘接的预处理复合树脂的堆积。直接口内模拟的最大优点之一是在任何有创治疗之前，对修复结果的大小、形状和颜色进行一次真实的美学演练 [9, 10]。此外，在进行任何物理治疗之前，患者可以看到和感受到牙齿的变化，

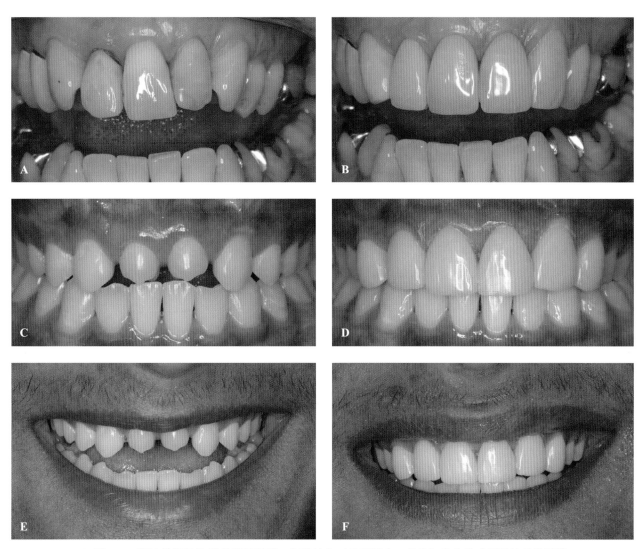

▲ 图 4-7 即使是正畸治疗关闭了间隙，切牙缺失（发育不全，外伤）也会造成严重的美学问题

A. #21 在 40 年前的一次事故中缺失。这让这位 56 岁患者的牙齿看起来不对称，不美观。B. 左侧的牙齿移到中央，#23 移动到 #22 的位置，第一前磨牙改成尖牙的形态。为了使美观效果更令人满意，#11 和 #12（全瓷冠）采用了直接树脂贴面修复。C. 当≥ 2 颗的切牙因外伤而脱落时，单靠正畸治疗可能不足以产生满意的结果。对于儿童来说，自体牙移植可作为一种治疗选择，以修复缺失的上颌前牙。D. 2 颗下前磨牙移植形成上颌中切牙，尖牙变成侧切牙，第一前磨牙变成尖牙。E. 在口腔微创修复之前，患者的微笑是不美观的。F. 经过治疗后，这个 14 岁的男孩对最终的结果很满意

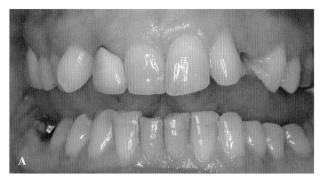

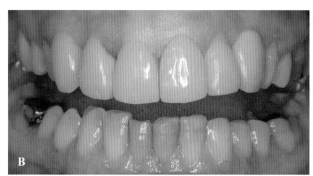

▲ 图 4-8 有时正畸可能不是第一治疗选择，特别是年老时脱落

A. 这名 47 岁的女性患者，由于创伤（根折），#23 在 10 年前缺失，粘连固定的修复体（马里兰桥）随后多次脱落；B. 为了改善美观，不仅直接用复合树脂修复粘接固桥，还对其余前牙进行了直接复合树脂贴面修复

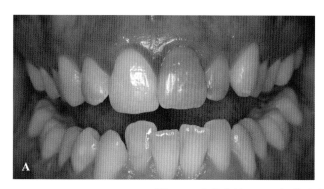
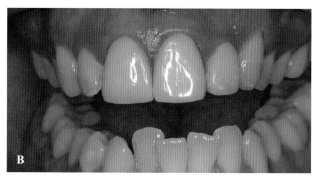

▲ 图 4-9　在许多情况下，根管治疗是造成牙齿变色的原因（见第 1 章）

死髓牙内漂白是第一种治疗选择（见第 2 章和第 3 章）。如果不成功，可以使用直接贴面来掩盖变色的牙齿表面。A.1 位 32 岁男性患者，变色的 #21 唇倾，因此可以将直接的贴面放置在邻牙上；B. 采用这种方案，就不需要去除牙齿来掩盖变色。换言之，#11 越突出，#21 去除的量就越少

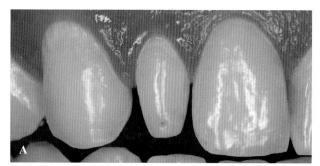
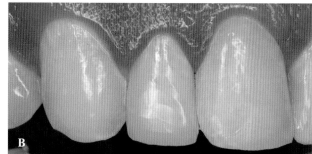

▲ 图 4-10　侧切牙发育畸形是一种常见的现象，会影响前牙的美观

A. 有的患者需要修整邻牙来重建邻牙的美观，但对于这个 22 岁的男性来说，有一个理想的空间来形成一个自然的、比例匀称的侧切牙；B. 在大多数发育畸形的侧切牙病例中，明智的做法是不仅要重建近中面和远中面，而且要建立唇面，因为发育畸形也包括唇面

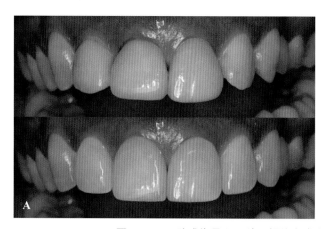
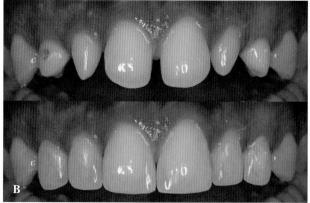

▲ 图 4-11　口腔成像是以一种理想的方式来呈现"治疗后"的结果便于患者评论和分析

患者可以在实际治疗前准确判断结果并表达自己的意愿，也可以了解新的情况。A. 最近制作的瓷贴面并没有满足这位 18 岁女性的审美。口腔成像可用来更充分地了解她的期望。B. 这位患者牙齿形态发育异常，口腔成像用于观察堆塑操作是否可以在前牙形成自然的牙齿宽度

并做出判断。这种与口腔医生近距离的互动将有助于患者增加信任和接受治疗后的美学改变[3]。最后，口腔医生可以利用这个机会发现可能的技术问题并在治疗过程中克服。

这一过程是评估周围光线条件对治疗结果影响的一种极好的方法（即人们在日常客观条件下感知彼此的牙齿和周围组织）。此外，模型的照片可以帮助口腔医生和患者判断牙齿 / 修复体的位置是如何影响表面光线的反射，以及感知在最初和最终调整后的临床情况（图 4-12）。

复合树脂模型也可以在紫外线照射下观察，以帮助判断在牙齿和选定的复合树脂之间的光学荧光匹配（图 4-13）。

3. 确定颜色

确定复合树脂修复体的基本颜色可以使用 VITA 牙比色板或测量全色谱的电子设备[11, 12]（如意大利 MHT 的 SpectroShade）。现在大多数复合树脂的颜色可以分参数选择，其中色调和半透明

参数是分开的（图 4-14）[13-15]。在待修复牙齿的表面直接放置复合树脂，就可以完成最精细的颜色调整。当使用复合树脂确定颜色时，重要的是要考虑牙齿的所有光学特性，如牙釉质 / 牙本质的相对厚度、色调、饱和度、明度、透明度和荧光（图 4-15）[11-17]。

4. 复合树脂堆塑

为了确定可能需要去除的牙齿组织的量，以创造一个和谐美观的结果（如在严重拥挤的情况下），在原始牙位的石膏模型上进行复合树脂的堆塑是有用的。这个过程将在后面的临床部分详细讨论（见第 5 章，图 5-32 至图 5-42）。

三、前牙直接美学修复

前牙畸形的正畸矫正通常被认为是创伤最小的治疗选择。然而，正畸治疗的几个方面需要仔细考虑。

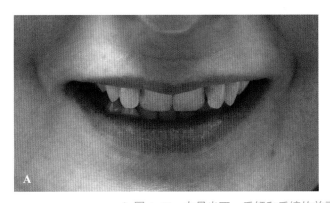
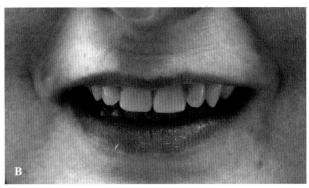

▲ 图 4-12　在日光下，后倾和后缩的前牙与其他牙齿相比，捕捉不到足够的光线

A. 在这个安氏 II 类 2 分类患者中，中部出现变色。照片是由天花板上的发光管（TL）照明拍摄的。B. 使用模型（未被酸蚀的暂时复合树脂），口腔医生和患者可以判断修复的效果。本方法也适用于颜色的测定

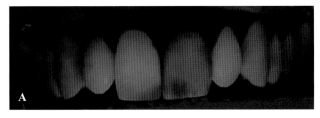
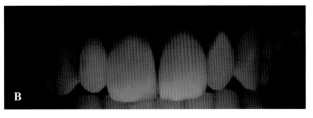

▲ 图 4-13　使用紫外线可看见牙齿内部的天然荧光（紫外线辐射发出蓝光）。牙齿和修复材料之间的荧光差异很大

A. 在紫外线照射下，#11 和 #21 牙齿上有 2 处边缘修复，#21 牙上有一层薄薄的复合树脂贴面，没有自然荧光；B. 当使用具有中等荧光的复合树脂时，即使在紫外光下，新的修复体也几乎看不见

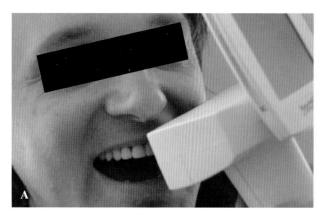 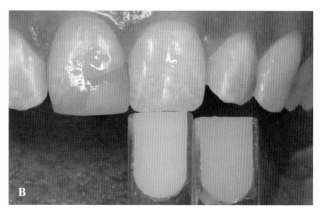

▲ 图 4-14　颜色感知和选择至关重要，尤其是当只有 1 颗牙齿需要治疗时

A. 数字颜色测定方法（如 SpectroShade）可以帮助口腔医生更客观地判断颜色；B. 与标准的、商用的 VITA 陶瓷牙比色板相比，自制的"诊所内部"复合树脂牙比色板更实用

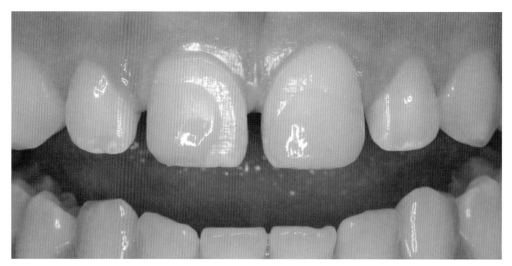

▲ 图 4-15　也许确定修复体颜色的最好方法是在待处理的牙齿上测试选定的复合树脂，并且不使用酸蚀剂。必须在聚合固化和抛光后判断最终颜色

正畸治疗包括骨重塑和牙齿在牙槽骨内的移动。破骨细胞的活动增加在细胞水平上具有侵入性，因为任何过度、不受控制的活动都可能导致过度的骨丢失或牙根吸收[18, 19]。此外，由于正畸托槽和固定钢丝的位置，患者在固定矫正治疗期间的不适，以及缺乏维护和（或）患者口腔卫生维护的有效性，往往是被低估的不利因素。在正畸矫正期间，口腔卫生依从性降低的不良后果是导致白斑龋病，这多发生在托槽周围的牙菌斑停滞区，以及相关的牙龈病或牙周病，需要在正畸托槽拆除后长时间处理[20]。

由于对坚固耐用的口腔粘接剂和美容修复材料的广泛研究和开发，复合树脂可以作为一种直接、微创的替代一些正畸和修复的治疗方法，用于对位置异常的牙齿进行视觉伪装。然而，直接的修复程序包括复合树脂直接修复经常是正畸治疗的必要补充，以完成最后更精细的美学效果[21]。

本章描述的案例使用 Filtek Supreme XTE 复合树脂系统（3M ESPE, USA）处理。该材料在树脂加热器（Ease-it, Rønvig, DK）中加热至 50℃，以降低其黏度，从而增加其放置在牙齿表面的物理适应性。Filtek Supreme XTE 的光学性能非常优秀，在大多数患者中，使用红色色调（A）、中度

明度 / 饱和度（2）和复合材料的体部色（B）可以达到所需的颜色和通透性。该复合树脂的体部色具有中等的半透明性，可以比釉质色填充得更厚。这就是当材料厚度增加时，明度相对不变的原因。这是一个非常重要的特性，特别是需要在相邻的牙齿上添加不同厚度的复合树脂时。由于高度透明的釉质色（E）的厚度对修复体整体明度的影响很大，因此作者不常使用。当复合材料半透明色的厚度增加时，修复体明度下降的现象已经在口腔文献中报道[22, 23]。在需要修复整个牙齿厚度（Ⅳ类）的情况下，复合树脂的牙釉质色和牙本质色（不透明版本）非常有用。牙本质色用来形成牙本

质乳头状突起，釉质色用来形成被治疗牙齿切缘的结构（图 4-16）。

专业人员必须了解半透明材料的关键光学特性，即明度随材料厚度的增加而降低[22, 23]。因此，仅仅使用制造商提供的薄牙釉质片来确定牙齿的透明度往往是不够的（图 4-16）。建议制作一个个性化的彩色标签，尝试不同厚度和不同色相的复合树脂，直到找到最优结果。根据作者在讨论的案例中所述，Filtek Supreme XTE 的理想光学结果是在前牙唇面使用中度半透明、中度不透明复合树脂（A2B），而高度半透明复合树脂仅在牙本质乳头状突起之间添加。

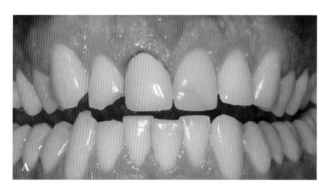
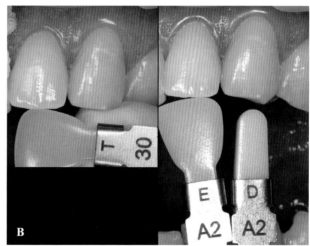
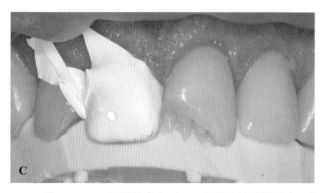
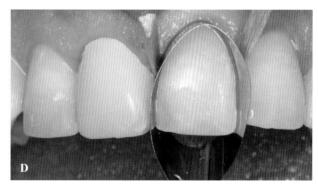

▲ 图 4-16　30 岁男性患者对 #11 牙冠的外观不满意。他还希望给他的侧切牙和另一颗中切牙进行冠修复，这样他的笑容就会显得更和谐

A. 在进行临床评估和讨论了所有可能的治疗结果后，建议采用微创、实用的美学方案修复侧切牙和中切牙（#21 和 #12）。#21 和 #12 采用直接复合树脂修复，#11 使用全瓷冠修复。患者同意了这一方案。B. #22（透明性）和 #23（饱和度）牙齿被用来确定 #21 和 #12 修复体的颜色和透明度，使用制造商提供的比色板（Ivoclar Vivadent）。比色板用于确定牙齿最薄的切缘部分的透明度水平。C. 使用上腭印模背板制作个性化导板，以帮助直接构建Ⅳ类缺损修复体。去除印模的切端部分，防止干扰牙本质乳头状突起的成形过程。用特氟隆胶带与相邻牙齿隔离。使用不透明的牙本质色形成乳头状突起，而釉质色（半透明色）树脂则用于两者之间。D. 完成Ⅳ级修复后，使用 AutoMatrix 带将 #21 牙齿与相邻牙齿隔离，方便对 #21 牙齿进行贴面修复

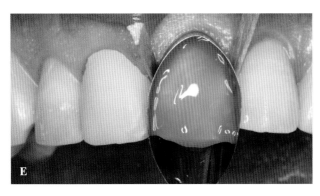
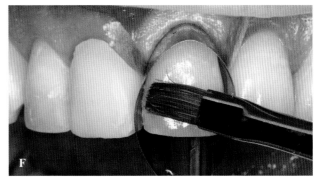
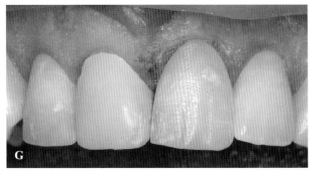
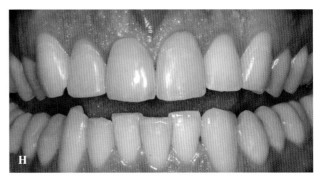

▲ 图 4–16（续）　30 岁男性患者对 #11 牙冠的外观不满意。他还希望给他的侧切牙和另一颗中切牙进行冠修复，这样他的笑容就会显得更和谐

E. AutoMatrix 带就位后，重复粘接过程。F. 酸蚀，冲洗，干燥后涂布粘接剂。G. 直接复合树脂分层固化后，去除多余材料，并使用细金刚砂修整贴面。H. 对 #12 进行贴面修复、抛光并给 #11 戴上的牙冠后，修复牙列的最终外观

　　直接放置美学复合树脂可用于一些牙齿磨耗患者的微创治疗。在只有前牙磨损的情况下，可以通过增加与对颌牙之间的距离来获得必要的修复空间（Dahl 原则）。由于这种良好的现象，在许多患者中可以避免选择性侵袭性牙齿修复 [24-26]。

　　在过去对 1007 名患者的研究中，观察到 22% 的患者有 > 10% 的牙齿表面磨损到不可接受的程度 [27]。因此，作者得出结论，较年轻年龄组（20—30 岁）的过度磨损主要是由于牙齿侵蚀。在这个年龄以上，磨损是由于紧咬牙和咀嚼习惯导致的，范围更广。

　　在严重牙齿磨耗的情况下，可以选择复合树脂，因为它可以黏附在任何牙面上，其形状由特征磨损类型决定。与此相反，口腔科陶瓷是一种脆性材料，需要更多的牙齿预备以建立光滑圆润的表面来提供支持。这使得瓷不适合应用磨损的微创修复，尽管其光学性能极佳。文献里已经详细地描述了这种实用的牙齿磨耗治疗方法，包括复合树脂与牙釉质和牙本质的粘接 [25]。

　　微创直接复合树脂修复法的一个缺点是修复体长期存留和美学的不确定性，这将取决于患者的饮食、吸烟习惯、口腔卫生和咀嚼习惯。因此，使用复合树脂进行处理不能视为最终结果。口腔医生需要在随后的几年中对患者进行检查和随访，持续进行非手术预防维护、口腔卫生宣教，并定期抛光或修整 / 修补任何破坏或磨损的修复体表面。然而，复合树脂的可修复性和治疗的可逆性是其有利的方面。此外，修复体还可以根据需要进行多次简单的调整，并且有相对便利、即时、可预测的结果，因此被认为是理想的修复选择 [25]。

概 要

- 由于良好的附着力和自然的光学特性，复合树脂可直接在口腔内构建外观自然的修复体。因此，可以避免或推迟一些侵入性更强、更昂贵的间接修复技术
- 现代复合树脂的处理性能可以直接塑形和重新再塑形，以模仿美学微笑。不希望进行有创操作或长期正畸治疗的患者可以通过这种方法成功地进行治疗
- 复合树脂的牙齿构建是一个可逆的、不断优化的动态过程。因此也不排除其他手术技术。如果考虑患者的年龄或经济状况，在计划种植手术或更有创的固定修复之前，用复合树脂可以成为一个很好的替代品

常见问题解答

Q：复合树脂修复体在我牙齿上的固位效果如何？当我用力咀嚼时，它们会脱落吗？

A：如果使用得当，现代复合材料对牙釉质和牙本质的粘接效果非常好。只有过大的咬合力才会导致复合材料的折裂。口腔医生有责任建立正确的咬合和发音，但患者有责任避免过度用力，如咬指甲、撕胶带等。

Q：这些修复的外观会随着时间的推移而改变吗？需要多长时间才能更换新的修复体？

A：复合树脂会随着时间的推移而磨损和染色，具体取决于材料类型和患者的习惯。当选择合适的复合树脂并对患者进行全面指导时，根据作者的经验，美学效果可以保持长达 10 年或更长时间。

Q：如果我决定去除复合树脂物，进行瓷修复或接受正畸治疗，这是否仍然可行？

A：如有必要，复合树脂可以很容易地从牙齿表面去除，留下健康的牙体组织。牙齿表面仍然适合与瓷、新型复合树脂和正畸托槽粘接。

拓展阅读

[1] Burke FJT, Kelleher GDM, Wilson N, Bishop K. Introducing the concept of pragmatic esthetics, with special reference to the treatment of tooth wear. J Esthet Restor Dent 2011;23(5): 277–93.
This article shows that resin composite restorations, bonded using a three-step bonding procedure, provide reliable restorations for worn teeth. The esthetic result might not conform to the highest principles of dental esthetics, but represents an effective way of protecting teeth from further tooth surface loss while improving patient-perceived esthetics.

[2] Gresnigt MM, Kalk W, Özcan M. Randomized controlled split-mouth clinical trial of direct laminate veneers with two micro-hybrid resin composites. J Dent 2012;40(9):766–75.
In this article different micro-hybrid composite materials were used to test the survival rate on intact teeth and on teeth with existing restorations. After sandblasting with Co Jet (3M ESPE) there was no significant difference between the two groups.

[3] Rosa M, Zachrisson BU. Integrating space closure and esthetic dentistry in patients with missing maxillary lateral incisors: further improvements. J Clin Orthod 2007;61(9):563–73.
This article describes how one can further improve clinical esthetic results, using orthodontic space closure along with cosmetic finishing using composite materials in patients with missing incisors.

推荐阅读

[1] Dozic A. Capturing Tooth Color. Electronic Tooth Color Measurement. Thesis, ACTA Dental School, Amsterdam University; 2005.

In order to select the appropriate colour of the resin composite, it can be valuable to measure the colour spectrum of the teeth.

[2] Goldstein CE, Goldstein RE, Garber DA. Imaging in Esthetic Dentistry. Improving Visualization in your Practice. Chicago: Quintessence Publishing; 1998. p. 7–18.

Standardized digital imaging can be used as an effective visualization tool in dentistry.

[3] Kloet de H. Esthetische Tandheelkunde met Facings van Composiet Materiaal. Acta Qual Pract 2006;1(5):26–37.

The patient's expectations should be managed at a safe and realistic level using grades to describe the appearance of the smile before and after actual treatment.

[4] Kois DE, Schmidt KK, Raigrodski AJ. Esthetic templates for complex restorative cases: rationale and management. J Esthet Restor Dent 2008;20:239–50.

Resin composite mock-ups are an excellent method for trying out the shape of the new restorations directly in the mouth.

[5] Talarico G, Morgante E. Psychology of dental esthetics: dental creation and the harmony of the whole. Eur J Esthet Dent 2006;(4):302–12.

Proper care planning is essential for patient satisfaction of the esthetic outcome.

[6] Villarroel M, Fahl N, De Sousa AM, De Oliveira OB. Direct esthetic restorations based on translucency and opacity of composite resins. J Esthet Restor Dent 2011;23:73–88.

Resin composite itself can be used to determine the appearance of planned restorations.

参考文献

[1] Maio G. Being a physician means more than satisfying patient demands: an ethical review of esthetic treatment in dentistry. Eur J Esthet Dent 2007;2(2):147–51.

[2] Talarico G, Morgante E. Psychology of dental esthetics: dental creation and the harmony of the whole. Eur J Esthet Dent 2006;1(4):302–12.

[3] Kloet de H. Esthetische Tandheelkunde met Facings van Composiet Materiaal. Acta Qual Pract 2006;1(5):26–37.

[4] Bengel W. Mastering Digital Dental Photography. Reproducible Conditions. London: Quintessence Publishing Co; 2006. p. 110–15.

[5] Goldstein RE, Garber DA. Improving aesthetic dentistry through high technology. J Californian Dent Assoc 1994;22(9):23–9.

[6] Goldstein CE, Goldstein RE, Garber DA. Imaging in Esthetic Dentistry. Improving visualization in your practice. Chicago: Quintessence Publishing; 1998. p. 7–18.

[7] Dozic A, de Kloet de H. Improving aesthetics in a narrow jaw with composite, Part I. Dent Today 2011;30(6):108–11.

[8] Dozic A, de Kloet H. Improving aesthetics in a narrow jaw with composite, Part II. Dent Today 2011;30(7):118–22.

[9] Kois DE, Schmidt KK, Raigrodski AJ. Esthetic templates for complex restorative cases: rationale and management. J Esthet Restor Dent 2008;20:239–50.

[10] Roeters J, Kloet de H. Handboek Esthetische Tandheelkunde. Nijmegen: STI; 1998. p. 14–18.

[11] Dozic A. Capturing Tooth Color. Electronic Tooth Color Measurement. Thesis, ACTA Dental School, Amsterdam University, Amsterdam; 2005. p. 23–33.

[12] Chu SJ, Trushkowsky RD, Paravina RD. Dental color matching instruments and systems. Review of clinical and research aspects. J Dent 2010;38(2):2–16.

[13] Baratieri LN, Araujo E, Monteiro S Jr. Color in natural teeth and direct resin composite restorations: essential aspects. Eur J Esthet Dent 2007;2(2):172–86.

[14] Magne P, So WS. Optical integration of interproximal restorations using the natural layering concept. Quintessence Int (Berl) 2008;39(8):633–43.

[15] Dietschi D. Optimizing smile composition and esthetics with resin composites and other conservative esthetic procedures. Eur J Esthet Dent 2008;3(1):274–89.

[16] Vanini L, Mangani F, Klimovskaia O. Conservative

Restoration of Anterior Teeth, Part I. Viterbo Italy: ACME English edition; 2005.

[17] Villarroel M, Fahl N, De Sousa AM, De Oliveira OB. Direct esthetic restorations based on translucency and opacity of composite resins. J Esthet Restor Dent 2011;23:73–88.

[18] Pizzo G, Licata ME, Guiglia R, Giuliana G. Root resorption and orthodontic treatment. Review of the literature. Minerva Stomatol 2007;56(1–2):31–44.

[19] Brezniak N, Wasserstein A. Orthodontically induced inflammatory root resorption. Review of the literature. Angle Orthod 2002;72(2):175–84.

[20] Ardu S, Castioni NV, Banbachir N, Krejci I. Minimally invasive treatment of white spot enamel lesions. Quintessence Int (Berl) 2007;38(8):633–6.

[21] Rosa M, Zachrisson BU. Integrating space closure and esthetic dentistry in patients with missing maxillary lateral incisors: further improvements. J Clin Orthod 2007;61(9):563–73.

[22] Schmeling M, Meyer-Filho A, Andrada MAC, Baratieri LN. Chromatic influence of value resin composites. Oper Dent 2012;35(1):44–9.

[23] Schmeling M, Andrada MAC, Maia HP, Araujo EM. Translucency of value resin composites used to replace enamel in stratified composite restoration techniques. J Esthet Restor Dent 2012;24(1):53–8.

[24] Reis A, Higashi C, Loguercio AD. Re-anatomization of anterior eroded teeth by stratification with direct composite resin. J Esthet Restor Dent 2009;21:304–17.

[25] Burke FJT, Kelleher GDM, Wilson N, Bishop K. Introducing the concept of pragmatic esthetics, with special reference to the treatment of tooth wear. J Esthet Restor Dent 2011;23(5): 277–93.

[26] Mizrahi B. The Dahl principle: creating space and improving the bio-mechanical prognosis for anterior crowns. Quintessence Int (Berl) 2006;37:245–51.

[27] Smith BGN, Robb ND. The prevalence of tooth wear in 1007 dental patients. J Oral Rehabil 1996;23:232–9.

第5章 直接美学修复：临床病例
Direct Esthetics: Clinical Cases

H. DE KLOET   A. DOZIC   著

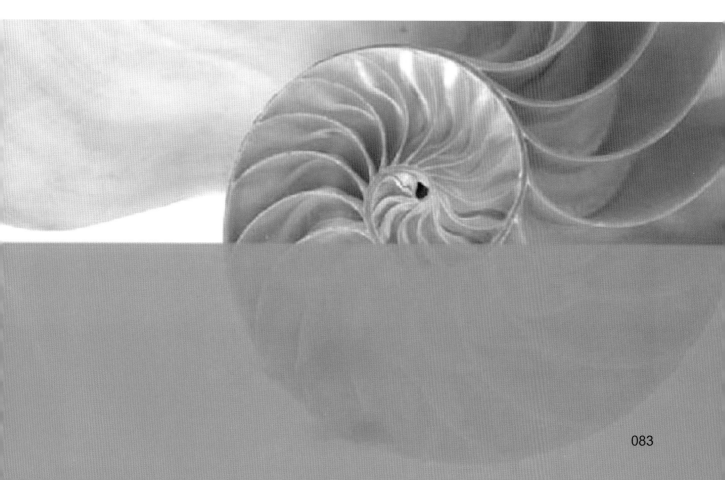

一、概述

在本章中，通过 4 个临床病例来阐述第 4 章中所讨论的微创牙科技术操作原则。在每一个病例中，4 名患者和医生的沟通及互动，对医生管理患者的治疗期望及疗效预期起到至关重要的作用。本章展示的患者所涉及的临床操作技术虽然需要较高的医疗水平和临床操作技巧，但这些可以通过学习途径（如实操训练及参加研究生课程等）进行提升。

二、临床病例 5-1（图 5-1 至图 5-23）

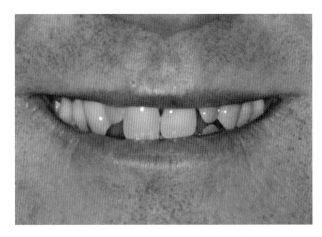

▲ 图 5-1　患者男性，43 岁，主诉笑容欠佳，上前牙排列不齐，导致自己平时不愿意在公共场合露出笑容

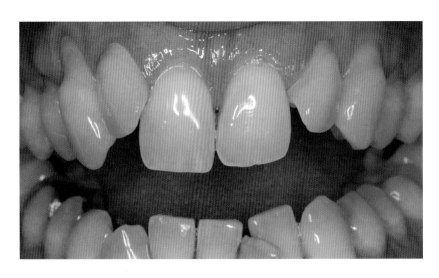

◀ 图 5-2　在对患者进行全面评估后，为患者解释医生制订临床治疗计划的过程及治疗预后，很明显，复合树脂直接修复足以满足患者的需求和期望。在这个治疗方案中，医生需要去除少量的牙体组织，为复合树脂修复体提供足够的空间，否则将影响术后理想的美学效果

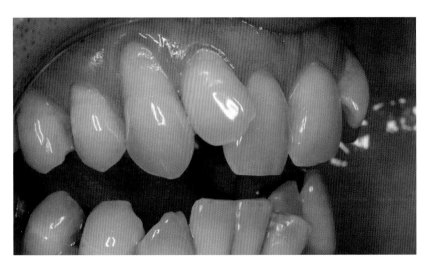

◀ 图 5-3　该病例为安氏 Ⅱ 类 2 分类，较为唇倾的侧切牙的近中唇面需要进行调磨。临床在可能的情况下，与调磨唇倾牙齿相比，在较为腭（舌）倾的邻牙上进行树脂堆塑的方式是更好的办法。但在某些情况下，为了获得理想的美学效果，选择性地对牙齿进行少量调磨是不可避免的

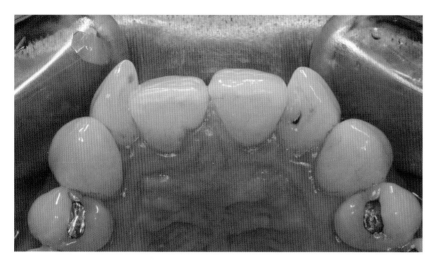

◀ 图 5-4　咬合面照片能清楚地显示出在上颌中切牙区存在牙弓长度的差异 [腭（舌）倾的上颌中切牙及唇倾的侧切牙]

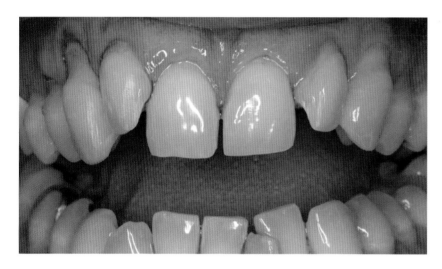

◀ 图 5-5　在最大限度保留牙釉质的前提下，对侧切牙进行选择性调磨，在调磨过程中不进行局部麻醉，观察患者的感觉变化，以区分是否完全在牙釉质内调磨，还是已经调磨至牙本质出现牙本质暴露的情况

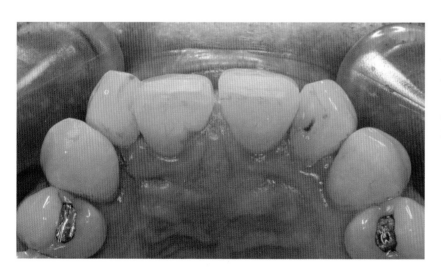

◀ 图 5-6　如现有的修复体有较好的修复效果，可以适当保留，并在树脂直接修复前进行打磨处理[1, 2]。但是对于不良修复体应进行拆除，对于龋损应进行微创去腐。在这一阶段，应暂时保留牙颈部存在的不良修复体，以利于橡皮障的放置及隔湿

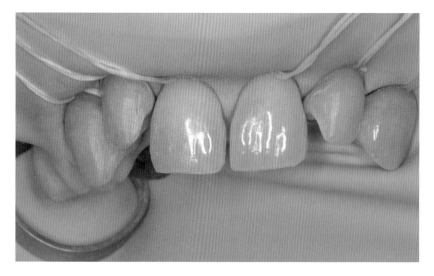

◀ 图 5-7　为了更好地显露术区，对术区进行隔湿，本阶段需要使用橡皮障。为了充分显露术区，并提供良好的粘接效果，保证术区不被出血、唾液等污染，牙体预后可以通过排龈充分显露预备体边缘。在橡皮障隔离的前提下，酸蚀和粘接操作可以更好地处理预备体粘接面，并且很好地保护了黏膜、牙龈不被酸蚀、粘接步骤所需的化学制剂所损伤。为了获得清洁表面，在粘接前使用氧化铝（27μm 氧化铝）对粘接表面进行气磨

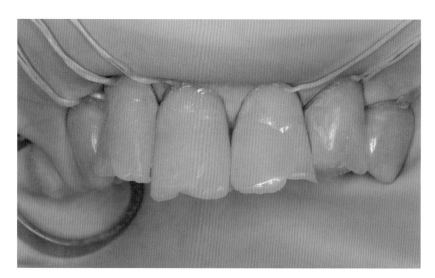

◀ 图 5-8　将橡皮障夹在术区远中位置的前磨牙或磨牙，形成一个利于负压吸引的区域，牙齿表面（牙釉质或牙本质）可用全酸蚀或自酸蚀粘接系统进行处理，严格遵守所使用的粘接系统的临床要求进行操作

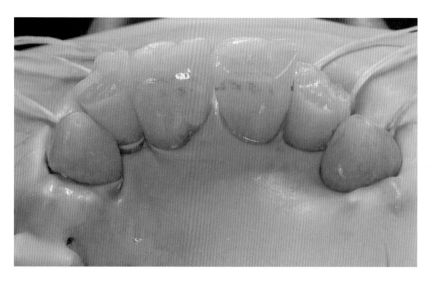

◀ 图 5-9　配合透明成型片（Directa，瑞典品牌），使用高强度复合树脂重现前牙腭（舌）侧、切端及邻面的牙体组织。关闭间隙、缩小黑三角并确定切牙切端位置。为了更容易地去除多余的树脂充填材料，在进行牙体堆塑时，可将多余的树脂向切端堆塑。特别需要注意，避免在牙颈部形成悬突。可以制作腭（舌）侧背板来较好地进行腭（舌）侧形态的构建。有时，橡皮障会影响硅胶腭（舌）侧背板的就位，因此临床上要对硅胶背板是否完全就位进行检查

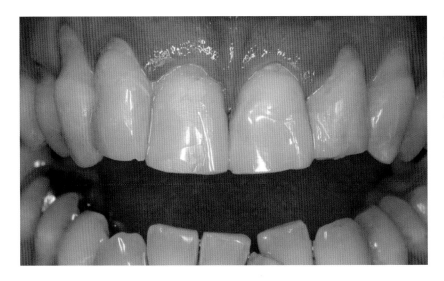

◀ 图 5-10　一旦构建好了修复体的基本框架，修复体的切断位置及唇面形态等外形轮廓就可以被调整到适当的位置。轮廓调整这一步可以在拆除橡皮障后进行

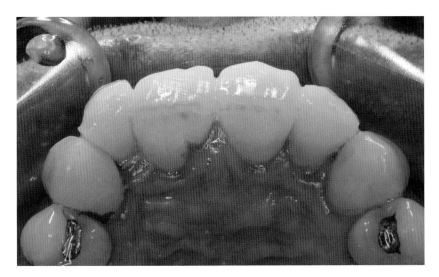

◀ 图 5-11　最后进行咬合关系的调整，对于牙体颈部存在的旧修复体及龈方的窝洞充填形态在这一步可以进行修整

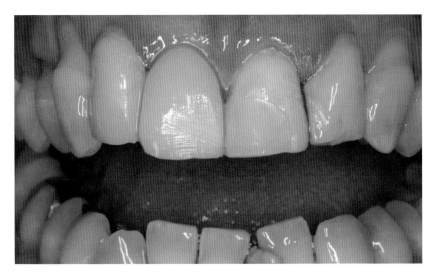

◀ 图 5-12　复合树脂直接贴面修复体，在修复体部分覆盖唇面的情况下，可进行自由手堆塑。但当修复体延伸至龈下时，需要成型片辅助隔离术区，以避免粘接区域受到污染

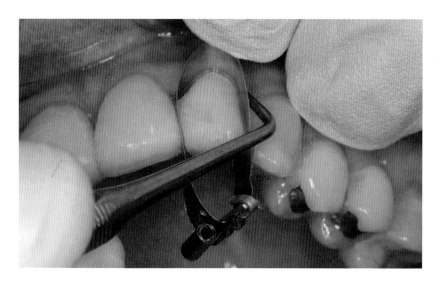

◀ 图5-13　可以选择透明成型片（Contour-Strip，Ivoclar Vivadent）或金属成型片（AutoMatrix，Dentsply），可以随牙齿颈部的外形轮廓进行弯制成型。成型片应非常小心地进行就位或使用精细的塑料器械辅助进行就位，以免损伤牙龈组织

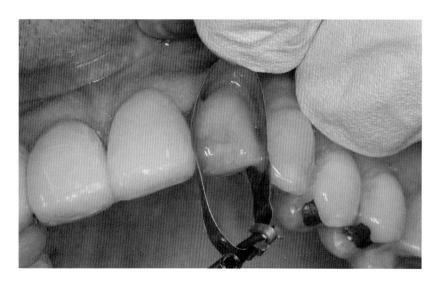

◀ 图5-14　成型片可以用楔子及树脂进行辅助支撑固位，在成型片内，进行完整的粘接程序，在这个病例中使用了三步法：酸蚀、冲洗、粘接流程（第1代，第4代粘接剂）

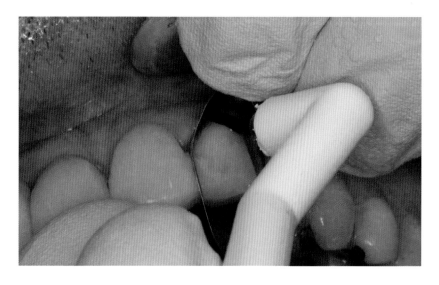

◀ 图5-15　预处理剂和树脂涂布于粘接面并进行固化，在切端区域可提供灰染，切端提供半透明效果，并用釉质树脂对染色效果进行覆盖，形成半透明的内染色效果

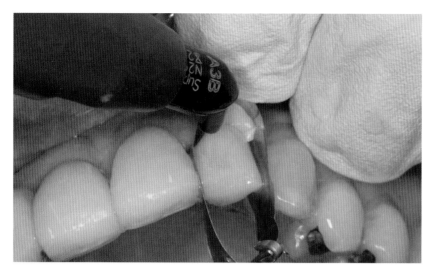

◀ 图 5-16 选择不同流动性的树脂缓慢注射，注意不要使成型片发生移位。高黏度的复合树脂可以通过加热（如 **Ease-it composite heater，Rønvig**）来提高流动性，减小成型片移位的风险。选择流动性较好的复合树脂，可以更好地适应牙体组织的形态，并有效地防止注射过程中产生气泡

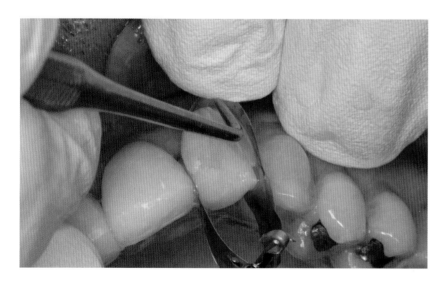

◀ 图 5-17 将复合树脂充填于牙面和成型片与牙面之间的间隙中，在对牙面与成型片之间细小间隙进行操作时，需要使用表面清洁的金属工具进行充填

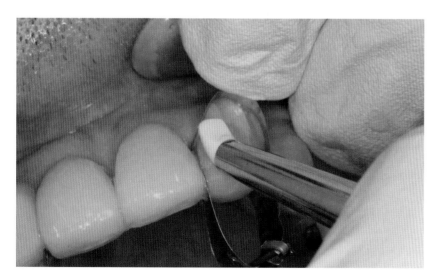

◀ 图 5-18 最终可使用含有硅胶工作尖的充填器（**TPEN2，Micerium**）。在牙颈部使用高饱和度不透明的树脂进行充填并固化。在牙齿中 1/3 使用较高明度树脂，使牙齿从颈部到切端饱和度逐渐减低至形成半透明的效果。将不同颜色的树脂通过叠瓦式分层堆塑的方式进行充填，形成自然的颜色过渡效果[3, 4]

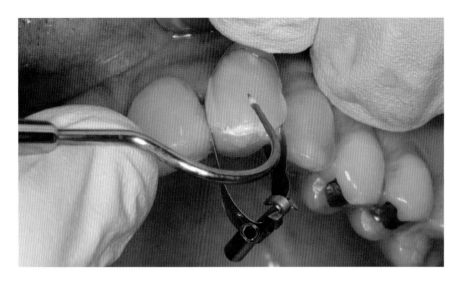

◀ 图 5-19　可用白色、棕色、赭石色等特殊颜色材料进行染色，以创造白垩斑、隐裂等特殊效果

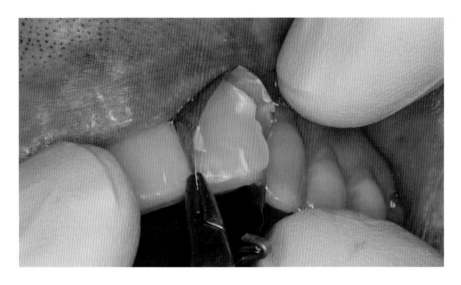

◀ 图 5-20　待树脂固化后，将成型片取出，此时修复体的粗略形态已经完成堆塑，形成树脂贴面直接修复体的雏形

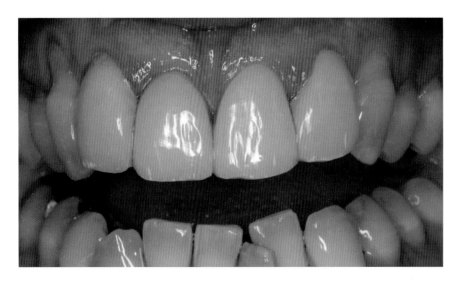

◀ 图 5-21　最后，使用细颗粒精钢砂车针进行表面纹理和切缘形态修整，使用 Sofl-Lex（3M ESPE）和 Politip-P green polishers（lvoclar Vivadent）进行抛光，并对患者进行口腔卫生宣教[5]

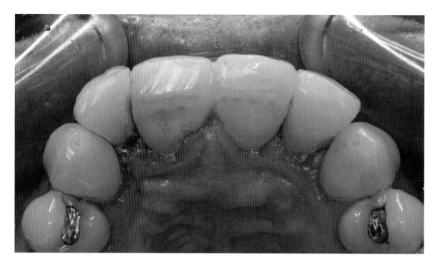

◀ 图 5-22 骀面照片显示了该患者最大限度地利用了前牙的修复空间，在前牙区形成了光滑又连续的牙弓形态

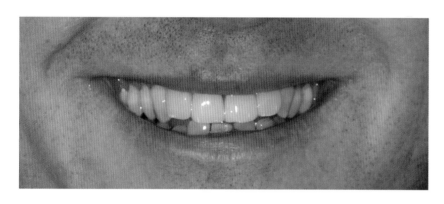

◀ 图 5-23 患者对治疗后的美学效果十分满意，社交障碍的问题也得到了很好的解决。建议患者2～3个月后进行复诊，评估患者的口腔卫生状况、牙龈情况、修复体情况，检查是否需要对修复体的形态进行进一步的调整，并且完成抛光

三、临床病例 5-2（图 5-24 至图 5-53）

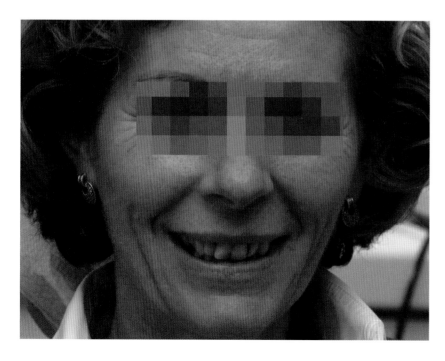

◀ 图 5-24 患者女性，56 岁，行牙周手术后 2 年，自觉上颌前牙的不美观

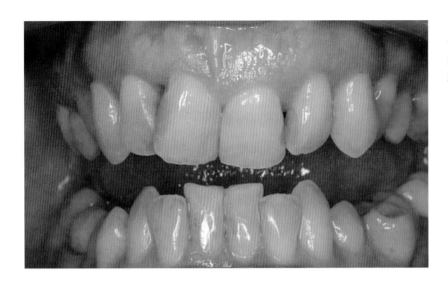

◀ 图 5-25　患者自觉牙龈形态不佳，旧修复体颜色有待改善，上颌中切牙存在拥挤和扭转

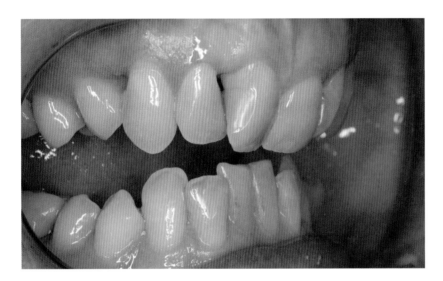

◀ 图 5-26　上前牙侧面观显示上颌中切牙腭（舌）倾并扭转

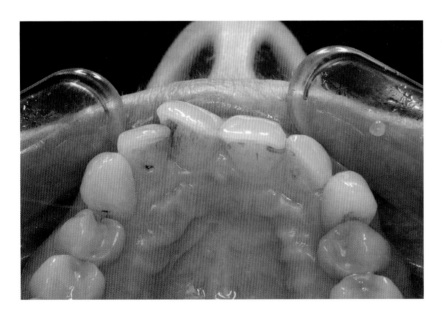

◀ 图 5-27　𬌗面相显示，上颌存在牙弓长度的不调

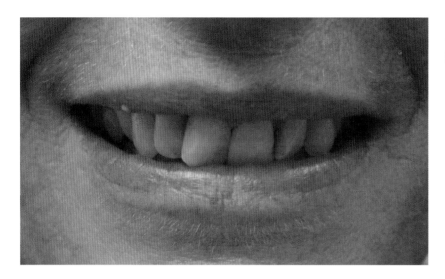

◀ 图 5-28　自然光照片显示患者微笑时自然光投照造成的阴影效果

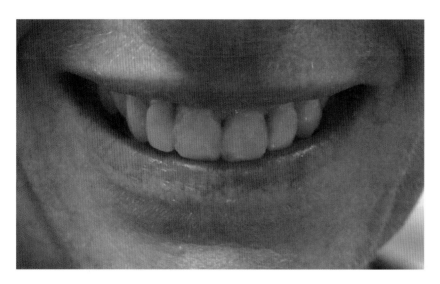

◀ 图 5-29　在口内直接堆塑诊断饰面，对修复体的形态、厚度、颜色进行评估，患者可以直接感受到术后牙齿的改变

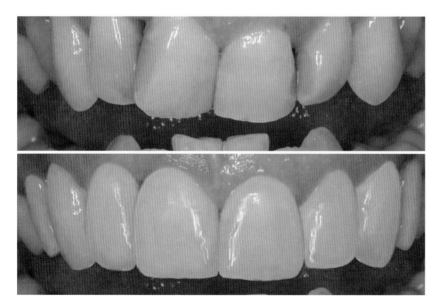

◀ 图 5-30　对口内照片进行后期处理，对术后效果能否满足患者期望值进行沟通。同时，医患双方根据前后对比照片对不同治疗方案的风险、预后进行沟通交流

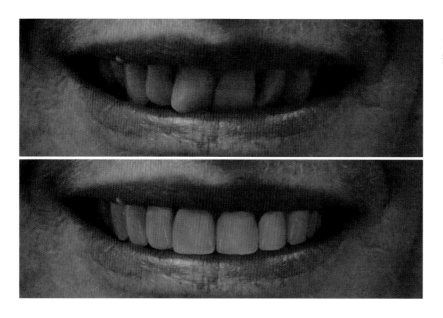

◀ 图 5-31　使用自然光对照片进行处理，显示自然光投照下牙齿阴影的变化

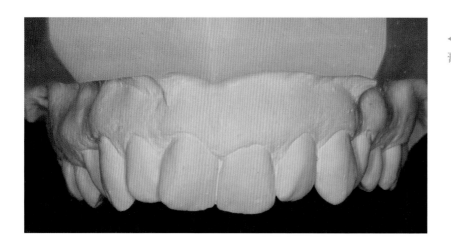

◀ 图 5-32　医生决定在这个患者的石膏模型上用复合树脂进行堆塑模拟

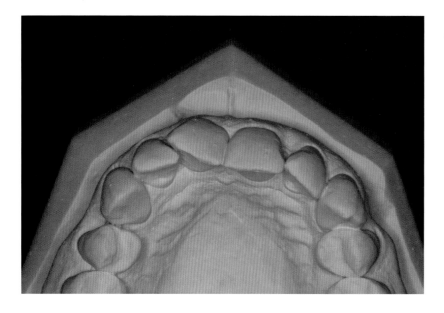

◀ 图 5-33　原始模型的𬌗面像

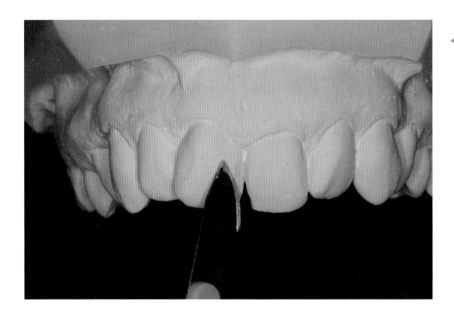

◀ 图 5-34　对模型进行预备

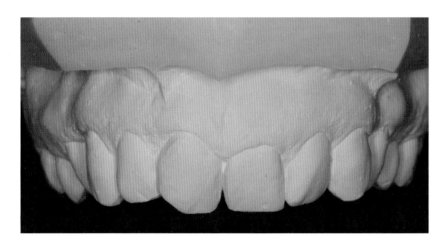

◀ 图 5-35　在进行树脂诊断蜡型的堆塑前，对模型进行预备后的石膏模型正面观

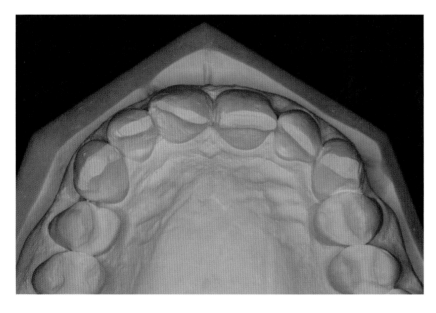

◀ 图 5-36　从𬌗面角度观察模型，可以清晰辨认出需要进行牙体预备的位置

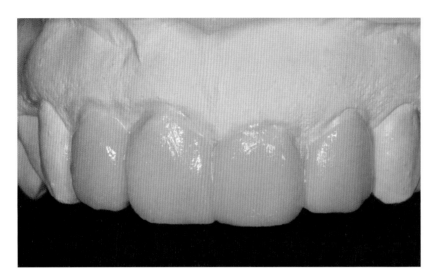

◀ 图 5-37　使用低黏度复合树脂制作诊断蜡型

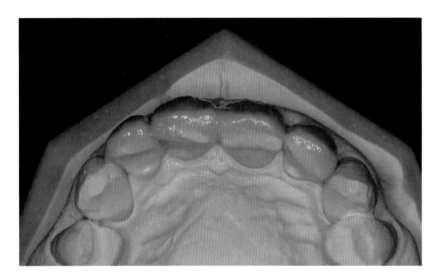

◀ 图 5-38　从𬌗面角度观察模型，可见诊断蜡型制作完成后前牙唇面的新位置

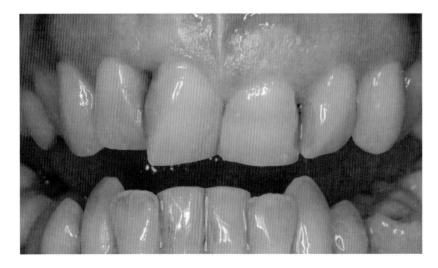

◀ 图 5-39　在石膏模型指导下进行微创牙体预备（图 5-35 和图 5-36）

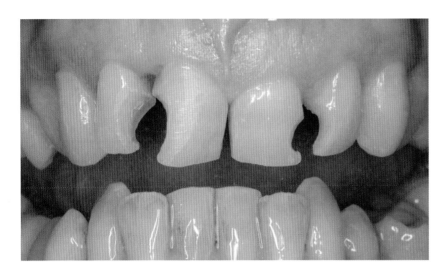

◀ 图 5-40　去除不良修复体，并检查是否存在继发龋

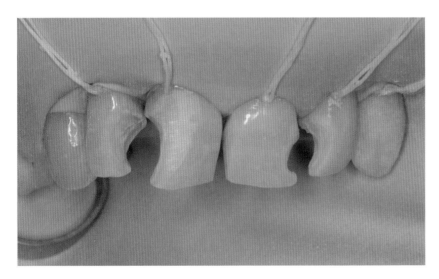

◀ 图 5-41　通过牙线结扎辅助进行橡皮障隔离操作，确保术区的隔湿效果，并且可以清楚地显露牙颈部的术区

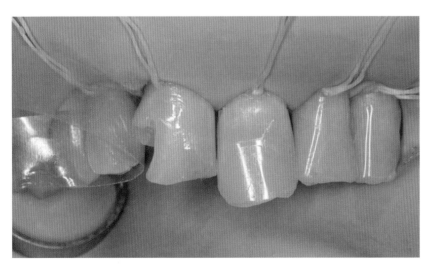

◀ 图 5-42　近中、远中及切端的牙体修复配合透明成型片（Directa），并使用酸蚀、冲洗、粘接三步法粘接系统进行复合树脂堆塑

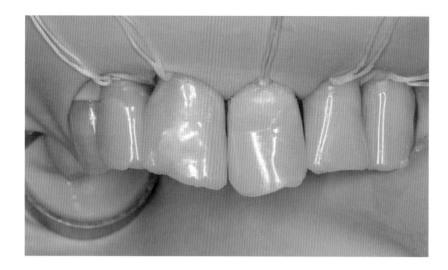

◀ 图 5-43　修复体堆塑基本完成，准备进行塑形

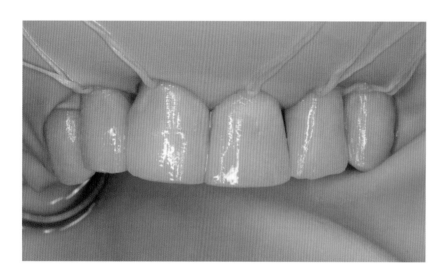

◀ 图 5-44　用细颗粒金刚砂车针进行修复体表面的塑形，建立唇面外形轮廓的基本形态

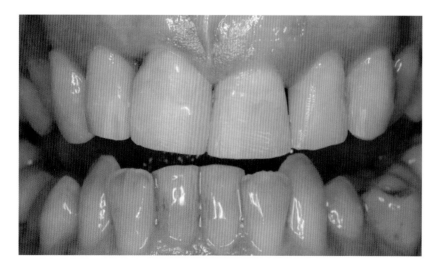

◀ 图 5-45　拆除橡皮障后，检查患者咬合情况，确定切牙长度和切端位置

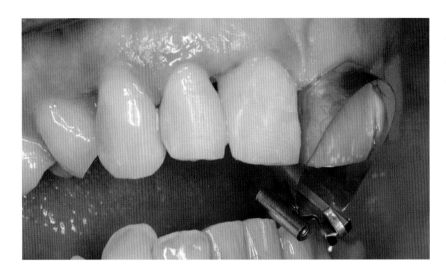

◀ 图 5-46 像前述患者所示，通过使用 AutoMatrix MR（Dentsply）金属成型片，进行修复体表面的复合树脂堆塑

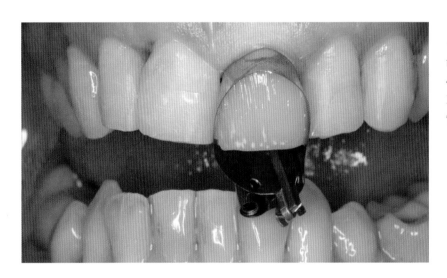

◀ 图 5-47 为了获得一个较理想的穿龈轮廓形态，AutoMatrix 在牙颈部以 45° 伸入龈下。通过染色树脂（Kolor + Plus，Kerr）进行白垩斑、隐裂等特征性染色

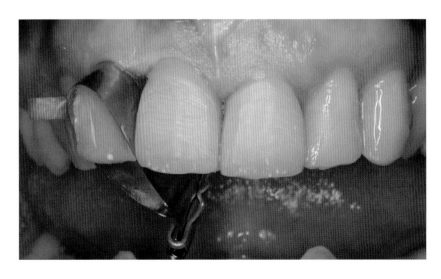

◀ 图 5-48 对 4 颗上颌切牙以上述办法进行复合树脂贴面直接修复

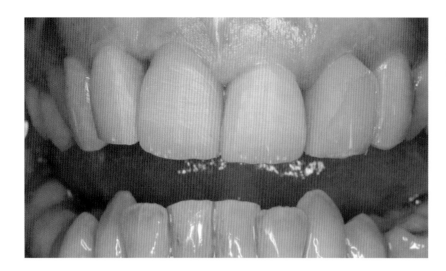

◀ 图 5-49　拆除 #22 牙上的 AutoMatrix 成型片，并对 #22 牙位的牙体形态进行修整

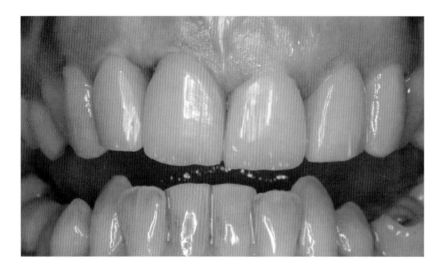

◀ 图 5-50　所有牙齿均采用细颗粒金刚砂车针和硅橡胶抛光杯进行抛光 Politip-P green cups（IvoclarVivadent）

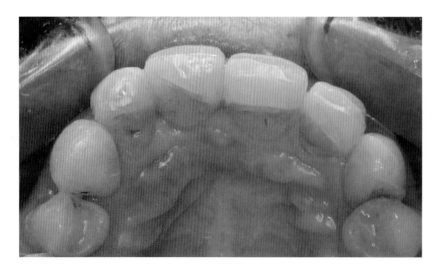

◀ 图 5-51　咬合面观，清楚地显示了在切端进行堆塑的树脂量

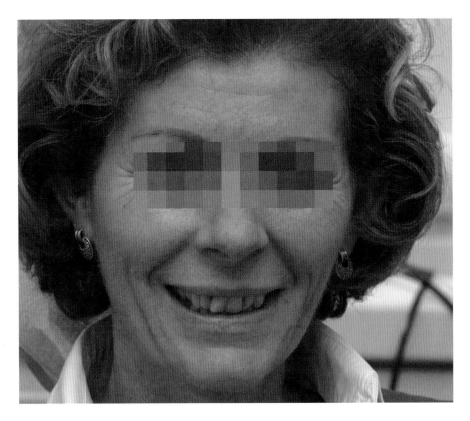

◀ 图 5–52 术前患者微笑相（闪光灯进行补光）

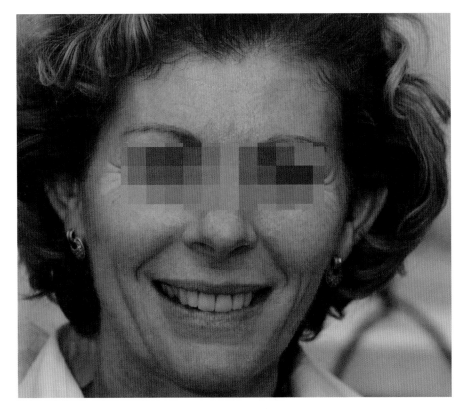

◀ 图 5–53 复合树脂直接修复并修型抛光后患者的微笑像

四、临床病例 5-3（图 5-54 至图 5-67）

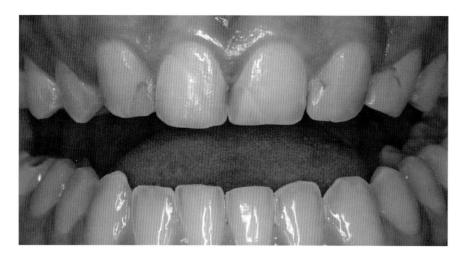

◀ 图 5-54　患者女性，18 岁，口内正面照显示双侧侧切牙缺失。5 年前行正畸治疗（关闭散在间隙），并通过对 #11、#21、#13、#23、#14、#24 通过树脂修复进行侧切牙缺失的掩饰性治疗

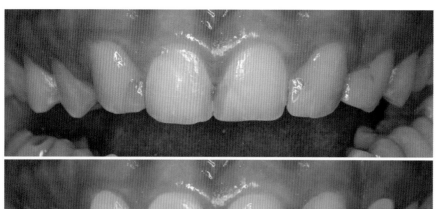

◀ 图 5-55　通过 Paint Shop Pro 图像处理软件（Corel），为患者展示治疗目标效果，使患者可以更直观地看到治疗后牙齿的变化，并可以与医生进行可视化的沟通、反馈

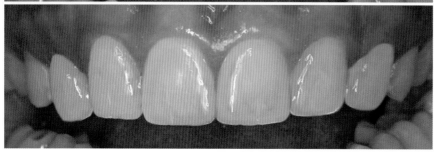

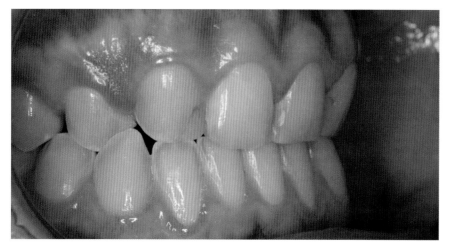

◀ 图 5-56　侧面咬合照显示，#14 和 #43 锁𬌗，上下前牙过度腭（舌）倾

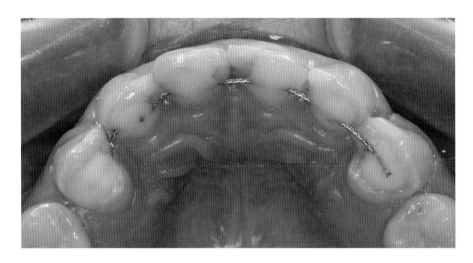

◀ 图 5-57 在治疗开始前需拆除上颌腭（舌）侧固定保持丝

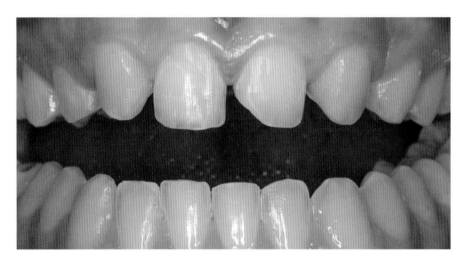

◀ 图 5-58 去除上前牙区的树脂修复体后，发现上颌中切牙与尖牙所形成的笑线过于平坦，需将尖牙唇面进行改型，使尖牙的形态与侧切牙更为接近

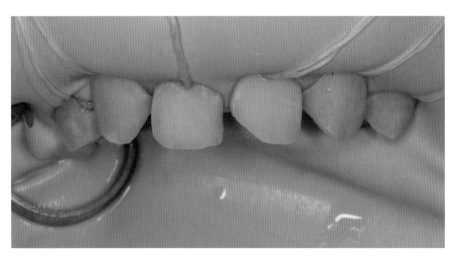

◀ 图 5-59 如前述患者所示上橡皮障，为了获得理想的粘接效果，需要对牙齿表面进行氧化铝喷砂，以彻底去除牙齿表面残留的陈旧树脂

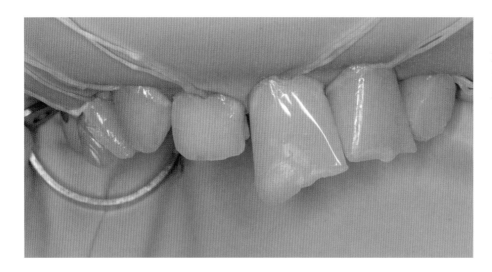

◀ 图 5-60　使用透明成型片 **Directa Clear Matrix** 辅助构建复合树脂修复体的近远中及切端框架，在操作时需特别注意中线的位置

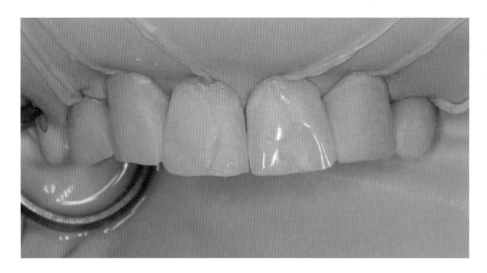

◀ 图 5-61　在去除多余的数值之后，确定上前牙新的切端位置

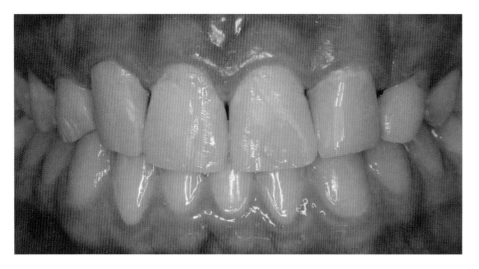

◀ 图 5-62　正面咬合照显示，图 5-56 所示的锁𬌗已经解除

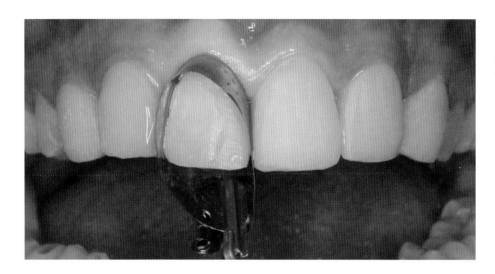

◀ 图 5-63 通过使用金属成型片 AutoMatrix NR，重建上前牙唇面形态

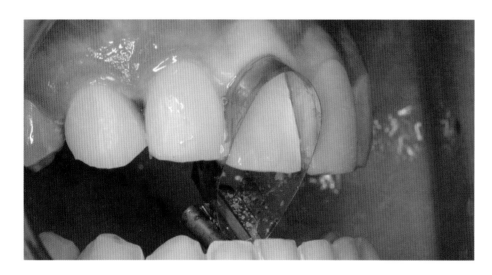

◀ 图 5-64 使用高明度树脂对切牙唇面线角的形态进行恢复，以增加腭（舌）倾切牙的唇面凸度

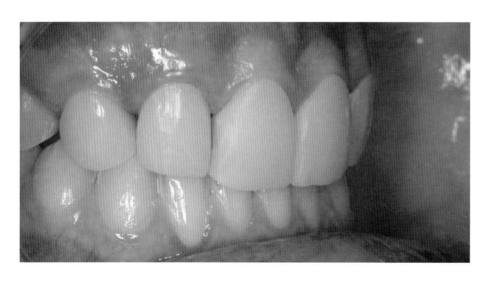

◀ 图 5-65 对前牙进行形态修整后，可以清楚地看到上颌前牙轮廓自然，上前牙的转矩也较治疗之前得到了明显改善

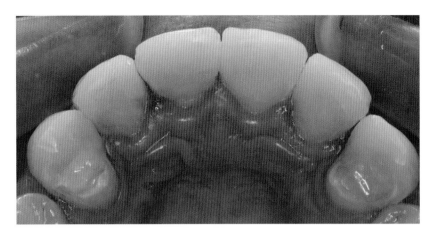

◀ 图 5-66　咬合面照显示，在对尖牙成功进行侧切牙化的改型后，中切牙显示出较尖牙更宽的近远中径

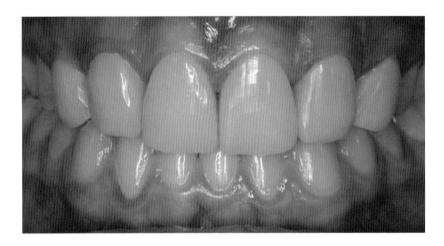

◀ 图 5-67　在治疗后，对修复体进行抛光，要对唇面的纹理及形态给予足够的重视，特别是前牙的近远中、牙颈部及切端的线角形态的表达，以获得更接近天然牙的修复体形态

五、临床病例 5-4（图 5-68 至图 5-89）

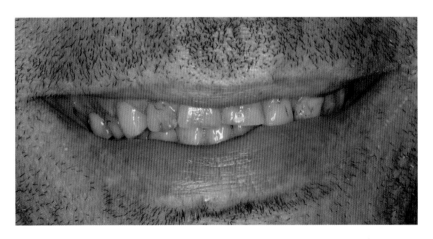

◀ 图 5-68　患者男性，37 岁，微笑时唇部紧绷，不敢过多地显露自己的上颌前牙

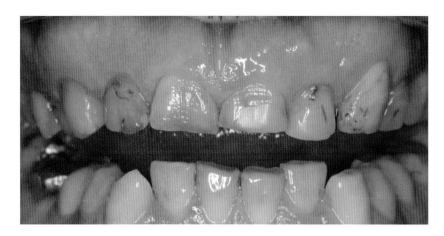

◀ 图 5-69 患者上颌前牙磨损严重，修复体变色

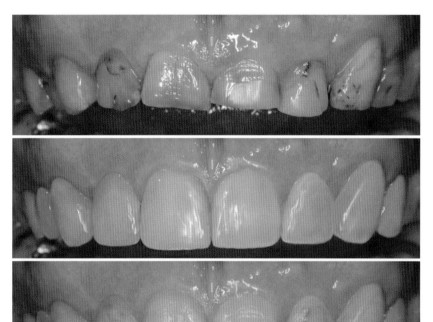

◀ 图 5-70 使用 Paint Shop Pro 软件（Jasc）对初始口内照片进行处理，对使用复合树脂微创修复术后进行可视化模拟，并且通过软件的特殊处理，对牙齿切端所需的延长量进行术前评估。术前可视化模拟有助于相关者清楚地传达治疗方案、治疗风险及治疗的预期效果

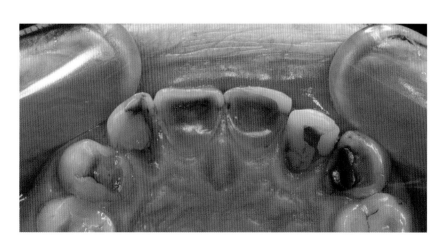

◀ 图 5-71 术前咬合面照片显示前牙腭（舌）侧深达牙本质的严重磨损，随着时间的推移，磨损区域已被染色

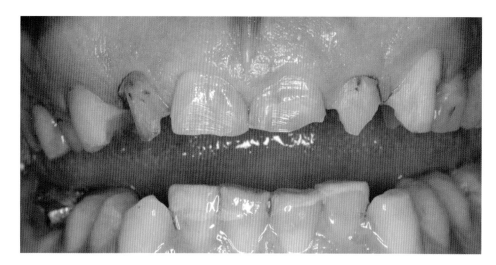

◀ 图 5-72　去除陈旧复合树脂修复体后的口内正面照片

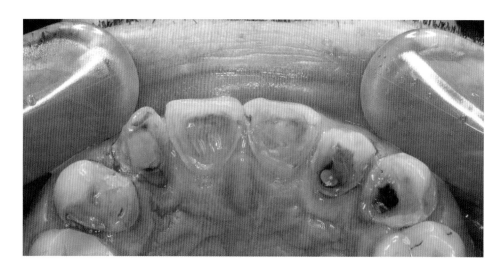

◀ 图 5-73　咬合面照片显示，为提供足够的复合树脂修复间隙，对牙体组织进行微创牙体预备

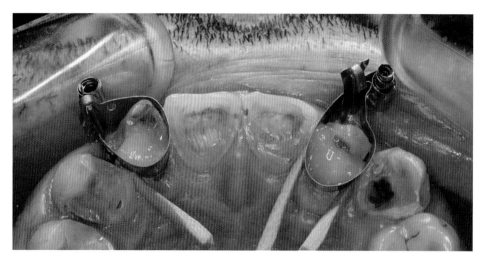

◀ 图 5-74　第一步，使用前面病例描述的自由手直接修复技术，重建 #12、#22 腭（舌）侧牙体形态，也可在石膏模型上制作诊断蜡型，使用腭（舌）侧背板对修复体腭（舌）侧形态及位置辅助进行重建及定位

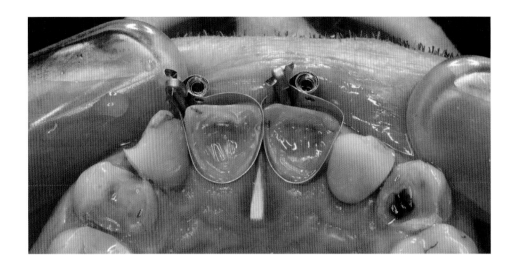

◀ 图 5-75　2 个侧切牙腭（舌）侧重建后，使用金属成型片 AutoMatrix NR 对中切牙腭（舌）侧牙体组织进行重建

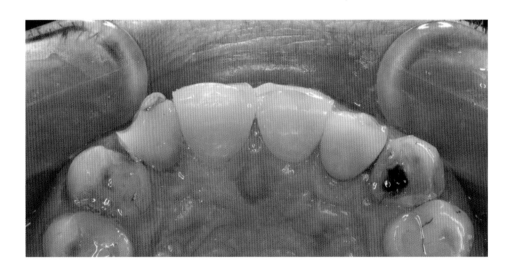

◀ 图 5-76　优先进行腭（舌）侧牙体组织重建的原因，是腭（舌）侧牙体组织重建后，利于橡皮障的就位，为后续操作提供良好的术区隔离，并可优先确定前牙咬合止点

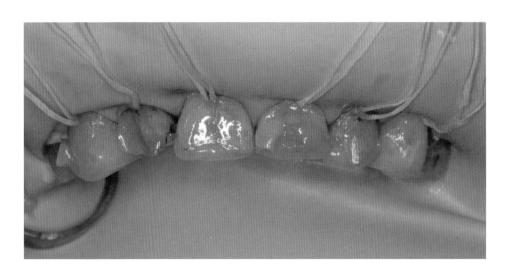

◀ 图 5-77　通过牙线结扎辅助橡皮障就位，可以为邻牙及软组织提供保护，以防受喷砂、酸蚀剂、粘接剂的影响

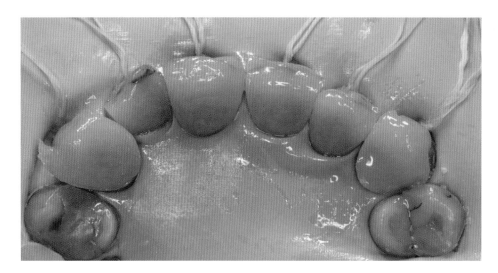

◀ 图5-78　通过自由手对尖牙腭（舌）侧牙体组织进行直接修复，并对尖牙牙体组织进行延长

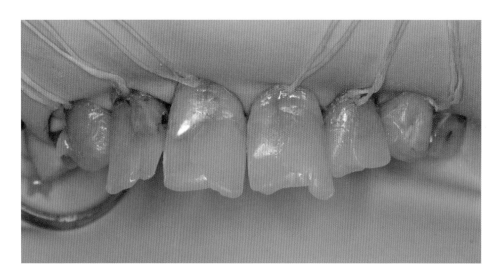

◀ 图5-79　第二步确定牙齿的比例、大小及中线位置

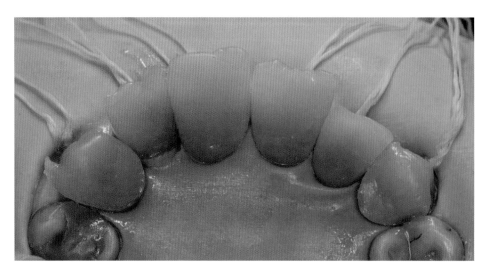

◀ 图5-80　从咬合面角度观察前牙腭（舌）侧修复体与切端修复体对接处的情况，由于腭（舌）侧修复体表面存在氧阻聚层，可以实现与切端及唇侧的新鲜树脂直接修复体无缝衔接

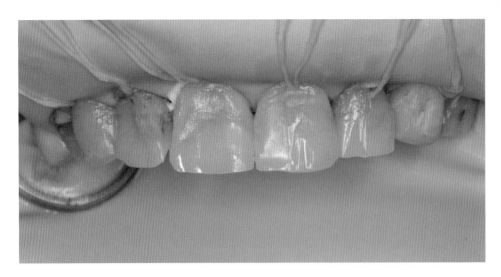

◀ 图 5–81　去除多余的树脂修复材料后，牙齿轮廓清晰可见

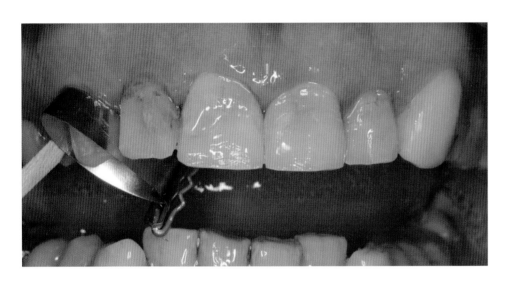

◀ 图 5–82　第三步，（直接构建并调整树脂贴面修复体）拆除橡皮障后，对修复体咬合进行调整

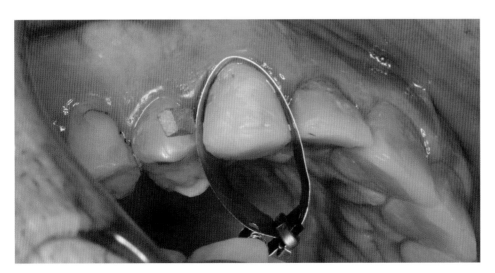

◀ 图 5–83　通过楔子及金属成型片 AutoMatrix 对尖牙唇面进行隔离及重建，按照前述方法，对尖牙唇面修复体进行粘接及堆塑

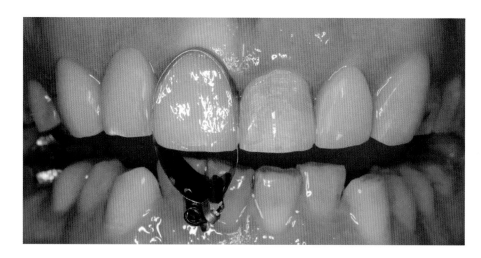

◀ 图 5-84　根据前牙唇面比色图，通过树脂分层注射的方式，对前牙唇面进行注射堆塑。牙颈部选择 A3.5B 半透明牙体色树脂。唇面中 1/3 为 A3B，切端为 A2B（高明度，低彩度，中等透明度）

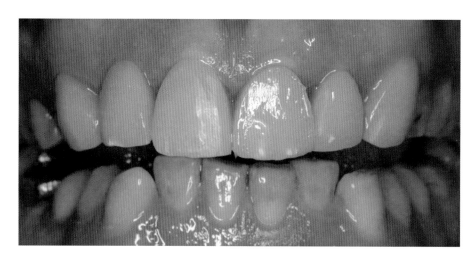

◀ 图 5-85　在切牙唇面使用白色特征性染色树脂（Kolor + Plus，Kerr）进行白垩斑及隐裂的染色，去除成型片后，使用火焰形金刚砂车针（Horico FG249U010）对唇面进行修型，使用梨形金刚砂车针（Komet FG379EF023lg）对腭（舌）面进行修型

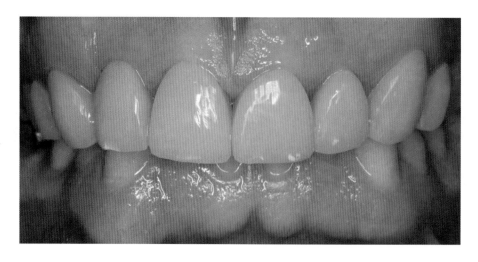

◀ 图 5-86　最后一步，使用从粗粒度到细粒度的 Soflex（3M ESPE）抛光盘及抛光杯（Politip P green，Ivoclar Vivadent）进行修复体抛光

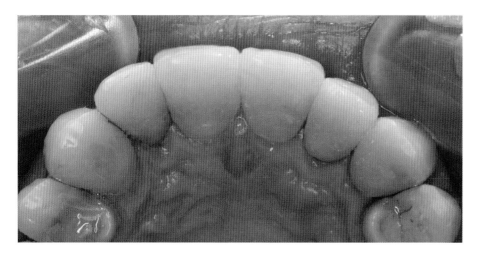

◀ 图 5-87　咬合面照片显示，修复体充分利用了唇面修复空间，通过树脂直接修复构建了自然和谐的唇面轮廓形态

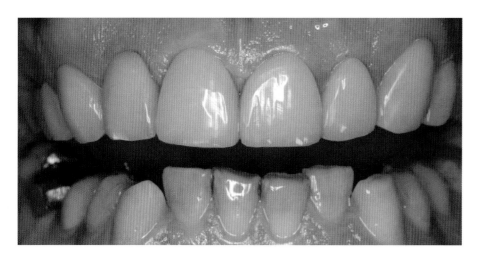

◀ 图 5-88　术后 3 个月复诊，患者牙周状况良好，修复体表面纹理及光泽自然，患者主诉功能良好，并没有受到延长切端后覆𬌗加深的影响

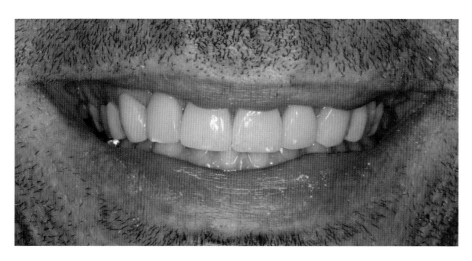

◀ 图 5-89　治疗后微笑照显示，牙体的半透明度、特征性白垩斑染、切缘排列较为自然，对于治疗结果患者十分满意

参 考 文 献

[1] Özcan M. The use of chairside silica coating for different dental applications: a clinical report. J Prosthet Dent 2002;87:469–72.

[2] Gresnigt M. Clinical and Laboratory Evaluation of Laminate Veneers. Netherlands: Thesis, Dental School Groningen University; 2011.

[3] Dozic A, de Kloet H. Improving aesthetics in a narrow jaw with composite. Part I. Dent Today 2011;30(6):108–11.

[4] Dozic A, de Kloet H. Improving aesthetics in a narrow jaw with composite. Part II. Dent Today 2011;30(7):118–22.

[5] Meijering ACH. A Clinical Study on Veneer Restorations. Netherlands: Thesis, Dental School Radboud Nijmegen University; 1997.

第6章 后牙直接美学修复：应用复合树脂修复牙齿严重磨耗的治疗策略

Direct Posterior Esthetics:
A Management Protocol for the Treatment of
Severe Tooth Wear with Resin Composite

J. HAMBURGER　N. OPDAM　B. LOOMANS　著

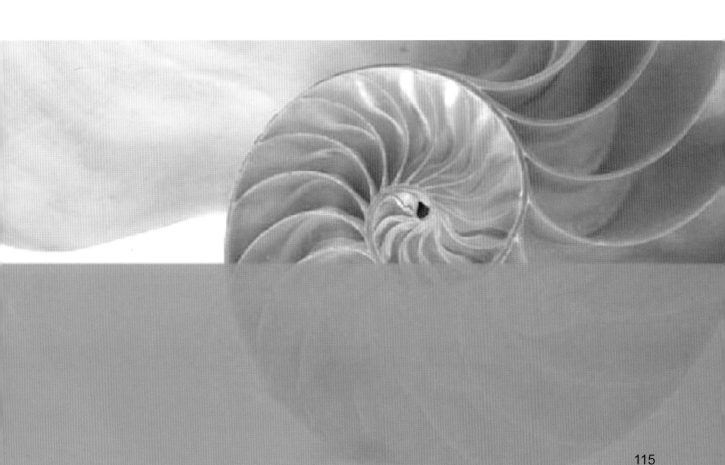

一、概述

牙齿磨耗是备受口腔界关注的一个问题，但因其多因素的病因诊断往往是困难的。造成牙齿磨耗，即牙面缺损的主要原因是牙体酸蚀和夜磨牙症，前者在年轻人中更常见，后者在老年人中更常见。在早期阶段，可以通过减少食用酸性食品，或者应用丙烯酸牙套来防止磨牙引起的进一步的牙齿磨耗。当牙齿磨耗更严重、导致了牙体组织的大面积缺损时需要采用全面的修复治疗方案，此时普通口腔医生可能会对处理这类情况缺乏信心。因为此时全面的修复包括咬合抬高和咬合重建等复杂修复操作。而微创、牙齿组织保存和直接操作的修复方案具有成本低、可预测性好和可长期使用的优点，本章将对其进行概述和讨论。

二、治疗方法

无论何时患者因牙齿磨耗严重就诊或被转诊到口腔专家，必须建立一份完整的病历，以便帮助了解患者来口腔科诊治的需要、希望和诉求。以牙齿磨耗为主诉的患者，对于这样的患者其诊治医生需要更关注患者的牙列咬合情况。功能问题导致的患者痛苦包括牙齿严重磨损引起的敏感度问题，咀嚼问题和（或）其导致的美学问题。在患者不要求直接治疗的情况下，特别是如果口腔医生认为延期治疗不会导致未来出现更广泛或更复杂的治疗计划时，必须考虑修复性治疗的必要性。在这些情况下，通过研究模型和口腔内照片来观察和检查病情，看看是否有任何持续的活动进展，并将非操作修复性治疗的重点放在根除所有病因上。几个指数〔如基本酸蚀磨损检查（basic erosive wear examination，BEWE）或牙齿磨耗指数（tooth wear index，TWI）〕可帮助口腔医生进行分析。使用 BEWE 指数，用四级评分对每个六分仪中记录受影响最严重的表面评分，并对累积评分进行分类，匹配风险水平指导病情管理[1]。这种评分系统很简单，但它的主要缺点是它专为侵蚀性磨损而设计。因为牙齿磨耗通常有多因素引起，仅凭这一指标可能不足以达到监测的目的[2]。另一个更普遍的指标是史密斯和奈特牙齿磨耗指数（TWI）。除此之外还有其他一些指数，但没有一个指数被作为国际上测量和监测牙齿磨耗的金标准。此外，遭受严重牙齿磨耗的患者往往被归为在这些指数中排名最高的类别。相反，这使指数对监测和决定何时进行最佳治疗时机几乎无帮助。为此目的，连续牙科研究模型是最简单的比较牙齿磨耗阶段的方法。磨损进展和患者对治疗的期望是决定修复工作开启时机的重要因素。修复方案可能存在的缺点和每一种有创性修复治疗的有限寿命应该向患者明确解释。在知情和有充分记录同意的条件下，共同决定是否开始修复性治疗还是继续进行观察。

当双方决定开始修复治疗后，有多种选择。以下是对这些选择的简要概述，但值得注意的是，迄今为止，基于或由大量的高质量的临床研究 / 试验所支持的治疗技术，没有一种是完全合适的。

（一）间接治疗

间接治疗指患者使用口外修复体，并粘接到牙齿上以固位。修复包括冠、冠桥、瓷贴面和间接复合树脂修复体。由口腔技师而不是口腔医生制作。从病例报告来看，使用不同的修复材料制成的修复体包括金属冠、全瓷冠、烤瓷熔附金属冠，有相当大的差异[3-5]。这种间接方法的缺点包括成本相对较高、治疗的侵入性和中期到长期潜在灾难性失败风险的增加[6,7]。

间接复合树脂修复体也是治疗患者严重牙体磨损的一种选择。这里描述了积极或不良的治疗结果[8,9]。与冠修复相比，在严重牙齿磨耗患者的治疗中，间接复合树脂修复的优势包括降低折断的发生概率和减少整体治疗的初始花费。

（二）直接治疗

直接复合树脂修复可用于治疗严重牙齿磨耗

的患者。大量事实证明复合树脂是一种具有良好且长期效果的修复材料[10-14]。但是，没有参考文献描述对牙齿严重磨耗患者的治疗。仅一些病例报告采用直接复合树脂治疗严重牙齿磨耗的患者有理想的临床效果[15-19]。然而，在 2006 年的一项随机临床试验中，研究者认为，使用复合材料修复后牙的磨耗，3 年后失败率高，此方法应当被禁忌[9]。反之，在一系列直接法使用复合树脂进行无创后牙垂直咬合重建技术的患者中，显示出了理想的临床结果[20, 21]。2011 年的一项平均观察时间为 4 年的研究显示该方法失败次数最少，患者满意度较高[7]。在这个研究中，患者按照本章后面描述的方法进行治疗。

对普通口腔医生来说，对牙齿磨耗严重的患者进行手术治疗是非常困难的。此方法治疗的成功高度依赖医生的临床技能和他们对特定情况下生物学和机械学权衡的考虑。直接在口腔中对牙齿的解剖结构重建困难且耗时。到目前为止，还没有使用直接复合树脂修复严重磨耗并增加垂直距离的正式治疗方案在专著中描述。除了对牙齿的咬合调整，过去的病例报告没有提供更多的信息[22]。但有一个通过预制的模板恢复解剖结构，

采用半直接技术的方法[20, 21]。

三、Nijmegen 𬌗面直接塑形法

本节将描述 Nijmegen 大学医学中心口腔系使用的治疗方案（荷兰），其目的是显示本管理协议的本质不同于其他标准程序。此处描述的方法包括最小化的备牙，成本的降低和增加结果可预测性。这项技术方案的一个新颖之处是"𬌗直接塑形"（direct shaping by occlusion，DSO）技术。DSO 背后的原理是在新增加的垂直方向上获得咬合关系，对患者使用未固化、聚合前的软复合树脂咬印模，通过制作预制的红膏咬合停止模型以指导新的垂直方向的咬合位置。

当患者被转介到 Nijmegen 大学医学中心的口腔系时，第一次预约将包括全面的口述病史（记忆）采集和饮食分析。除此之外，还包括对临床口内术前照片的采集、咬翼片、全口 X 线片，以及研究模型的取模（图 6-1 至图 6-3）。

以患者为中心的计划包括与患者沟通强调对渐进性牙齿磨耗的病因进行管理和预期治疗的花费。交流之后，医生需记录第一次患者同意治疗

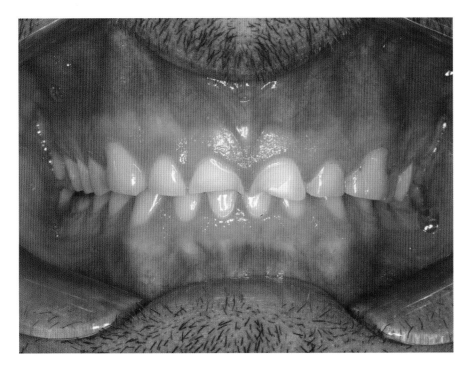

◀ 图 6-1　前、正位视角下［牙尖交错位（teeth in intercuspal position，ICP）］牙齿磨耗严重的患者

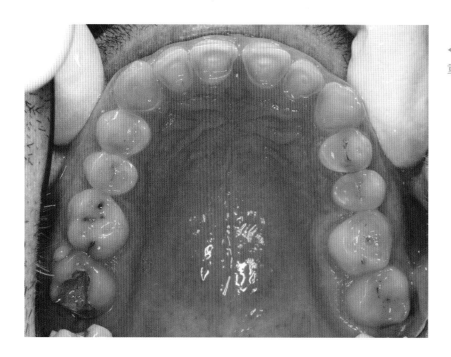

◀ 图 6-2　上颌牙本质暴露区域多、严重磨损的牙齿

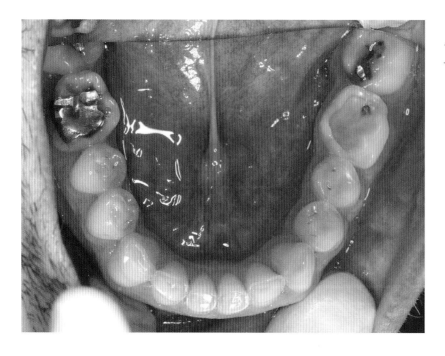

◀ 图 6-3　下颌严重的牙齿磨耗左下第一磨牙𬌗面上的牙釉质全部消失

的时间及相关内容，并将上颌前牙（#13~23）的非粘接复合树脂修复体直接放置于患者前牙处，与患者一起评估以建立理想的美学外观（图 6-4 至图 6-6）。

在对牙齿磨耗的严重程度进行全面的临床评估并对现实治疗结果和潜在问题的讨论记录，获得同意并确定咬合垂直距离（occlusal vertical dimension，OVD）的增加，并使用口腔半可调式𬌗架将上颌和下颌石膏模型固定在牙尖交错位（ICP）。恢复牙列解剖功能和美学所需的空间是决定增加息止𬌗间隙长度大小的主要因素。另一个需要考虑的因素是用以容纳足够的修复材料厚度的最小垂直空间，以确保最终修复体的内在强度或断裂韧性是最大的。

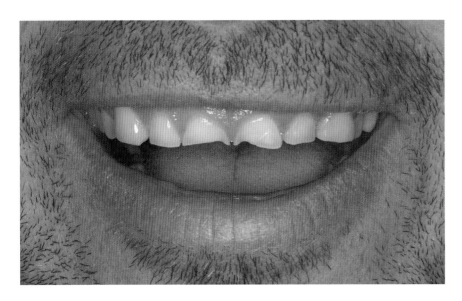

◀ 图 6-4　由于前牙明显变短和不规则造成了美学问题，对患者的外观有不利影响

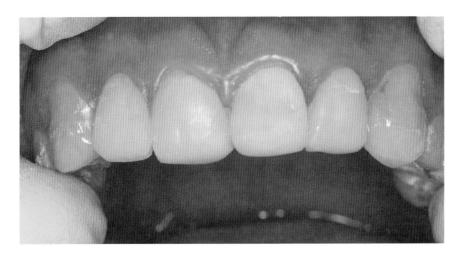

◀ 图 6-5　应用于 #13 ～ 23 的直接非粘接复合树脂"诊断饰面"

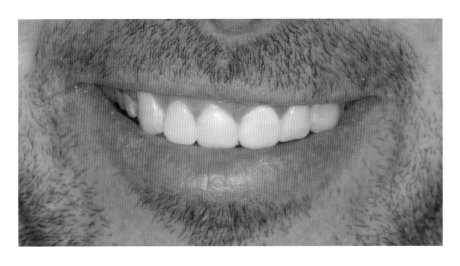

◀ 图 6-6　患者直接在"诊断饰面"下评价美学效果

这个新确定的垂直距离通过硅胶咬合记录装置转移到患者的嘴中。硅胶咬合记录装置安装在𬌗架的研究模型上。用凡士林分离模型后，将两小部分厚重的咬合硅胶或红膏应用于磨牙区域的咬合表面，并在增加的垂直距离处关闭𬌗架，直到硅胶完全凝固。用手术刀修整硅胶咬合记录装置，以便在增加的垂直距离的𬌗间隙，下颌可以在水平面上自由移动。随后，将硅胶咬合记录装置放入患者口中，采用引导闭合技术，使用印模材料确定后退接触位[23]。然后使用咬合记录法在新增加的垂直距离上以正中关系重新安装模型。最后在后牙区制作 2 个新的硅胶咬合记录装置，以复制上下颌牙列需要的新关系。

修复程序从下前牙（#33~43）开始，然后重建上前牙。将金属成型片（Tofflemire nr.11）放置在腭侧、用木楔固定，并使用高速车针进行调整，以便患者佩戴硅胶咬合记录装置做闭口动作时，金属成型片不会与下前牙接触。随后进行粘接工序（最好采用三步法：蚀刻、冲洗、粘接）。在放置第一层混合复合树脂之前，可以涂抹一层薄的流动复合树脂，不固化，以提高牙齿轮廓的密合性（雪犁技术）[24]。对于较大的缺陷，复合树脂逐层放置，但𬌗面层应大量应用。患者的下前牙涂上薄层凡士林，然后闭口至硅胶咬合记录装置的位置，从颊侧固化复合树脂材料。40s 后，患者可以张开嘴，从咬合面继续进行光固化。随后，使用合适的复合树脂制作唇部贴面修复体。贴面修复包括牙本质和牙釉质比色，最后使用半透明前牙比色板模拟前牙的半透明度。修复的精修程序必须仔细，以免破坏已经建立的形态和美学外观。依次，所有的上颌前牙（#13~23）都按照相同的程序进行治疗。

为保证 Spee 曲线的存在，上颌第一前磨牙与尖牙在曲线上，不与下牙发生咬合接触。使用DSO 技术，下前磨牙恢复到与上第一前磨牙的有咬合接触（图 6-7 至图 6-10）。

前磨牙修复后，医生使用手动器械对下颌后牙进行塑形和修整。由于新的 OVD 由重建的前牙和前磨牙稳定，现在不需要硅胶咬合记录装置。最后，按照所述的相同技术对余下的上颌后牙进行治疗（图 6-11 至图 6-13）。

治疗顺序并不严格，可以根据患者的情况进行调整。可能有下颌前牙磨损不严重的情况。此时下颌前牙不能修复，从上颌前牙开始治疗。有关 DSO 技术的优缺点，请参见框 6-1。

框 6-1　DSO 技术的优缺点

优点

- 以简单且可预测的方式恢复颌关系
- 通常来说，由于牙齿的解剖结构和牙尖交错的位置关系，使用这种治疗技术时，牙尖的侧向引导自然发生
- 复合树脂达到最大厚度，从而提高最终修复体的强度
- 由于这是一种微创技术，生物损伤降至最低
- DSO 技术属于口腔医生可在日常实践中学习和使用的技术范围。使用成型片和楔子对牙齿进行顺序治疗的方法与使用传统复合树脂修复牙齿的标准技术相似。当成型片和楔子放置正确时，精加工和抛光也相对容易

缺点

- 由于咬合模型必须在口腔内直接制作，因此与间接技术相比，该方法在临床上可能更耗时，且对操作者更具挑战性
- 使用 DSO 技术时，不可能使用橡皮障隔离，其对患者咬合或使用硅胶咬合记录装置以增加息止𬌗间隙产生影响。因此，需要小心地使用棉卷、吸水纤维素垫，尽可能地排出口腔内水分

证　明

DSO 技术已经在 Nijmegen 大学医学中心的口腔科使用了几年，其结果是理想的；然而，Hamburger 等发表的论文完全没有描述这项技术；但在所有报道的患者中，都使用了这项技术。因此可得出结论，这种逐步治疗重度牙齿磨耗患者的技术控制良好，可能是一种可靠的直接治疗方法。

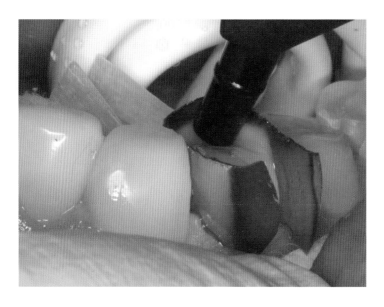

◀ 图 6-7　在放置金属成型片和楔子后，应用复合树脂

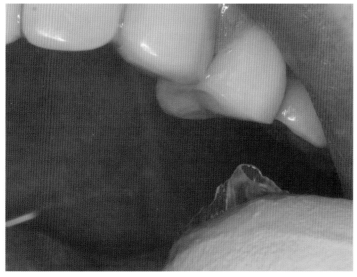

◀ 图 6-8　用一薄层凡士林分离对殆牙齿

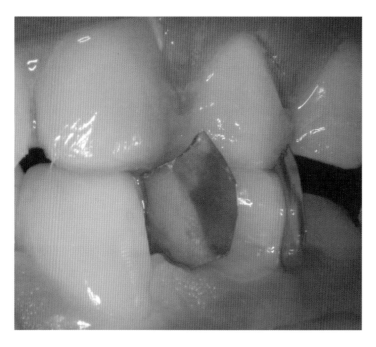

◀ 图 6-9　患者咬合到未固化复合树脂中，垂直关系由修复的前牙引导

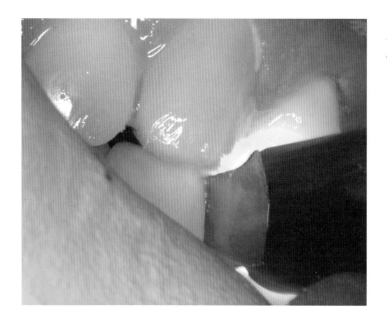

◀ 图 6-10　复合树脂的初始光固化在殆面进行

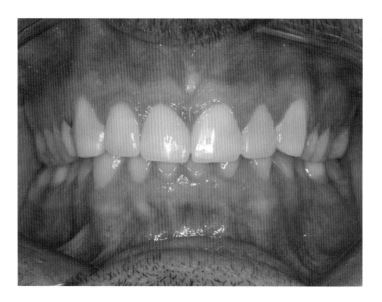

◀ 图 6-11　最终修复牙列的前视图

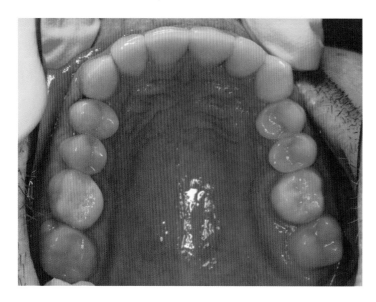

◀ 图 6-12　直接微创 DSO 治疗后上颌牙的最终效果

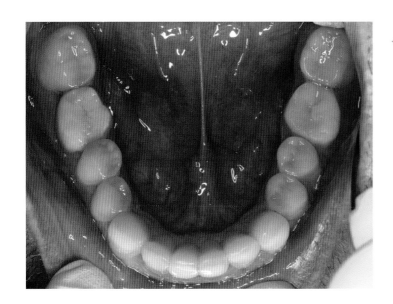

◀ 图 6-13　下颌牙修复的最终效果

常见问题解答

Q：这种治疗方式痛苦吗？

A：一般来说，这不是一种让人感到痛苦的治疗方法。由于牙齿预备仅限于制备斜面终止线或形成最小的固位形，因此与更具侵入性的间接修复治疗相比，牙齿不敏感，牙髓的生物完整性也不会受到破坏。

Q：一个常规患者需要多长时间进行治疗？

A：恢复完整的牙列需要就诊 3~5 次，每次 3~4h。

Q：使用直接修复的寿命是多久？

A：尚无长期的结论，必须通过前瞻性临床研究确定。这项研究目前正在 Nijmegen 大学的医学中心进行。根据初步经验，这些直接、微创修复体的预期寿命为 10~15 年。此后，可根据需要进行翻新或维修。治疗失败的原因可能与牙齿磨耗的病因有关，在进行任何手术治疗之前，必须首先阐明和治疗牙齿磨耗的病因。不难想象，主要由机械方面（如夜磨牙症）引起的牙齿磨耗患者可能比主要由化学方面（如酸蚀）引起的牙齿磨耗患者更早出现问题。这些病因及直接的修复性治疗，必须加以谨慎管控。

推荐阅读

[1] Bartlett D, Sundaram G. An up to 3-year randomized clinical study comparing indirect and direct resin composites used to restore worn posterior teeth. Int J Prosthodont 2006; 19(6):613–17.

[2] Hamburger JT, Opdam NJ, Bronkhorst EM, et al. Clinical performance of direct composite restorations for treatment of severe tooth wear. J Adhes Dent 2011;13(6):585–93.

参 考 文 献

[1] Bartlett D, Ganss C, Lussi A. Basic erosive wear examination (BEWE): a new scoring system for scientific and clinical needs. Clin Oral Investig 2008;12(Suppl. 1):S65–8.

[2] Smith BG, Knight JK. An index for measuring the wear of teeth. Br Dent J 1984; 156(12):435–8.

[3] Dahl BL. The face height in adult dentate humans. A discussion of physiological and prosthodontic principles illustrated through a case report. J Oral Rehabil 1995;22(8):565–9.

[4] Fradeani M, Bottachiari RS, Tracey T, et al. The restoration of functional occlusion and esthetics. Int J Periodontics Restorative Dent 1992;12(1):63–71.

[5] Stewart B. Restoration of the severely worn dentition using a systematized approach for a predictable prognosis. Int J Periodontics Restorative Dent 1998;18(1):46–57.

[6] Groten M. Complex all-ceramic rehabilitation of a young patient with a severely compromised dentition: a case report. Quintessence Int 2009;40(1):19–27.

[7] Hamburger JT, Opdam NJ, Bronkhorst EM, et al. Clinical performance of direct composite restorations for treatment of severe tooth wear. J Adhes Dent 2011;13(6):585–93.

[8] Magne P, Stanley K, Schlichting LH. Modeling of ultrathin occlusal veneers. Dent Mater 2012;28(7):777–82.

[9] Bartlett D, Sundaram G. An up to 3–year randomized clinical study comparing indirect and direct resin composites used to restore worn posterior teeth. Int J Prosthodont 2006;19(6): 613–17.

[10] Chrysanthakopoulos NA. Placement, replacement and longevity of composite resin-based restorations in permanent teeth in Greece. Int Dent J 2012;62(3):161–6.

[11] Da Rosa Rodolpho PA, Donassollo TA, Cenci MS, et al. 22–Year clinical evaluation of the performance of two posterior composites with different filler characteristics. Dent Mater 2011;27(10):955–63.

[12] Nikaido T, Takada T, Kitasako Y, et al. Retrospective study of the 10–year clinical performance of direct resin composite restorations placed with the acid-etch technique. Quintessence Int 2007;38(5):e240–6.

[13] Opdam NJ, Bronkhorst EM, Loomans BA, et al. Longevity of repaired restorations: a practice based study. J Dent 2012;40(10):829–35.

[14] van Dijken JW. Durability of resin composite restorations in high C-factor cavities: a 12–year follow-up. J Dent 2010;38(6):469–74.

[15] Belvedere PC. Full-mouth reconstruction of bulim ravaged teeth using direct composites: a case presentation. Dent Today 2009;28(1):126, 128, 130–1.

[16] Bernardo JK, Maia EA, Cardoso AC, et al. Diagnosis and management of maxillary incisors affected by incisal wear: an interdisciplinary case report. J Esthet Restor Dent 2002;14(6): 331–9.

[17] Reis A, Higashi C, Loguercio AD. Re-anatomization of anterior eroded teeth by stratification with direct composite resin. J Esthet Restor Dent 2009;21(5):304–16.

[18] Stephan AD. Diagnosis and dental treatment of a young adult patient with gastroesophageal reflux: a case report with 2–year follow-up. Quintessence Int 2002;33(8):619–26.

[19] Tepper SA, Schmidlin PR. Technique of direct vertical bite reconstruction with composite and a splint as template. Schweiz Monatsschr Zahnmed 2005;115(1):35–47.

[20] Attin T, Filli T, Imfeld C, et al. Composite vertical bite reconstructions in eroded dentitions after 5.5 years: a case series. J Oral Rehabil 2012;39(1):73–9.

[21] Schmidlin PR, Filli T, Imfeld C, et al. Three-year evaluation of posterior vertical bite reconstruction using direct resin composite – a case series. Oper Dent 2009;34(1):102–8.

[22] Reston EG, Corba VD, Broliato G, et al. Minimally invasive intervention in a case of a noncarious lesion and severe loss of tooth structure. Oper Dent 2012;37(3):324–8.

[23] Wilson PHR, Banerjee A. Recording the retruded contact position: a review of clinical techniques. Br Dent J 2004;196:395–402.

[24] Opdam NJ, Roeters JJ, de Boer T, et al. Voids and porosities in class I micropreparations filled with various resin composites. Oper Dent 2003;28(1):9–14.

第7章　后牙直接美学修复：临床病例
Direct Posterior Esthetics: Clinical Case

J. HAMBURGER　N. OPDAM　B. LOOMANS　著

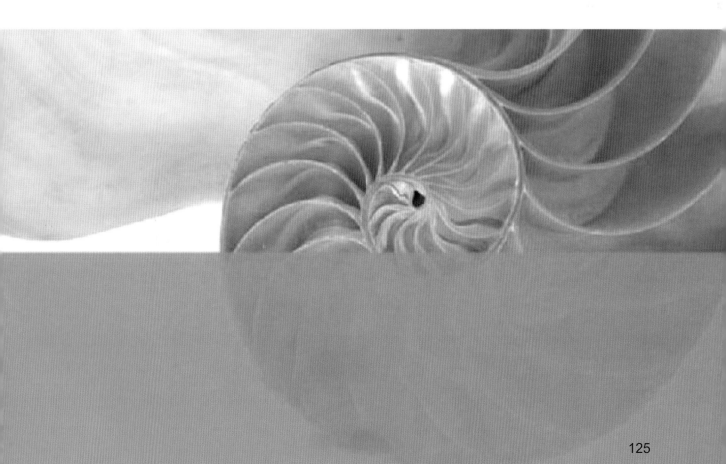

一、概述

本章展示 1 例严重全口磨损年轻患者病例，在 Nijmegen 成功地采用了复合树脂直接修复法。这里，如前所述，临床评估并详细审查患者的愿望，患者的愿望是选择利用微创的方法重建牙齿的重要原因。这种微创方法只有在患者有强烈的保持口腔健康的愿望，并能够长期免除牙齿致病因素的情况下适用。

二、临床病例（图 7–1 至图 7–33）

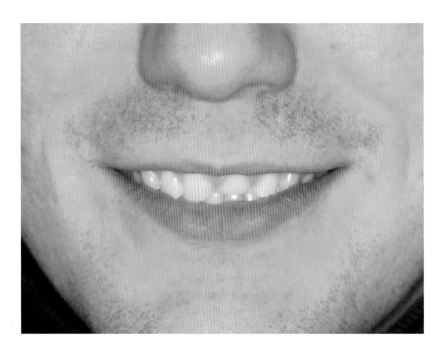

◀ 图 7–1　1 名 25 岁男性患者被转移至荷兰 Nijmegen 大学医学中心口腔科，这里是从事牙齿磨耗修复的专科。检查中能观察到有严重的牙齿磨耗。病史显示，患者有因冷食、冷饮、接触、咀嚼，尤其是甜食引起的疼痛，使患者的正常功能受到限制。患者是一家高级餐厅的厨师，在品尝食物时因临床症状限制不得不承受职业苦恼

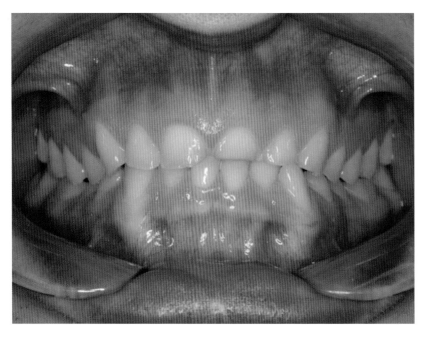

◀ 图 7–2　口述病史显示患者常发生胃食管反流病（gastro-oesophageal reflux disease，GERD）。牙齿磨耗的外观是腐蚀性的，因此，最有可能的病因被确定为 GERD。建议患者联系他的医生，医生给他开了奥美拉唑 20mg。2 周后，在真正的牙齿治疗开始之前，牙齿的敏感性已经降低，夜间口渴减少，整体味觉有所改善且更灵敏。由于牙齿磨耗，他的前牙明显缩短，存在美学问题。口腔卫生良好，牙周组织健康，龋齿风险低

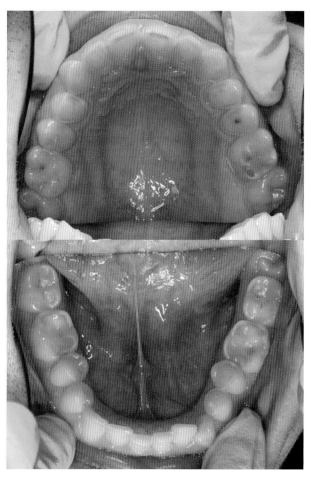

▲ 图 7-3　下颌和上颌咬合图

#16～26，舌尖和咬合面已严重破坏。上前磨牙的舌尖完全消失，导致多处牙本质暴露。下磨牙的牙釉质大部分已经消失（BEWE 得分 =18）

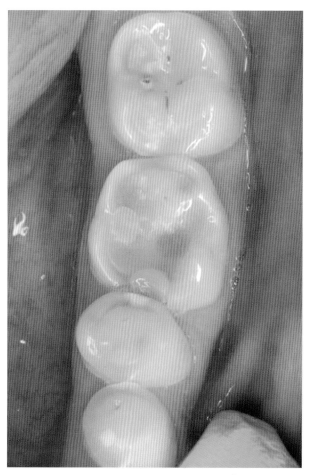

▲ 图 7-4　左下颌的口腔内视图

牙齿磨耗延伸到牙本质的几个位置。从殆面上观察到，典型的侵蚀性磨损现象，复合树脂修复体位于 #36 的殆面

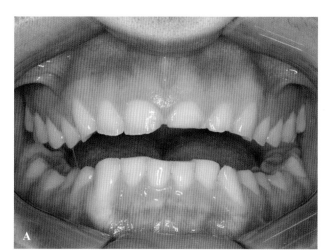

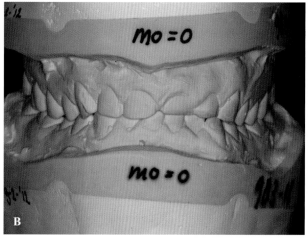

▲ 图 7-5　由于上颌牙腭（舌）面对下颌牙的磨损，从内和外咬合的正面视图上显示下颌前牙受到挤压。#21 牙冠长度明显减少

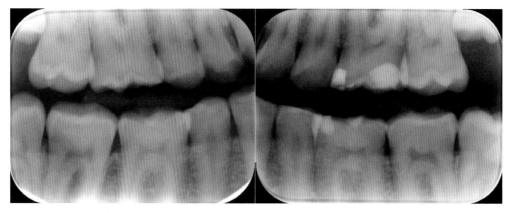

▲ 图 7-6　拍片证实龋齿风险低，牙周状况良好。可以观察到咬合面有相当大的磨损

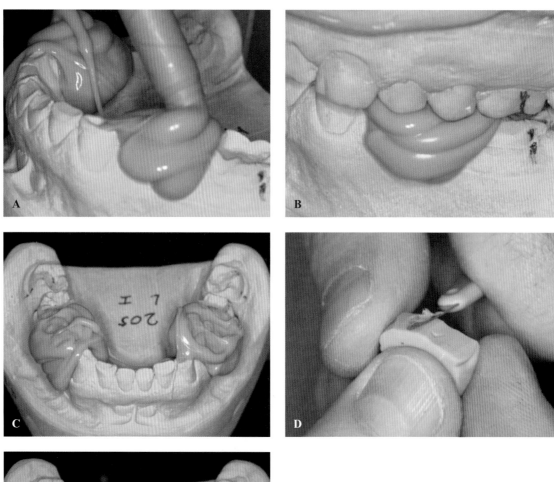

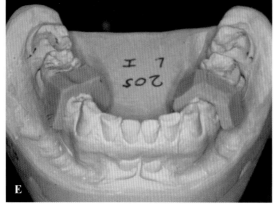

▲ 图 7-7　在牙尖交错位将石膏模型固定在 Artex 殆架（Girrbach Dental，德国）上。通过调整殆架的切导针，将垂直距离提高 4.5mm，使用咬合记录硅胶（Star VPS，Danville，美国）在双侧后牙区域制作硅胶咬合记录装置来配准新的垂直距离。将硅胶咬合记录装置从石膏上取下平整后压回到咬合面上

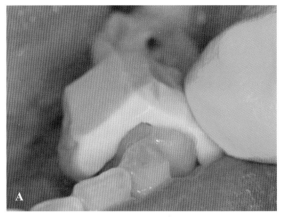

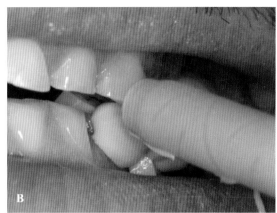

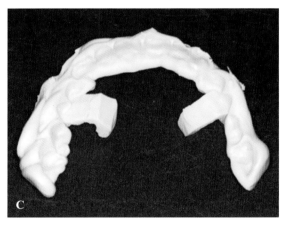

▲ 图 7–8　2 个硅胶咬合记录装置均放置于患者口腔内，复制新的咬合垂直距离（OVD）位置。为了在牙尖交错位或后退接触位固定新的咬合关系，将硅胶咬合记录装置用咬合记录材料重新固定

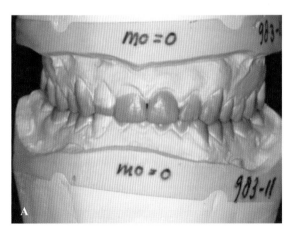

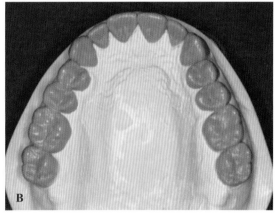

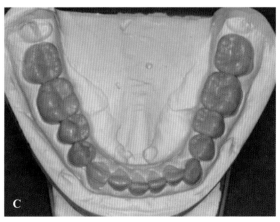

▲ 图 7–9　基于这种咬合定位及对牙齿 #13～23 直接做"诊断饰面"，建立了一个诊断蜡型，从而得到新的咬合关系

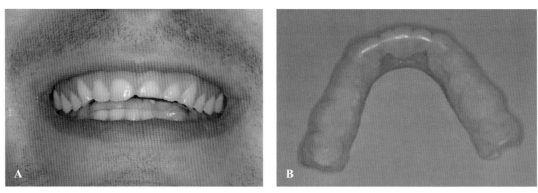

▲ 图 7-10　制作一个硬𬌗垫放在下牙，佩戴 3 周，以检验 OVD 的增加

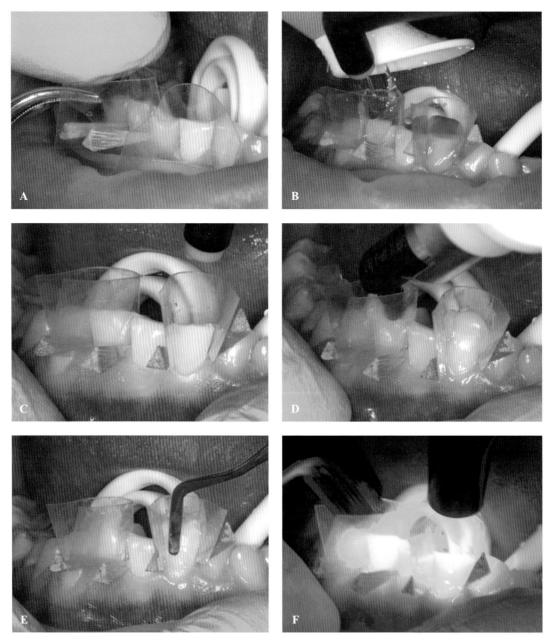

▲ 图 7-11　在操作中为了控制湿度并保持最佳的视角，放置了一个 OptraGate 围挡（Ivoclar Vivadent，列支敦士登），还有腭（舌）侧的舌盾。从下颌前牙开始修复。根据诊断蜡型的情况形成外观形态

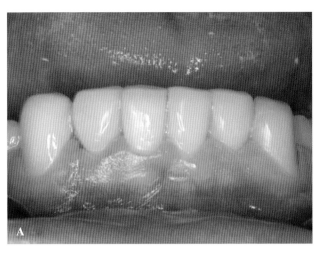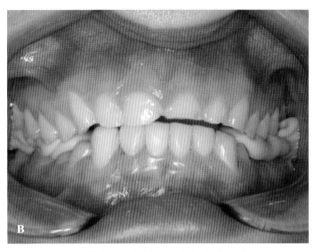

▲ 图 7-12　下颌前牙的腭（舌）侧使用 Clearfil AP-X（A2, Kuraray Ltd）修复，唇侧使用直接复合贴面［Empress direct（A2E，ivclar Vivadent）］修复。使用硅胶咬合记录装置检查下颌牙是否有足够的垂直距离来修复上颌前牙

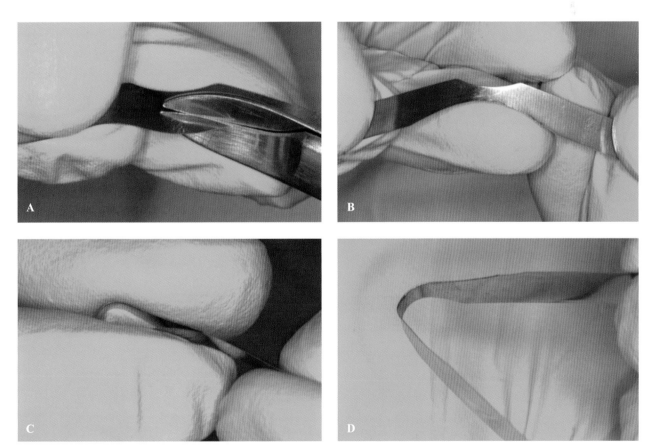

▲ 图 7-13　采用成型片（Tofflemire 11）修复上颌前牙腭（舌）侧形态。调整并预制成型片，使其很好地适应腭（舌）侧颈缘区

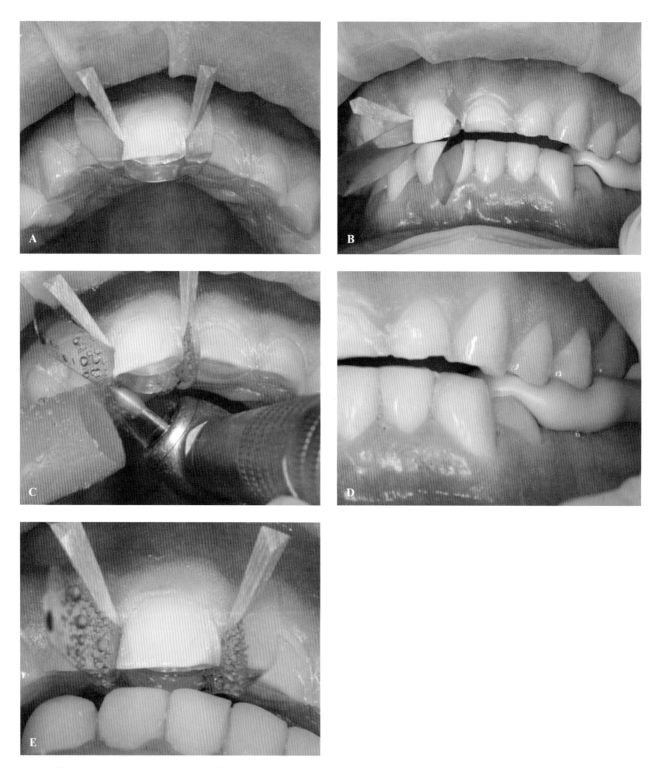

▲ 图 7-14　在腭（舌）侧放置成型片，并在颊侧放置楔子固定。调整成型片，使患者能够在不受其干扰的情况下咬合到硅胶咬合记录装置中

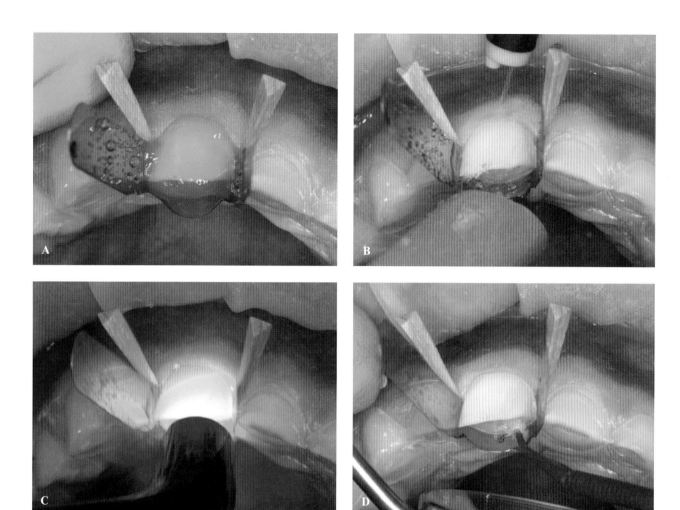

▲ 图 7-15 定位好成型片后，进行酸蚀、冲洗和粘接 3 个程序。将 37% 磷酸涂抹 15s，彻底冲洗并轻轻吹干。然后涂上前处理剂，轻轻吹干。最后涂上粘接剂，轻轻吹干，光固化 15s

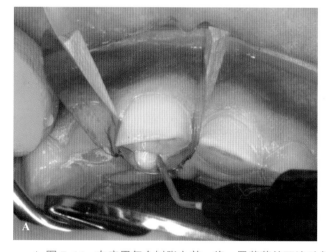
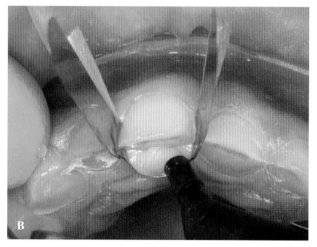

▲ 图 7-16 在应用复合树脂之前，将一层薄薄的可流动复合树脂（Clearfil Majesty Flow，Kuraray）涂于腭（舌）侧颈缘区。这一层不用单独光固化。随后，将 Clearfil AP-X（Kuraray）直接挤出，推动颈缘区的可流动复合材料，从而产生最佳的边缘适应性（雪犁技术）。用器械调整后，对第一层复合树脂进行光固化

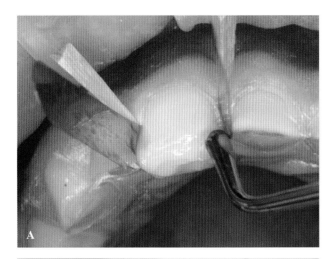

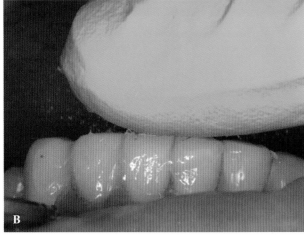

◀ 图 7-17　在使用复合树脂增加咬合时，使用手持器械（ASH 49）对腭（舌）侧表面进行整形，并在下颌前牙表面涂敷凡士林

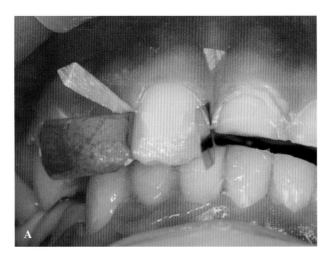

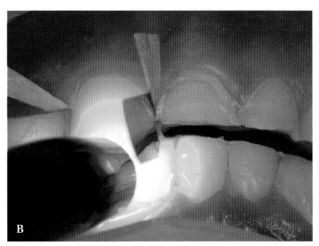

▲ 图 7-18　在硅胶咬合记录装置的位置，患者咬合在未固化的增量后的复合树脂上。保持这个位置，复合树脂从颊面光固化 20s。要求患者张开嘴，从腭（舌）面进一步光固化 20s。这被称为 DSO（直接咬合塑形）技术

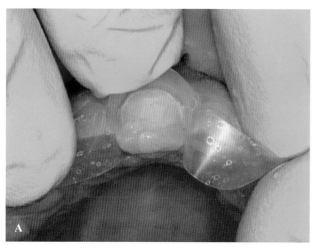
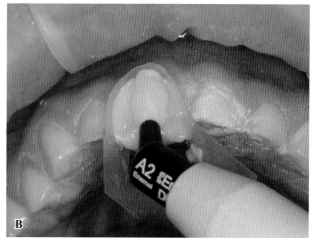
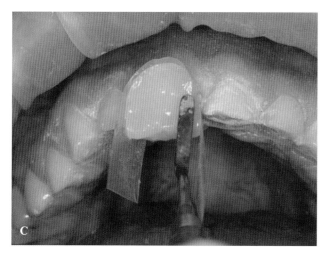

▲ 图 7-19　在腭（舌）侧轮廓粗略成形后，放置透明成型片（ivovclar Vivadent），并放置直接复合树脂唇贴面修复材料。首先，使用牙本质彩色复合材料（A2 牙本质，Empress Direct，ivovclar Vivadent）成型并光固化；然后，使用釉质复合材料（A2 釉质，Empress Direct）；最后，使用切端（Opal，Empress Direct）塑形并光固化

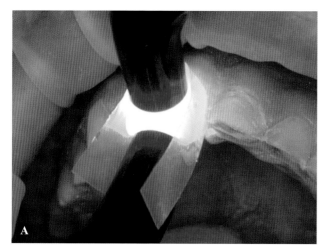
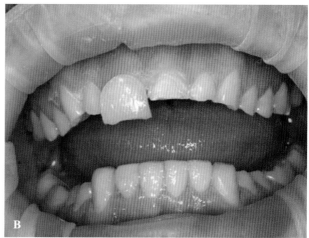

▲ 图 7-20　使用最后的复合树脂增量后，从颊侧和腭（舌）侧进行光固化

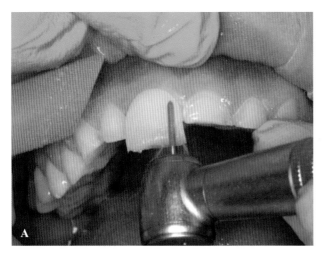

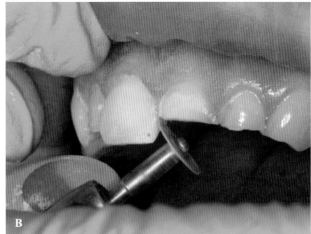

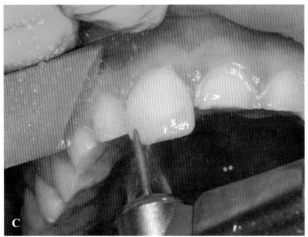

▲ 图 7-21　将修复体采用金刚石钻头和 Sof-Lex 抛光片（3M ESPE）修复成型

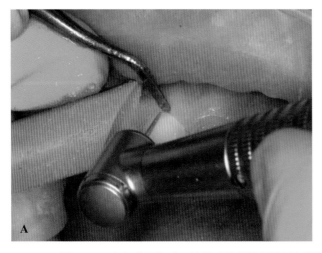

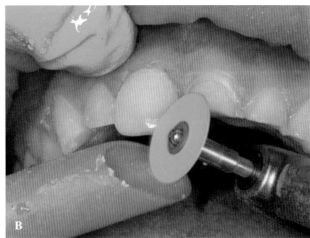

▲ 图 7-22　在完成颈缘后，使用手持器械保护牙龈区域。最后，利用 Sof-Lex 抛光片对修复体进行抛光

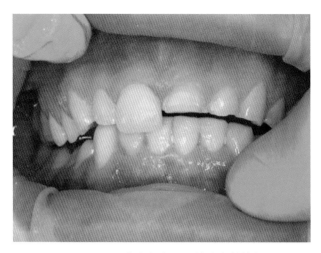

▲ 图 7-23　右上颌中切牙首先完整修复

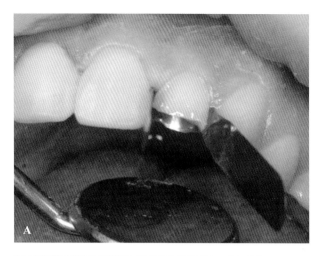

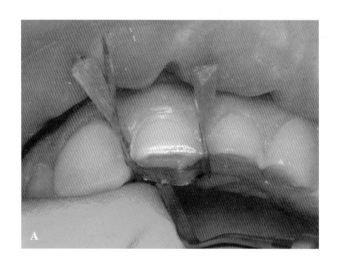

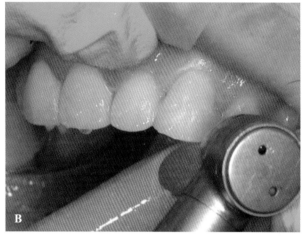

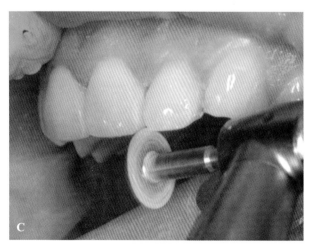

▲ 图 7-25　采用相同的 DSO 技术，所有上颌前牙以相同的方式重建

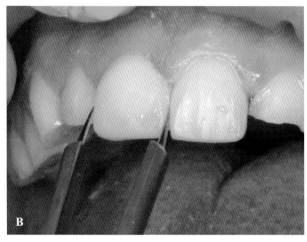

▲ 图 7-24　相邻的中切牙采用相同的方法制作。在塑形和修整过程中，用正畸圆规检查修复体的长宽比例

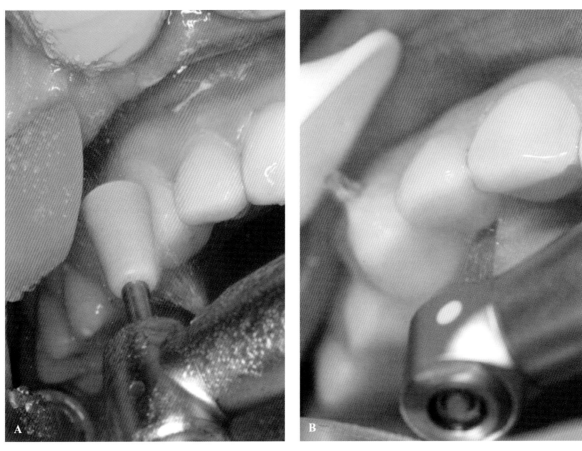

▲ 图 7-26　最后抛光，在龈下边缘使用 61LC（KAVO）手机，抛光杯和 EVA 震荡头工具进行抛光（Dentatus）

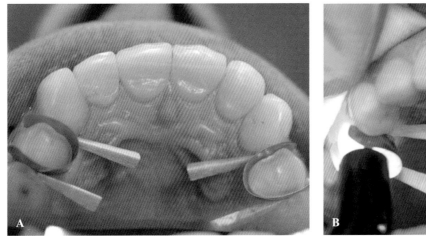

▲ 图 7-27　下一步，修复上颌前磨牙。不需要制备，因为牙齿不需要修复也没有龋齿。放置 2 个成型片（Hawe Neos 1001-C Tofflemire）并用楔子固定

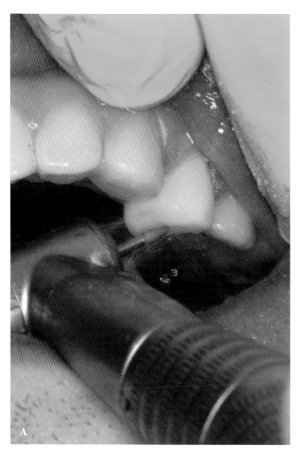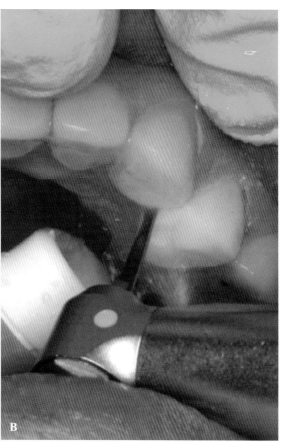

▲ 图 7-28　处理过程与前面描述的类似。将咬合面用理想的形态完成，以便上颌曲线得到美学上的优化

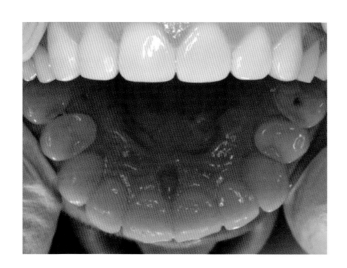

◀ 图 7-29　上颌第一前磨牙现已恢复到正确的曲线上。在腭（舌）侧，可见下颌切牙的咬合接触区。从现在开始，随着已修复的牙齿建立了新的尖牙引导和 OVD，硅胶咬合记录装置变得多余

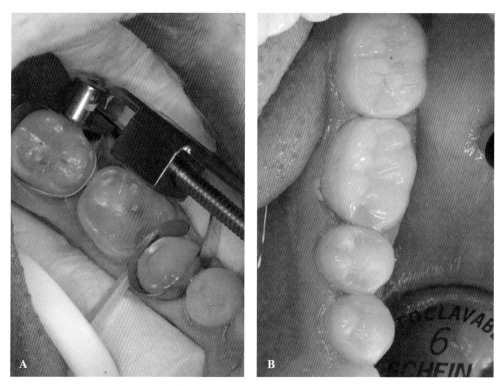

▲ 图 7-30　使用 DSO 技术建立下颌前磨牙后，按照所建立的咬合平面修复剩余的后牙

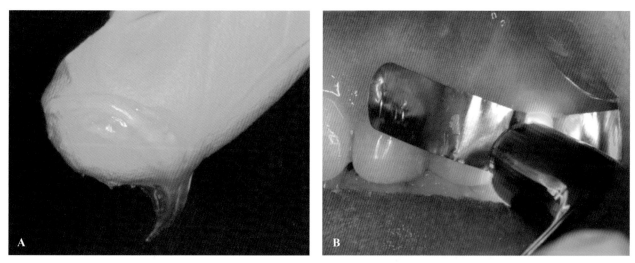

▲ 图 7-31　下一步，采用 DSO 技术修复上颌第二前磨牙和磨牙。在患者咬合上未固化的复合树脂之前用一层薄凡士林分离。在咬合时进行复合树脂的初始光固化，之后从腭（舌）侧进行光固化

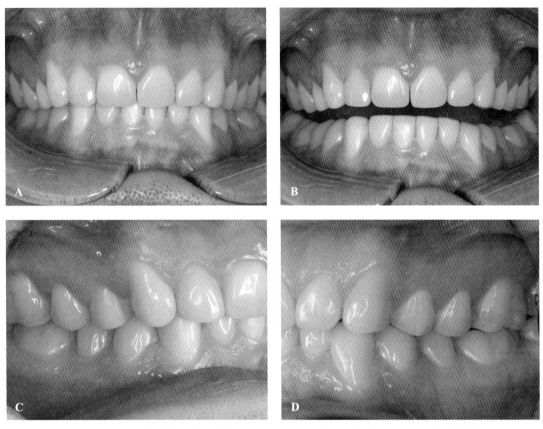

▲ 图 7-32　直接微创（MI）治疗的最终结果。实现了合适的咬合和牙尖交错位

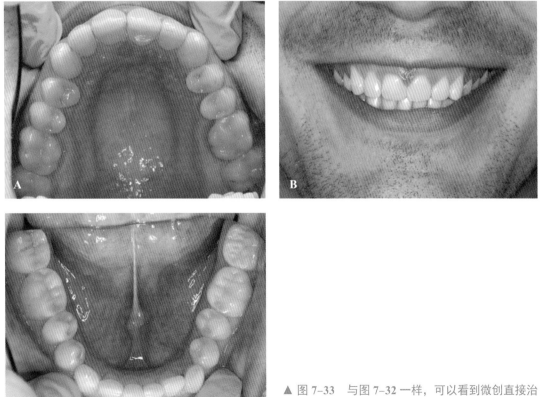

▲ 图 7-33　与图 7-32 一样，可以看到微创直接治疗的最终结果。实现了合适的咬合和牙尖交错位

临床材料

- 开口器（Ivoclar Vivadent）
- 咬合记录材料
- 圈形成型片 Tofflemire matrix 11，Hawe Neos 1001–C
- 塑料成型片（Ivvocar Vivadent）
- 37% 磷酸（DMG）
- 可乐丽菲露底漆（Kuraray）
- 可乐丽菲露粘接剂（Kuraray）
- 可乐丽菲露 AP-X 光固化复合树脂（Kuraray）：用于咬合和腭（舌）面
- Empress Direct 大师树脂（Ivovclar Vivadent）：用于颊侧及美学区
- Sof-Lex 抛光片（3M ESPE）
- 抛光杯（Ivovclar Vivadent）
- 61LC 手机（KAVO）
- EVA 震荡头（Dentatus）

第 8 章　缺失牙的微创修复：
解决方案

Minimally Invasive Replacement of
Missing Teeth: Part 1

L. MACKENZIE　著

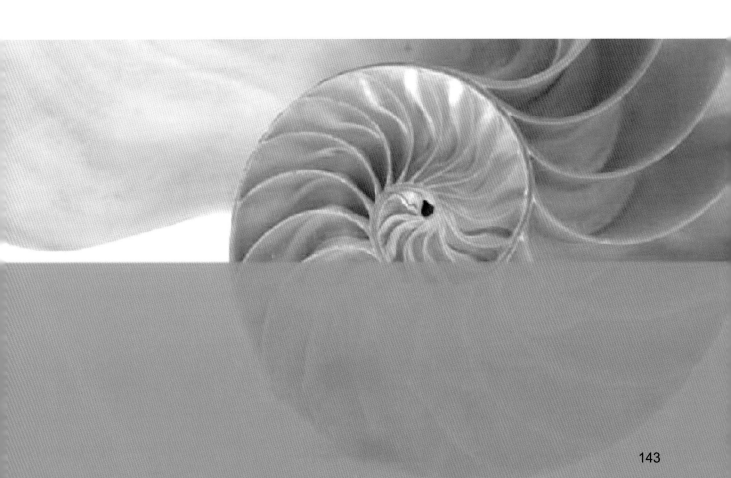

一、概述

普通人不会一生都拥有完整的牙列，虽然用固定或活动义齿修复缺失牙不是必需的，但在大多数情况下，美学区域牙缺失是大家比较关心的。许多患者在寻求恢复性治疗的过程中，相比于牙齿的功能，他们更希望恢复美观。

现代的口腔修复学为缺失牙提供了一系列的选择，但每一种选择对剩余牙齿和牙周支持组织来说都需要支付生物学成本。

本章和第 9 章描述了微创修复技术在牙齿修复中的相对优点，重点是能够最大限度地保存健康牙体组织。

二、牙缺失的患病率

自 20 世纪 60 年代以来，成年人的牙齿健康状况不断改善，对于年轻人来说，在漫长的一生中保持相当数量的健康牙齿是他们强烈的意愿。然而，牙缺失仍然很常见。英国最新的广泛调查显示，成年人平均有 27~32 颗牙齿（大约 18 颗完好无损的牙齿）。虽然龋齿和牙周炎的患病率继续下降，但广泛的疾病仍然存在（图 8-1），并集中在相对较小比例的成年人中[1]。

三、牙缺失的病因

虽然牙齿可能因外伤或发育不良而缺失，但成年期缺失的绝大多数牙齿是由于龋齿、牙周炎或在修复更换和修复周期（有时称为"牙齿倒计时"）结束时的拔牙。

在这些方面，各种预防策略和现代微创手术的广泛应用将减少未来几代人牙齿的缺失率。

四、牙缺失的修复原因

当代微创修复技术的目的是帮助患者终身保持口腔的健康。这一点广为人知，但许多传统的

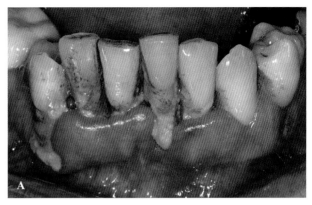

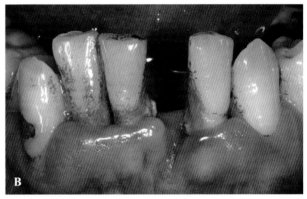

▲ 图 8-1　晚期牙周炎导致牙齿缺失，处理起来很困难

修复技术有相反的效果，特别是在缺失牙的修复情况下[2, 3]。

为降低基牙或邻牙及对牙寿命缩短的风险，医生必须仔细考虑修复的风险和益处。缺失牙修复最常见的原因包括以下几个方面。

- 美学。
- 功能。
- 心理因素。
- 发音需要。
- 防止牙列移动。

（一）美学

牙齿美学修复技术已有 2000 多年的病史[4]，在现代口腔科实践总结中，患者对牙齿美学色彩修复的需求从未如此高涨过。在美学区的牙齿缺失可能会严重影响患者的面容外观，大多数人会有此类的修复诉求[4, 5]。当代口腔科提供了一系列的技术，通过设计使得修复材料与患者的剩余牙列完美融合，而医生会为每个患者选择最合适的

微创的美学方案。

（二）功能

为了恢复咀嚼功能，毫无疑问牙齿缺失后要进行修复。然而，有充分的证据表明，即使剩余几颗牙齿的牙列，也可以达到一定的咀嚼效率[6]。因此，医生必须非常谨慎在功能基础上的缺失牙修复。

（三）心理因素

阻止牙齿脱落缺失是患者去看口腔医生的常见原因之一。牙齿一旦脱落缺失，对患者自信心有很大的影响。

（四）发音需要

虽然牙齿缺失可能会对发音方式产生可逆的短期影响，但它也可能对某些患者演奏乐器的能力产生极其严重的影响。

（五）防止牙列移动

修复缺失的牙齿以防止不规则的牙齿移动，是一个经常被提出的理由，最终导致牙列不平衡进而再次造成缺失[4]。各种研究表明，这种变化可能不会发生（图 8-2），即使发生，其临床后果往往可以忽略不计[7, 8]。

在计划修复之前，重要的是要考虑有关牙齿移位的证据。例如，相邻的牙齿或对殆牙的过度伸长、倾斜、漂移或转动可能产生的有害后果（框 8-1 和框 8-2）。

综上所述，应避免对缺牙区进行常规修复。充分考虑潜在的问题和详细的口腔健康指导将避免一些不必要的修复程序。

五、牙缺失的修复选择

本章下文和第 9 章描述了目前可选的牙齿缺失治疗方案（框 8-3），并提到了每个方案的生物条件，而且重点描述了那些制备最少及无须制备

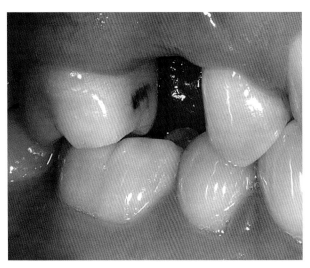

▲ 图 8-2　牙齿缺失后往往并不导致临床上相邻及对殆牙齿的明显位移

框 8-1　拔牙后牙齿移位可能引起的不良后果

- 牙菌斑聚集和食物残积，增加龋齿和牙周炎的风险
- 给口腔卫生保持增加难度
- 丧失美观性
- 咀嚼效率降低
- 为后期修复治疗增加难度（图 8-3）
- 牙弓的轴向支持减少
- 失去了后期固定桥体的修复支撑

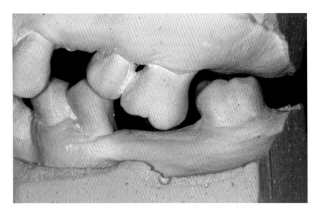

▲ 图 8-3　不完整的牙列条件应该受到更多关注，因为牙齿一旦移位则涉及更复杂的修复性治疗

基牙的技术。不管哪一种方案，系统、有序的检查、诊断和后期维护都是必不可少的，后面提到时会加以详述。

（一）非操作性处理

当患者呈现不完整的牙列时，首先应该考虑

框 8-2　拔牙后牙齿移位的表现

- 过度伸长
  - 有些牙并没有过度伸长的痕迹 [7]
  - 大多数患者中，过度伸长 < 2mm [7, 8]
  - 如果成年后对颌缺失，过度伸长的风险更低 [8]
- 倾斜
  - 大多数患者（62%）没有倾斜的表现 [8]
  - 如果拔牙后 5 年内未发生倾斜，则永久不会发生了 [7]
  - 相较远中，朝近中倾斜的角度更为普遍
  - 下颌牙的倾斜更为普遍 [8]
  - 上颌磨牙的倾斜一般 > 15° [8]
- 近中聚集
  - 年龄 < 12 岁的患者拔牙后更有可能发生 [7]
  - 年龄 > 36 岁的患者此类可能性愈发减少 [7]

框 8-3　缺失牙的修复选择

- 非操作性的处理
- 牙再植
- 威尔金森拔牙
- 口腔正畸
- 牙移植
- 可摘局部义齿
- 种植义齿
- 固定义齿
- 微创传统固定桥修复
- 金属烤瓷粘接桥修复
- 树脂粘接桥修复
- 全瓷粘接桥修复

的是他们剩余牙齿的保存，患者有权了解修复干预后的各种结果 [5]。知道什么时候该选择 "保守" [4]（图 8-4），这对患者长期的口腔健康至关重要。

（二）牙再植

即使是最新的修复技术也有局限性，如天然牙齿复杂的解剖结构、功能和透光性等。因此，如果一颗牙齿在创伤后发生撕脱或移位（半脱位），通常最美观并适合的治疗选择是尽量恢复天然牙。

牙齿从牙槽骨完全移位被视为真正的口腔科紧急事故。治疗时需要立即重新植入原牙齿。临床诊治决策主要取决于撕脱后的时间。

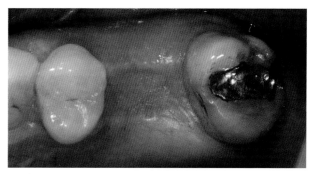

▲ 图 8-4　当评估缺失空间时，非操作性处理方式应该被优先考虑

病例的具体资料，其中包括脱出性半脱位和嵌入性半脱位的处置细节，请访问：http://dentaltraumaguide.org/ [9]。

（三）威尔金森拔牙（早期拔牙）

第一恒磨牙可能会很早脱落，因为它们通常受到龋病、修复治疗和发育缺陷的影响。如果这些牙齿的长期可预见功能较差，可以有选择地拔除它们，使第二恒磨牙向前移动到合适的位置。这些处理的时机对成功与否至关重要。

- 通过影像如果发现下颌第二磨牙根间牙本质钙化，应拔除预后转差的下颌第一恒磨牙（牙龄 8—9 岁）。
- 对于上颌第一磨牙拔牙的时间不是很关键，11—12 岁时拔除仍然拥挤的磨牙，就可以获得可接受的效果。

（四）口腔正畸

虽然通常用于纠正拥挤的错𬌗，但处置得当的正畸也是一种理想的微创选择，可以关闭缺失牙齿造成的间隙。还可以与其他修复技术结合，完美关闭间隙，优化美学效果。

在这方面，正畸在前牙美学区非常有用，如处理上颌侧切牙的牙齿缺失。

除第三磨牙和下颌第二前磨牙外，上颌侧切牙是最常见的先天性缺失牙齿 [10]。但是，通过与其相近邻牙进行 "自我纠正" 的情况很少，通常需要手术治疗。图 8-5 显示了一个可接受的美学

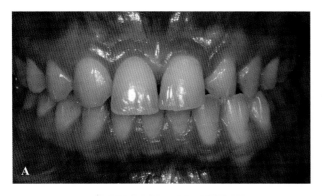

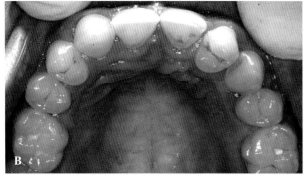

▲ 图 8-5 通过微创修复将第一前磨牙移位并正畸最终完成的美学效果

效果，使用口腔正畸和尽少量的牙釉质形态重塑完成第一前磨牙的移位及缺失侧切牙的修复。

（五）牙移植术

这种方法很少使用，一般拔下一颗无法保存的牙齿，移植到口腔其他部位拔牙留下的牙齿空位。图 8-6 显示左下第三磨牙被移植后用来替换一颗 35 年来一直无法修复的右下第一磨牙。

（六）可摘局部义齿

可摘义齿修复是最古老的牙齿修复方法[5]，目前仍被广泛应用，特别是用于较长牙列的修复。只要对它们的设计和维护小心而谨慎，可摘局部义齿（RPD）可以作为替代缺失牙的微创选择之一。图 8-7 中显示上颌尖牙已经缺失了 40 年，取而代之的是长期使用的 RPD，仅在清洁时取出（不建议经常取出）。

（七）种植义齿

在手术、修复和经济条件允许的情况下，种

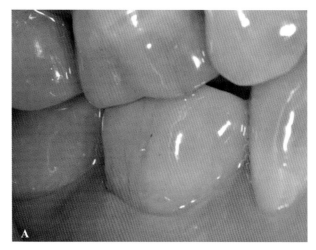

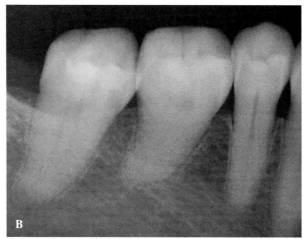

▲ 图 8-6 术后 30 年的临床影像资料，显示将下颌第三磨牙植入右下第一磨牙拔牙窝

经许可转载，图片由 J. McCubbin 博士提供

植修复可能被选为美学修复的治疗方案[5, 11]。经过精心的设计和操作，获得良好的后期效果，可以完全避免对其他邻牙的创伤性操作（图 8-8A）。

（八）固定义齿

固定桥对患者牙齿的长期健康有不可接受的高风险性[2-4]。因此，必须慎重使用固定桥来修复间隙，并在开始就须对患者阐述潜在的并发症及不可修复的失败的可能性。介于这一点，固定桥可能被弃用，因为没有比传统固定桥更能对基牙产生破坏性的操作了[4]（图 8-8B）。

（九）简单的悬臂桥修复

悬臂桥是一个可以尽量减少固定修复潜在并

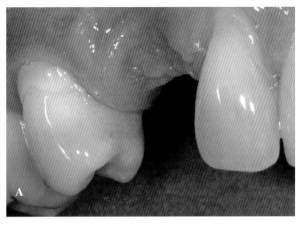
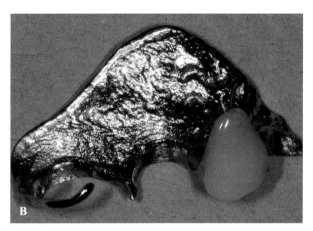
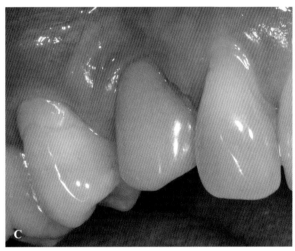

▲ 图 8-7　佩戴了 40 年的钴铬可摘局部义齿，用于修复缺失的上颌尖牙

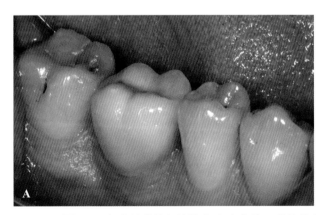
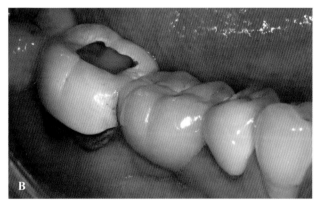

▲ 图 8-8　与传统的修复的技术（B）相比，种植修复体（A）完全保留了相邻的牙齿，且长期预后明显更好

发症的方法，只需要制备一个基牙。除了免除基牙平行的需要，简单悬臂桥修复的特点如下。

- 更容易获得美学效果[5]。
- 更有利于牙菌斑的控制（图 8-9A）。
- 如果发生脱落，更易于检查修复。

潜在的缺点是工作期间施加在基牙上的杠杆力，这些可通过以下方式最小化杠杆力。

- 限制悬臂跨度为一个桥体。
- 选择咬合力小的病例。
- 避免桥体单独受力。
- 设计尽量减少非轴向载荷。
- 尽量保留非美学区域的基牙预备量（图 8-9B）。

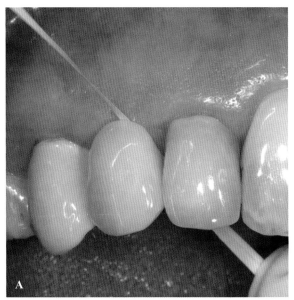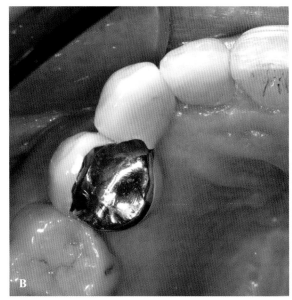

▲ 图 8-9 A. 简单的悬臂桥既美观又易于维护；B. 基牙的微创制备让合金仅使用在不可见的区域

（十）局部覆盖固定桥修复

这可能是最不常用的固定桥设计[5]，但却有许多优点。

- 更保守的牙齿制备（图 8-10）。
- 牙釉质的维护，因此适合以前修复过的牙齿。
- 减少了牙龈边缘的累及。
- 牙龈边缘更容易获得健康。
- 显露的牙齿轴向更便于牙髓活力检测。
- 可随时评估是否合适。
- 多选择的戴入方式。
- 更简单的粘接技术。

这些优点必须与潜在的缺点进行权衡。

- 一些患者可能无法接受暴露金属（图 8-11）。
- 低刚性的金属铸件不适用于大跨度。
- 固位力差，因此足够的轴向长度是必要的。

局部覆盖桥体在当代最常见的应用是制作烤瓷树脂粘接固定义齿的金属框架。

六、金属烤瓷树脂粘接固定义齿修复

40 多年以前就有充分的数据显示过度制备牙齿常伴有并发症，这刺激了人们去寻求微创的牙齿修复技术。1972 年，阿兰·罗切特第一个发起了一场"无侵入""无刺激性"的技术革命，只使用粘接树脂，不需要牙齿的牙齿制备[12]。

在几乎所有已发表的相关报道中[13, 14]，无侵入树脂粘接固定桥（resin-bonded bridge，RBB）的设计逐渐成熟（图 8-12）[13]。RBB 技术一直在不断发展，与传统的固定修复相比[13, 15]，它具有显著的优势，在一定程度上被认为是仅次于种植牙的最优选择，适用于小修复或完全未修复过的邻牙，来达到关闭短跨度间隙的美学修复效果[16]。

（一）树脂粘接固定桥的优点

1. 保守

与传统方法相比，RBB 设计使微创牙体制备更加优化[13, 15, 17]，仅在牙釉质上制备，在功能和生物学上都更加可取，尤其是对于那些牙髓腔相对较大的年轻患者。比如当咬合情况良好时，修复这种缺失的下切牙（图 8-13），则可以完全可以免除牙齿预备。

2. 最低长期损害

和传统修复相比，RBB 的失败很少给基牙带来损坏[11, 13]。此外，它们随时可以重新修复[17]，也可作为种植前的过渡性修复体或临时修复体来使用。

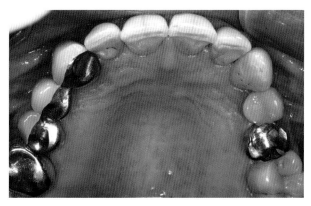

▲ 图 8-10　传统方式修复缺失的上颌第一前磨牙（右上）和微创合金 3/4 冠

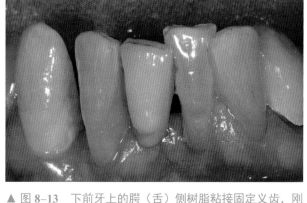

▲ 图 8-13　下前牙上的腭（舌）侧树脂粘接固定义齿，刚性固位体通常是看不见的，几乎很少（或没有）牙齿预备

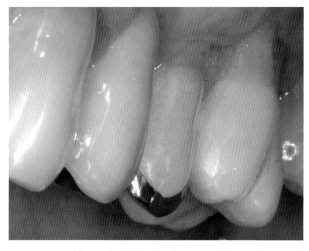

▲ 图 8-11　使用局部覆盖桥这种设计的时候患者需要知道会有金属暴露

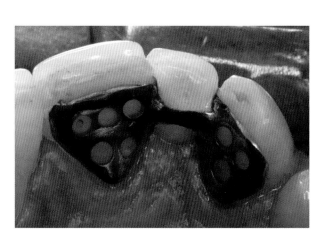

▲ 图 8-12　由罗切特设计的树脂粘接固定桥，可连续使用 30 年以上

经许可转载，图片由 J. McCubbin 博士提供

3. 美学

RBB 在美学方面有很高的患者满意率[13]，通过患者的选择和设计，能保持基牙的天然的透光性不受影响（图 8-14）。

4. 多功能性

虽然 RBB 经常用于前牙的修复，但它们仍然能成功修复上颌及下颌的后牙区域[18]。

5. 深受欢迎

备牙小且仅限于牙釉质，不需要局部麻醉或临时修复程序，这深受患者欢迎[4]。如果正确地设计和实施，RBB 在经济方面也有良好的成本 / 收益比[13]。

（二）树脂粘接固定桥的缺点

虽然它们比其他牙齿修复方式有显著的优势，遗憾的是，RBB 并没有被口腔科专业人士广泛接受，可能由于较少的个人经验，或者一种不普遍的看法[13, 16, 19]，认为它们不适合长期的修复。因为对于医生来说，有信心地开出 RBB 处方是至关重要的，这需要了解它们的局限性、禁忌证和潜在缺点，如下文所述。

1. 技术的敏感性

和所有的粘接修复一样，成功持久的修复是经过选择病例、设计、制备、制造和粘接的结果。已经证明操作经验是影响成功的重要因素[13]，高失败率可能是技术不精导致的（图 8-15）。这将会让患者和操作者失去使用这种修复方式的信心[4, 15]。

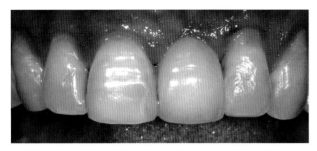

▲ 图 8-14 树脂粘接固定义齿是一种深受患者欢迎的修复方式，它能很好地保持基牙的美学和完整性

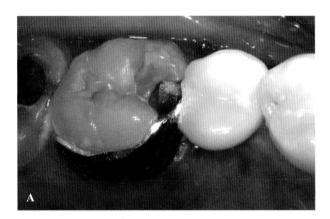

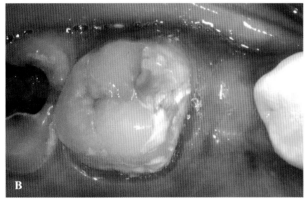

▲ 图 8-15 差的设计和技术将导致树脂粘接固定义齿的过早破坏

2. 美学

同牙齿颜色类似的材料制成的树脂粘接固定义齿（见第 9 章）越来越受欢迎，目前大部分的长期修复属于金属陶瓷 RBB。在某些临床情况下，如过薄的前牙和后牙的咬合面（图 8-16A），暴露金属可能对某些患者来说是不能接受的。此外，如果基牙不美观，RBB 几乎也不可能将其改变（图8-16B）[4, 5, 11]。

3. 试验性粘接和临时修复体

通常 RBB 的性质决定无法为诊治提供临时修

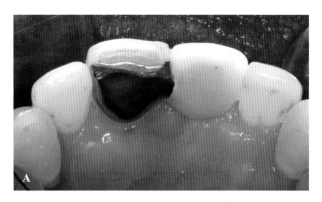

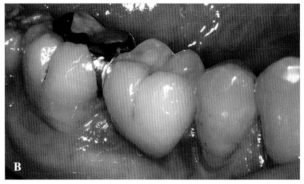

▲ 图 8-16 悬臂树脂粘接固定义齿取代下颌第一磨牙。当计划用金属陶瓷 RBB 修复时，必须充分告知患者可见的固位体设计

复，而最终修复前的临时修复在制作和固位方面存在挑战。

4. 持久性

各种资料报道了不同种类的树脂粘接固定桥的失败案例[13, 15, 20]。最常见的失败原因，包括患者选择不当、固位体设计不当、粘接程序错误、咬合因素等。

虽然存活率不像其他技术那样令人欣喜，但仔细遵循以下指导方针应该会有可预测的效果并拥有持久性，熟悉的人非常享用此法。

抛开修复体的持久率不谈，RBB 的生物优势必须被提及给患者。同时，与传统的固定修复方法相比，失败了也并不会是一场灾难[13, 16]。如果真的发生（修复体仍然可以继续使用）那就可以重新粘接，增加他们的持久性[13, 21]。

七、树脂粘接固定桥成功的步骤

对于成功的 RBB 来说，对细节的关注是必不可少的[5, 13, 17]。然而，由于从业者和研究人员之间存在对精准操作的争议。有据可查的文献里提供了一套通用指南，可分为以下几个方面。

- 患者因素。
- 临床因素。
- 操作因素。
- 技工室因素。

（一）患者因素

为了使患者对 RBB 知情并做出决定，应该以每个患者都能理解的方式对常见的问题提供详细的答案。由于修复后的外观将是患者最关心的问题之一[4, 5]，所以应该在开始就明确传达预期的美学结果。参考类似案例的照片可能有助于这方面的工作。

（二）临床因素

在选择 RBB 患者时，应对口腔的一般状况进行详细评估，如是否有其他无牙区域、龋齿和牙周病的风险，以及有其他地方需要进行修复治疗的必要性。应特别注意以下几个方面。

1. 基牙

由于高质量的粘接是成功的先决条件，所以必须有足够量的牙釉质来进行粘接。患者的选择上不能选择严重损伤或可移动的牙齿，也不能选择轴向长度不适合的患者[11, 13, 17]。临床和影像评估必须呈现出最佳的牙周和根管条件，并需要对已有的修复体进行检测。

2. 跨度

无论何种材料，RBB 固位体都比全覆盖的固位体更薄、更易弯曲变形。较长的桥体跨度会使金属桥和粘接剂受到更大的应力，长期来看这种情况会在咀嚼或咬合异常时恶化[4]，所以用一颗桥体修复一颗牙的 RBB 效果更好[4, 13]。

3. 桥体缺牙间隙

当牙齿移动导致不自然的变窄或变宽的桥体间隙时，树脂粘接固定义齿没有足够空间修正这种桥基牙变化所致的间隙[4, 5]。

4. 咬合因素

为了长期的成功率，RBB 设计不应引起咬合干扰，重塑对侧或相邻牙齿的轮廓应该被考虑。如有功能紊乱的现象通常会排除使用 RBB 技术。

5. 维护

与所有间接修复一样，长期的成功依赖患者在口腔卫生和避免过度负荷方面的努力。应从开始就强调定期复诊的重要性，以便进行监测、改进和修复。如果怀疑失败，应立即重新进行评估及修复（RBB 失败后的处置方式在下文树脂粘接固定义齿失败后处置步骤中描述）。

（三）操作因素

这是一个公认的事实，在口腔科任何粘接过程中，口腔医生的经验和技术是决定成败的最重要的因素。这无疑是树脂粘接固定义齿修复的事实。想要持久的，美观的修复，技术须在以下方面进行优化。

- 桥架设计。
- 桥体设计。
- 基牙制备设计。
- 印模技术。
- 粘接技术。

1. 桥梁设计

关于粘接桥架的设计有很大的意见分歧，大多数是关于前牙桥架的，但来自各种长期临床研究的报告为最大限度地取得成功提供了有用的指导。与传统的桥架一样，固位设计分为以下几个方面。

- 简单的单端桥。
- 固定 / 固定的双端固定桥。
- 固定 / 活动的半固定桥。
- 复合固定桥。

(1) 简单的单端桥设计：随着固定 / 固定修复失败率的增加，越来越多的证据表明，悬臂桥更适合被用于前牙的设计。

对于后牙区桥体虽然缺乏临床试验的证据，但越来越多的迹象表明 RBB 的治疗几乎可以作为所有悬臂设计的选择。

虽然悬臂式桥架设计在后牙区会受到更大的𬌗力，这在功能方面是禁忌的，但它们与传统悬臂桥架具有相同的优点，即更保守，更美观，更易于清洁。

需要注意的一点是，弹簧悬臂桥架现在只具有历史意义，不再进一步考虑。

(2) 固定 / 固定的双端固定桥设计：优点是增加了对咬合负荷的承受能力，这会抵抗基牙的运动；然而，这就需要与对抗单侧脱胶的趋势权衡，这也是最常见的失败情况。这种脱胶现象通常难以发现（＞25% 的患者），并可能导致破坏性的继发性龋齿（图 8–17）。

固定 / 固定设计的其他缺点如下。

- 它们不太保守。
- 它们不太美观。
- 很难想象其平衡性。
- 它们更难制作。
- 它们更难粘接。

(3) 固定 / 活动的半固定桥设计：与传统的桥架一样，有可移动的接头这一点提供了许多优势。

- 允许基牙的独立移动，并更有利于将应力重新分配到桥架和黏结剂上。
- 能统一具有不同移动特性的基牙。
- 在非平行基牙条件下可以实现分别摘戴。

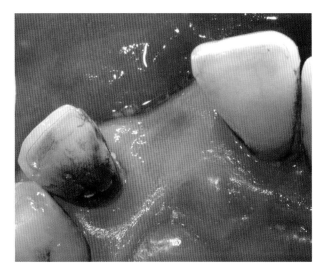

▲ 图 8–17　不推荐采用固定 / 固定修复设计前牙树脂桥，因为它们有单侧脱粘接的倾向，通常不易发现，并可能导致继发龋

- 经常允许比较保守的牙齿制备。

(4) 复合固定桥设计：复合固定桥设计的一端有一个传统的固位体，另一端是树脂粘接固位体。它们可以与固定 / 活动的半固定桥设计相结合（图 8–18），以避免不同固位体设计存在的缺陷。

2. 桥体设计

(1) 牙龈表面：改良的盖嵴设计通常用于 RBB，因为它们美观且卫生。

(2) 𬌗面：建议桥体和对𬌗牙在齿尖间交错位接触，但不要有侧方接触。因为重复的负荷可能会使修复体移位。虽然 50% 的患者已经被证明没有维持稳定的咬合关系，但对修复体的存活也同样没有显著影响。

3. 基牙预备设计

虽然 RBB 可以使用无预备技术，但 RBB 高使用频率的实践者已证明成功受益于一定的制备。

有明确的证据表明，在牙体上制备小的固位沟、支托窝、导平面和明确的终止线，这些能显著提高成功率，因为它们有以下优点。

- 固位面积的增加。
- 树脂 / 牙釉质粘接的改善。
- 提高了固位力。
- 限制了粘接层的应力。
- 允许足够的合金厚度 / 硬度，减少粘接层应力。
- 容易制作。
- 准确就位。
- 修复体体积较小。
- 更容易粘接。

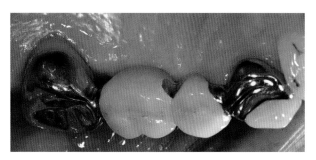

▲ 图 8–18　一个 25 年的混合桥取代了 2 个上牙，并联合设计了一个可活动连接体，以减少单个基牙在咬合过程中的应力

经许可转载，图片由 J・McCubbin 博士提供

RBB 制备成功指南（图 8-19 和图 8-20）

- 基牙的制备应限制在牙釉质内以避免和牙本质的粘接 [4, 5, 13, 15, 17]
- 除了考虑咬合和美观，制备区域应尽可能覆盖更广 [11, 13, 17]
- 固位体的轴向表面应至少覆盖基牙周长的 180°，这被称为环绕效应，已被证明能显著提高修复体寿命
- 近中固位体边缘应在美观允许的范围内延长，并应放置在可清洗的位置
- 当环绕形固位体不适宜的时候，使用相互平行的固位沟可以显著增加固位力 [14]
- 包括固位沟在内的预备方式简化了修复体的位置和粘接过程
- 后牙固位体应连接咬合覆盖面以抵抗负荷下的变形 [14, 17]
- 边缘设计应最大限度地提高轴向高度，但应保持在龈上 [17]
- 边缘应该清晰可见，并易于清洁
- 无角肩台是很流行的终止线，因为它们为合金的刚性创造了足够空间，并减少了多余修复轮廓的风险
- 现有的修复体可能被移除或修改，以改善固位形并增加金属架强度 [11, 15, 17]
- 在制备过程中，应避免医源性损伤相邻牙齿

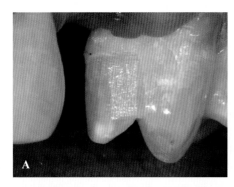
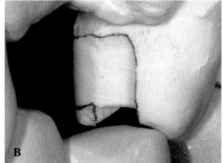

◀ 图 8-19　后牙树脂粘接固定义齿的最佳制备设计包括限于牙釉质、咬合覆盖、龈上边缘和修复体边缘无咬合接触的制备

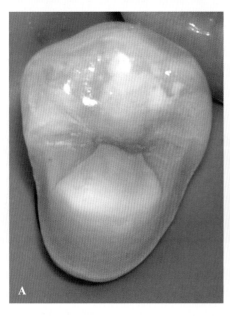
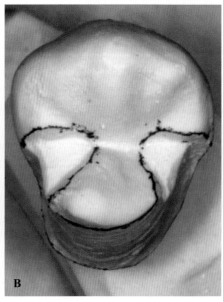

◀ 图 8-20　后牙树脂粘接固定义齿的最佳制备设计包括限于牙釉质、咬合覆盖、龈上边缘和修复体边缘无咬合接触的制备

4. 印模技术

精密配合是 RBB 成功的基本要求，因此应优化印模材料、设备和工艺。龈上边缘设计通常避免牙龈退缩，但印模应被仔细检查，以确保准确捕捉所有制备特征（图 8-21）。

5. 粘接技术

如果要使桥架与牙齿准确结合，湿度控制是至关重要的。使用橡皮障（图 8-22）可以提升隔湿效果，但需要谨慎的操作防止它干扰修复体的就位。化学活性双固化水门汀有利于金属烤瓷

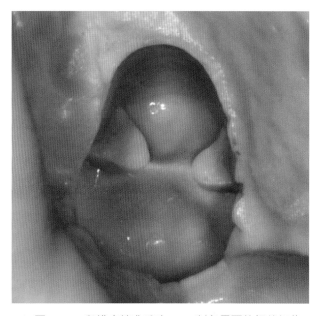

▲ 图 8-21　印模应精准反映 RBB 制备需要的相关细节

RBB 的粘接（病例 8-2）。

（四）技工室因素

1. 沟通

RBB 的多功能性往往导致每个患者的修复是独特的。所以操作者和口腔科技工人员之间的沟通是至关重要的，可以通过以下几点提高。

- 面对面沟通。
- 详细的设计图[4]（图 8-23A）。
- 临床影像。
- 模拟制备工作。
- 诊断蜡型[4]（图 8-23B）。
- 由操作者进行边缘标记和清晰度检查。

2. 材料

高强度合金被推荐用于 RBB，因为它们具有抗弯和耐磨性能，即使是在很薄的区域。

> **临床技巧**
>
> - 对于大多数合金来说，0.5～0.7mm 的厚度可以为 RBB 提供足够的固位体硬度，但在颈部区域可以减少到 0.3mm，以避免体积过大

非贵金属合金通常被选用，原因如下[4, 13, 15, 17]。

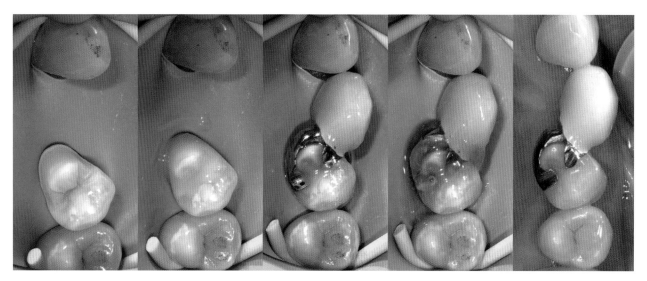

▲ 图 8-22　在树脂桥粘接的整个过程中橡皮障能优化隔离效果，更好地隔湿

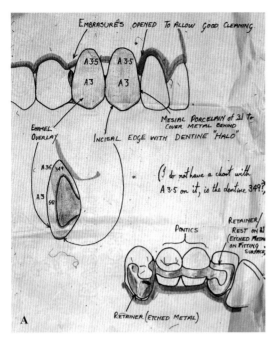

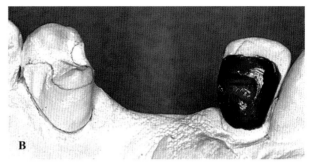

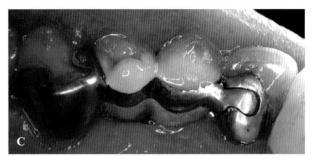

▲ 图 8–23　A. 详细的技工室设计、模拟制备和诊断蜡型；B. 加强了操作者和技工人员之间的沟通；C. 粘接 28 年后的修复体

经许可转载，图片由 J.McCubbin 博士提供

- 比贵金属更坚硬。
- 更容易支持和粘接瓷贴面。
- 通过表面处理后，利用化学活性树脂可进一步提高粘接强度。

经过氧化铝颗粒的喷砂后的 RBB 表面，增加了微机械结合的表面积，促进了与树脂粘接的化学相互作用。

八、树脂粘接固定义齿中的失败操作

当 RBB 失败时，重要的是诊断出病因，以便在未来的操作中改进。脱胶是 RBB[13] 最常见的失败，主要有以下原因。

- 粘接层内的黏性断裂[4, 14]。
- 粘接金属翼失败，牙齿上留下一层粘接剂[4]。

悬臂的失败通常涉及完全脱粘接，很少或没有警告。患者应在开始就意识到这一点，如果发生脱落，应建议患者如下操作。

- 将修复体保存在安全的地方，避免损坏[13]。
- 立即返回以便于重新诊断并粘接，以及进行

任何必要的调整[13]。

（一）树脂粘接固定桥的再次粘接

如果 RBB 的缺陷可以接受，也可以重新粘接以增加其使用寿命。为了达到最佳效果，应将所有残留的粘接剂从修复体[4]（理想情况下通过喷砂或偶尔通过热处理）和牙齿表面清除，这很具挑战，并有改变已预备牙齿表面的风险。此外，可以预料的是，再次粘接后修复体的寿命将会缩短，这需要与患者沟通。

如果桥体不适合再次粘接，可以将金属翼改造成罗切特穿孔设计，作为临时修复替代体重新使用。

（二）单侧脱胶的处理

固定 / 固定修复体的最常见的失败是单侧脱胶，且通常被忽视，患者必须被警告其潜在的严重后果，并意识到如下操作。

- 警惕长期维护。
- 定期复诊，及早干预。

临床技巧

　　如果固定 / 固定修复 RBB 患者有以下症状，请及时复诊。

- 听到或感到断裂
- 感到突然有尖锐的边缘
- 感到有松动
- 感到碎裂
- 感到味道不对

　　如果发生单侧脱粘接，最简单的处理方法是切断脱胶金属翼，并对接头进行抛光（图 8-24）。如果需要摘除 RBB，可以在固位体下使用尖锐的超声波仪器，或者使用专门的桥架移除设备，帮助去除 RBB。

九、临床病例 8-1：微创简易单端悬臂桥

（一）病例介绍

　　患者女性，50 岁，因右上后牙的外观出现的问题而影响美观。主诉区域包括缺失的第二前磨牙及在邻牙上带有的金属修复体（图 8-25）。第一磨牙近中颈缘处有活跃的继发龋。测试显示所有牙齿的牙髓反应呈阳性，没有影像学病理的迹象。

（二）处理建议

　　患者被告知所有可能的处理方案（图 8-26）。最终选择了一种使用微创技术恢复美学的方案，并获得了完整的书面同意。

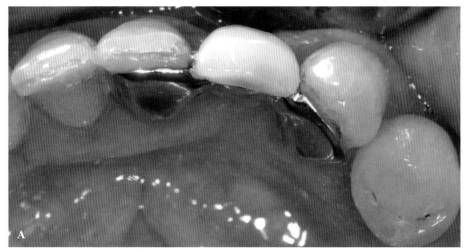
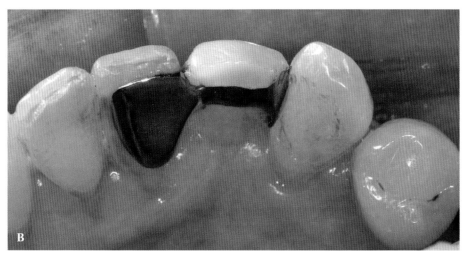

◀ 图 8-24　树脂粘接固位桥单侧脱粘接的微创处理

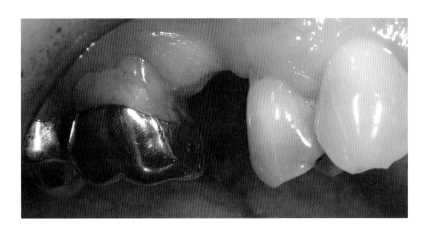

◀ 图 8-25　第二前磨牙缺失和金属修复体的美学问题

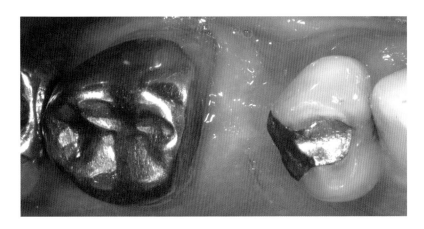

◀ 图 8-26　处理方案：取下金属全冠，替换成金属烤瓷简易悬臂桥架

- 拆除失败的全贴面牙冠。
- 评估后决定用金属烤瓷悬臂桥修复缺失，并重新制备第一前磨牙为基牙。

（三）牙齿预备

除近中病灶外，冠切除后显示远中继发龋（图 8-27A）。根据传统设计原则，为确保基牙的性能，只需要最少的制备[22]。

- 咬合聚合角度。
- 轴向高度。
- 边缘位置。
- 外形。
- 减少所选材料。

颊侧肩台和其他地方的斜面边缘都被放置在龈上，去除龋坏组织，预备近远中洞型以增强固位型和抗力型（图 8-27B）。

（四）印模技术

结合相关咬合记录，获得硅胶印模和对颌的藻酸盐印模。在术前模板印模中用丙烯酸树脂制作临时冠，并用临时粘接剂粘接（图 8-28 至图 8-30）。

（五）材料

已有的预备为合金和瓷层提供了足够的空间，所以不需要降低咬合。修复体的设计和制作要求如下。

- 强度最大化。
- 美学最大化。
- 侧方𬌗桥体功能负荷最小化。

（六）粘接

试戴后，用磷酸锌水门汀粘接。结果是令人欣喜的，以最小的生物成本为代价保护了剩余牙齿。向患者提供有关维护的方法，并预约进行复查。

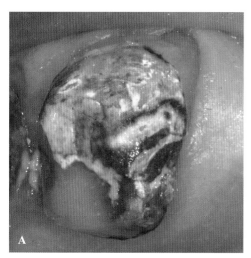
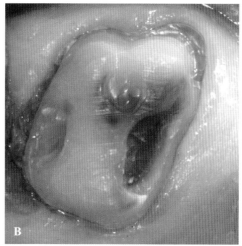

◀ 图 8-27　A. 牙冠制备；B. 简易单端悬臂桥架固位体制备

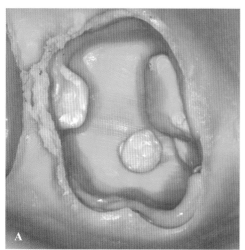
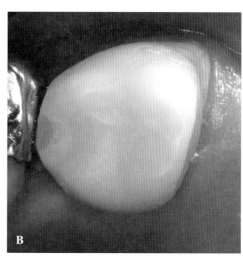

◀ 图 8-28　A. 印模；B. 临时修复体

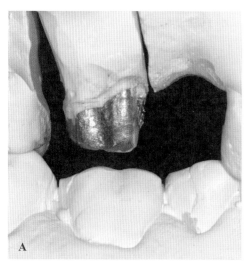
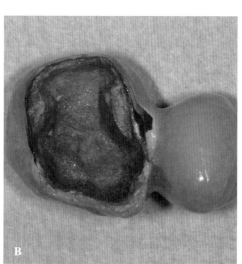

◀ 图 8-29　A. 清晰的模型；B. 金属烤瓷简易悬臂桥

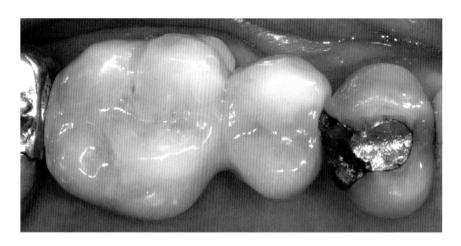

十、临床病例 8-2：树脂粘接固定义齿

（一）病例介绍

患者男性，40 岁，右上乳尖牙发生断裂并伴有咬合痛。恒牙尖牙未萌出，在青春期就被拔除（图 8-31）。

（二）病史、例行检查和诊断

进行了全面的病史了解和检查后，检测证实，折断牙的邻牙牙髓反应呈阳性，通过根尖 X 线片（图 8-32）可诊断其根中 1/3 处牙折，且与未来基牙未产生相关病理改变。对患者的审美要求（并告知拔下后无法再恢复原牙）进行了详细的记录，并取得了口腔内外的照片，以协助修复计划。

（三）咬合检查

口腔内部的咬合检查如下（图 8-33）。

- 稳定的牙尖交错位，上下牙弓完整无损。
- 左右侧方𬌗功能正常。
- 下颌尖牙过度伸长。
- 右上颌乳尖牙受右向侧方𬌗干扰。
- 折断的乳牙二度松动。

获得面弓转移、咬合记录和藻酸盐印模，以允许使用半可调𬌗架评估模型并制作。

咬合校准可以通过侧方，前伸记录以及切导盘的建立来实现，以提高恢复前牙引导的准确性。

（四）模型研究

研究模型的实用性不应被低估，因为它为技工人员提供了一个角度，这是临床上不可能获得的。

- 细致的咬合检查。
- 咬合调整设计。
- 牙齿制备导板（图 8-34A）。
- 诊断蜡型。
- 模拟制备（图 8-34B）。

（五）治疗方案

患者被告知不同的修复方案包括即刻修复和普通修复。

- 生物因素。
- 美学要求。
- 使用寿命估算。
- 财务预算。
- 维护事项。

在所有治疗中，患者的审美期望是至关重要的（图 8-35）。他们只有充分了解了每个修复方案的预期外观效果，才能最终确定所使用的修复方案。

RBB 通常不会作为一种临时修复的首选（图 8-36），语言描述也没法让患者对结果有一个清晰的认识，但使用下面方法可以获得理想的效果。

- 诊断蜡型。
- 复合树脂临时模型。
- 其他患者类似的修复照片。
- 通过软件图像呈现效果。

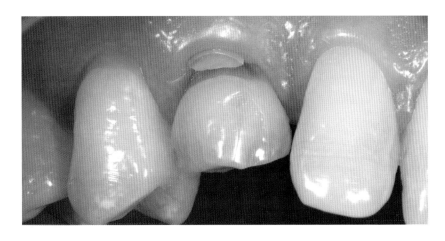

◀ 图 8–31　牙折，产生疼痛的，残存的乳尖牙

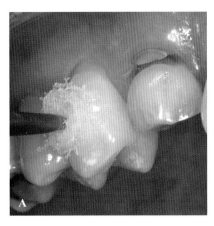
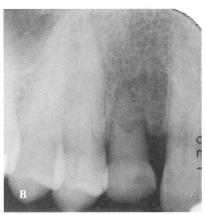

◀ 图 8–32　A. 牙髓活力检查；B. 已有的（最近的）根尖周 X 线片

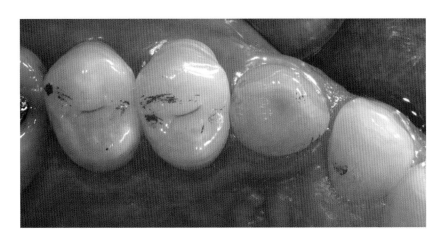

◀ 图 8–33　咬合评估

如果患者不能接受暴露金属效果，那么金属固位体就不能被列入治疗计划中。

（六）护理方案

患者对以下几点表示知情并同意。

- 将右上第一磨牙制备为基牙用来粘接并固位。
- 去除对颌过度伸长的第一前磨牙和尖牙的部分牙釉质。
- 拔除原发尖牙。
- 即刻修复为烤瓷悬臂树脂粘接固定义齿。

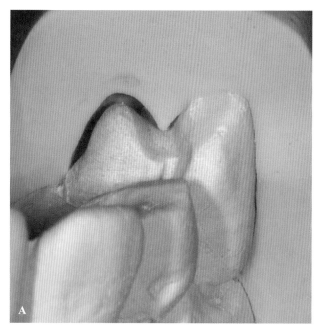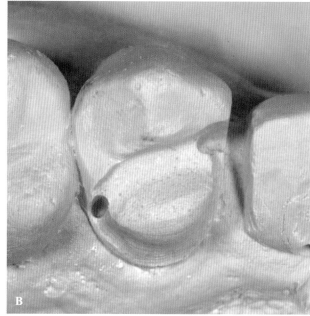

▲ 图 8-34　A. 牙齿制备导板；B. 模拟制备

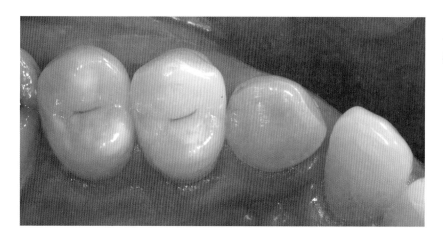

◀ 图 8-35　所有的治疗方案都包括拔除折断的乳尖牙

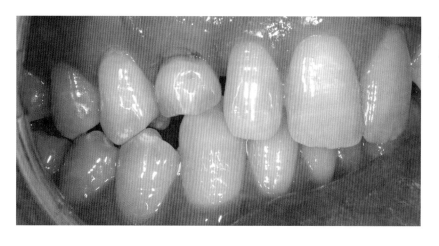

◀ 图 8-36　治疗方案：即刻更换金属陶瓷 RBB

（七）颜色比对和形态选择

修复体的颜色和形态需要提前计划。需要拍摄口腔内外的多角度照片以供口腔医生和技工人员沟通（图8-37）。

> **临床技巧**
>
> - 在较薄前牙上使用金属固位体时，合金和不透明树脂会影响基牙的透光性能。在比色时，建议在基牙后面放置一卷棉线，可以用来参考可能粘接后的外观效果

（八）牙齿制备（对殆牙）

经过研究模型并进行术前测量后调整对颌牙齿（图8-38）。

> **临床技巧**
>
> 模拟对对殆牙（邻牙）的调整，使实际操作得以简化。
> - 提供临床上无法得到的角度
> - 使得牙量制备趋于精准
> - 降低牙本质显露风险

（九）轴向制备

在基牙制备过程中，使用鱼雷形车针，对残留的原牙远中面进行了修整，以防止干扰。

在轴向制备过程中，将相邻的前磨牙用金属圈保护起来。制备仅限于牙釉质，并使用硅胶导板指导制备（图8-39）。

理想的轴向制备建议如下。
- 龈上无角肩台边缘。
- 清除轴面倒凹。
- 180°环绕保护。
- 尽量限制近端延展，避免近中露金和对邻牙远中的损伤。
- 龈缘尽量设置在可清洁的区域。
- 为合金固位体留出足够空间。
- 制备尽量使近远中斜面相平行。

> **临床技巧**
>
> - 近距离咬合照片有助于评估轴向覆盖面积，并减少倒凹和过度制备的风险

（十）殆面和邻轴沟制备

1. 殆面制备

术前模拟准备（图8-40A）可以减少咬合面。制备应符合如下要求。
- 仅限牙釉质区域。
- 设计以覆盖最大面积。
- 仅受美学和咬合制约。

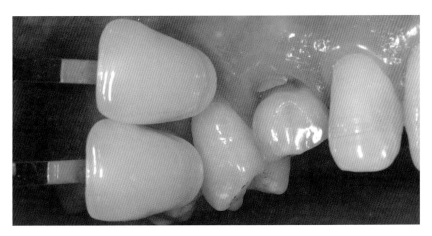

◀ 图8-37 颜色比对

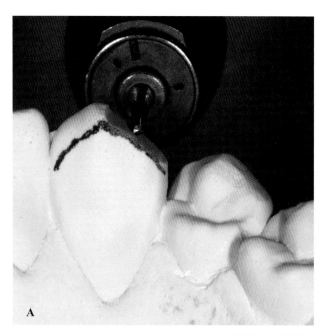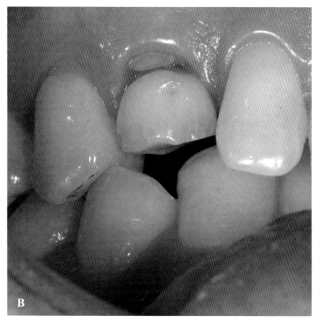

▲ 图 8-38　A. 模拟制备对颌过度伸长牙齿；B. 制备后的牙釉质情况

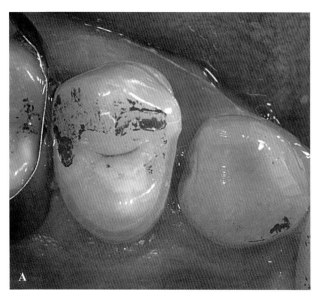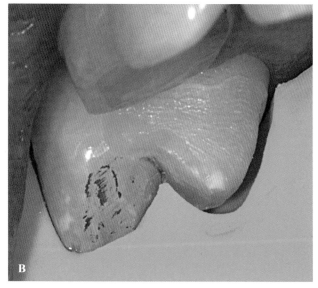

▲ 图 8-39　A. 轴向制备；B. 硅胶制备导板

2. 邻轴沟制备

使用细锥形碳化钨针在相对的近中和远中轴面制备平行的固位沟（图 8-40B），其具有以下优点。

- 增加固位形以减少粘接的压力。
- 增加铸件强度。
- 准确的定位有助于试戴和粘接。
- 弥补轴面环绕不足的情况。

（十一）印模

保持干燥并检查。龈上边缘消除了牙龈退缩的顾虑。用金属托盘及加成型硅胶材料"一步法"制取印模。评估印模的准确性，再取得一个对颌牙的藻酸盐印模来记录调整后的对𬌗牙（图 8-41）。

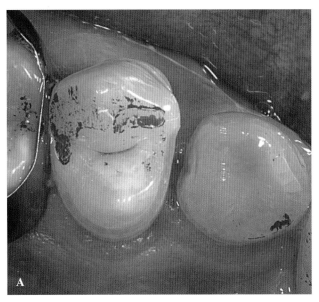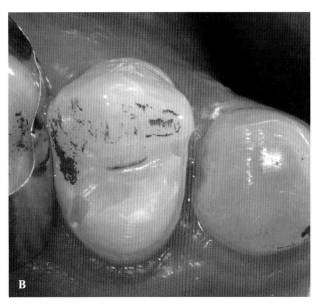

▲ 图 8-40 A. 殆面制备；B. 近中固位沟

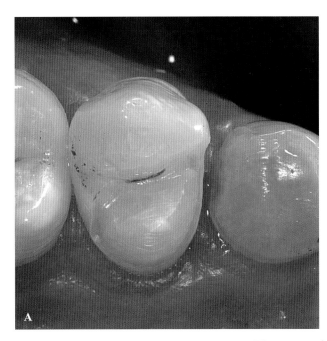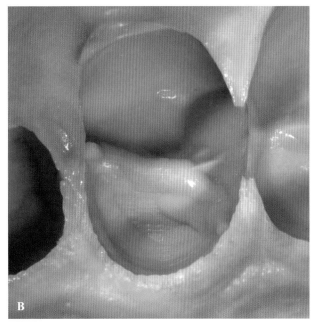

▲ 图 8-41 A. 制备完成；B. 印模

（十二）临时修复

这是通过将可流动复合树脂应用于制备完的基牙和残留的原牙上进行的。传统流动树脂相对较高的体积收缩，不用酸蚀，就允许保留在预备完的基牙上（图 8-42）。临时牙的目的如下。

- 重建已经去除的咬合接触。
- 覆盖粗糙的预备表面。

- 优化美学效果。
- 降低制剂在已显露的粗糙的牙本质部位的敏感性。

临床技巧

- 尽量缩短制备和戴牙之间的间隔将减少有害咬合变化的可能性

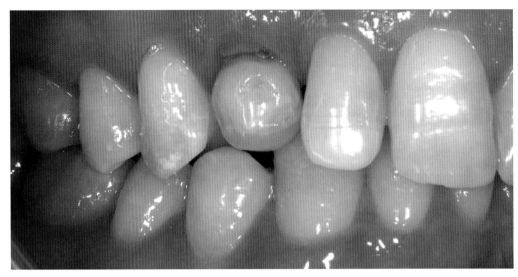

▲ 图 8-42　用流体复合材料进行拖延

（十三）模型检查

将已上好𬌗架的工作模型返给技工（图 8-43）。

- 标注制备边缘。
- 确认颌关系的准确性。
- 修改桥体区域以预估拔牙窝的正确形态。

（十四）修复体设计和制作

经验丰富的技工室经常能提供独特的分裂或桥体设计。

- 一个由翼板和桥体组成的金合金桥架。

- 一层技工树脂覆盖在桥体核上。
- 一个分离的美观瓷面粘接在桥体核上。

之所以选择这种设计，是因为只有在拔掉原牙后才能进行美学评估。如果瓷冠在试戴时被认为不满意，可以暂时将桥架固定，并在不干扰合金固位体的情况下用另一种改进的瓷冠取代。

（十五）材料

1. 合金框架

在这个例子中选择Ⅳ型金合金的原因如下。

- 金属的颜色可以提高美学效果。

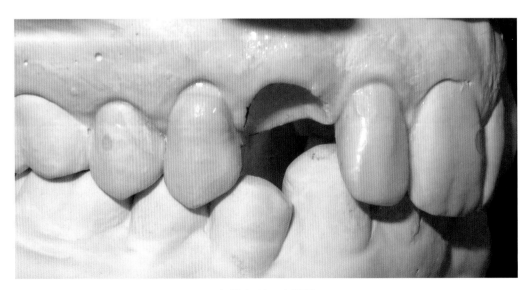

▲ 图 8-43　上𬌗架

- 对殆牙列的磨损较小。
- 优良的铸造性能。
- 金瓷结合性好。
- 生物相容性好。
- 可抛光性。
- 抗腐蚀性。
- 不含镍和铍（低过敏性）。

内粘接面采用氧化铝颗粒喷砂。这是目前最受欢迎的表面处理技术。

- 增加水门汀浸润的表面积。
- 促进了与树脂的化学反应。
- 简单且可预估。
- 不需要复杂的设备。

2. 树脂

在应用一层薄的技工树脂（Gradia，GC Corp，日本）之前，合金桥核也经过喷砂和底漆处理（Metal primer Ⅱ，GC Corp.，日本）（图 8-44）。

3. 瓷面

考虑到强度和美学，桥体瓷是二硅酸锂增强型玻璃陶瓷（E-max，ivvocar Vivadent，列支敦士登）。现代的桥体设计可能是子弹形或改良盖嵴式（图 8-45）。它们应该尽量减少软组织接触，并按如下要求设计。

- 防止食物堆积。
- 减少牙菌斑滞留。
- 便于清洁。

（十六）比色

比较桥体与相邻侧切牙的颜色。在脱水之前立即进行，否则牙齿往往偏亮，湿润之后又会恢复原状（图 8-46）。

（十七）拔牙

去除临时流动复合材料（使用锋利的器械）后，小心地取出折断的乳尖牙，以减少出血，术后肿胀和吸收（图 8-47）。

（十八）隔湿

湿度控制是口腔领域成功粘接的关键参数之一。

虽然橡皮障的使用在口腔操作中并不常见，但它被认为是控制水分的最佳方法，并具有一些重要的好处。

- 确保在整个粘接过程中完全隔湿。
- 在传递附有滑的粘接剂的修复体时，形成气道保护。
- 更好的口腔舒适度。
- 提高可视性。

橡皮障隔湿，RBB 制备小贴士

- 先用简单的修复体开始练习以增加信心
- 尽量减少橡皮障的孔洞数量

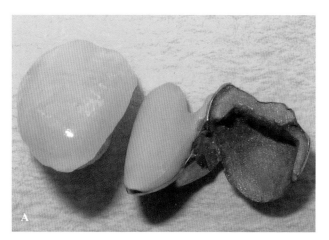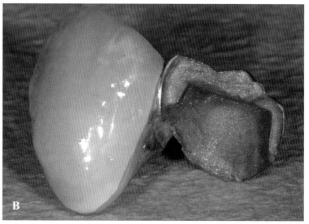

▲ 图 8-44 A. 碎裂的桥体；B. 粘接后在模型上

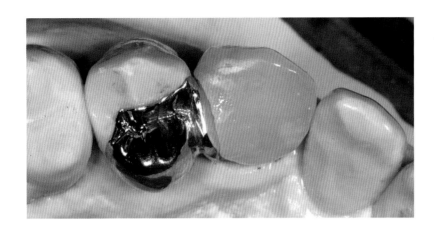

◀ 图 8-45 完成修复

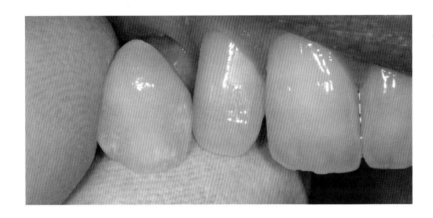

◀ 图 8-46 比色

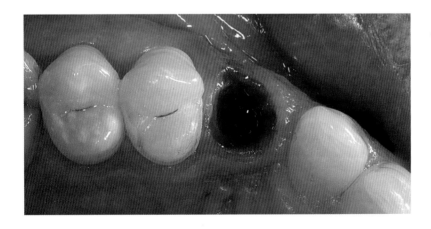

◀ 图 8-47 乳尖牙被拔出

- 通过在桥体区域的孔洞留出空间来减少橡皮障张力
- 将夹钳夹在制备牙齿的远端
- 使用专门的绳索（图 8-48）（或牙线 / 楔线）来稳定橡皮障

（十九）试戴

隔湿后，仔细清洗预备区域，使用橡胶杯中的干燥（无油）浮石去除相应的获得性膜。然后试着将固位体安装到位，并将烤瓷冠安装在固位体的桥核上（图 8-49）。

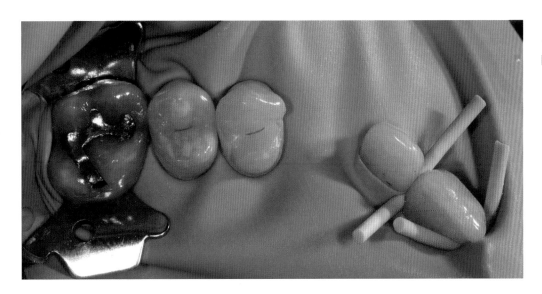

◀ 图 8-48　用橡皮障隔湿

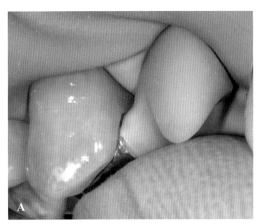
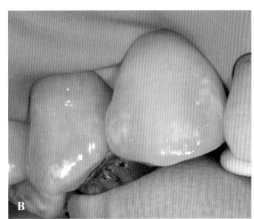

◀ 图 8-49　A. 试戴固位体；B.试戴桥体

临床技巧

● 在隔离前（非即刻修复病例）评估咬合和美观时，以及在决定是否最终粘接之前，可使用水溶性试戴膏来稳定修复体

（二十）修复体表面处理

组织面喷砂以提高与粘接树脂的结合强度。合金配件表面应该是干净的，没有任何唾液、血液、油或斑块污染物（建议用超声波装置清洗表面 2min）。

在这种情况下，固位体的试戴表面涂上了专用的表面底漆（Alloy primer，Kuraray Dental，日本），并在粘接前停留几秒钟。这已被证明可以增加与贵重合金的结合强度（但当粘接更传统的非贵重合金 RBB 时，这是不必要的）。硅烷粘接剂涂于瓷冠粘接表面（图 8-50）。

（二十一）牙齿表面处理

将制备好的牙表面用（30%～40%）磷酸凝胶酸蚀（图 8-51），轻轻涂抹 15s，以得到均匀的酸蚀效果。注意避免酸蚀超过制备边缘，过量的树脂可能会粘连，如果不对釉质造成医源性损伤恐怕难以准确去除这些树脂。

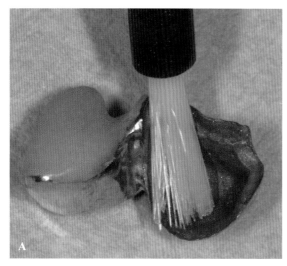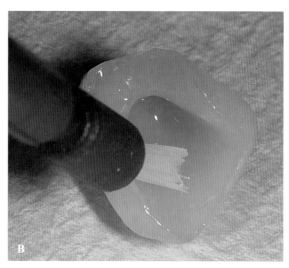

▲ 图 8-50　A. 金属固位体的表面处理；B. 瓷冠的表面处理

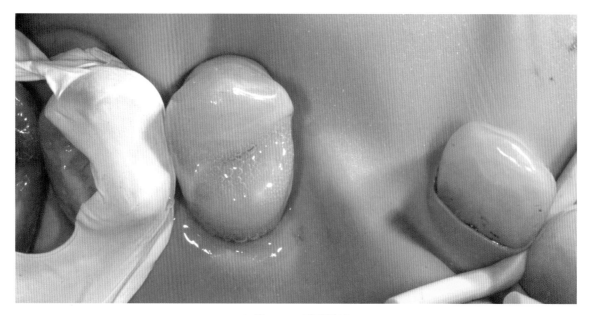

▲ 图 8-51　磷酸酸蚀

临床技巧

- 在酸蚀未预备的牙釉质，表面耐酸性较强。这种含氟的、无小柱的牙釉质表层需要更长的酸蚀时间（各种研究都提倡酸蚀时间为 30～60s）。相邻的牙齿可以用聚四氟乙烯胶带防止粘接剂过量的污染腐蚀

（二十二）清洁和干燥

彻底清洗，以去除所有酸蚀剂痕迹，并以温和的气流干燥（图 8-52）。良好酸蚀的白垩状牙釉质外观是一个令人安心的表现。微孔，高能表面将促进以下几个方面。

- 树脂突形成。
- 高粘接强度。
- 通过（较低的表面张力的）水门汀增加润湿性。

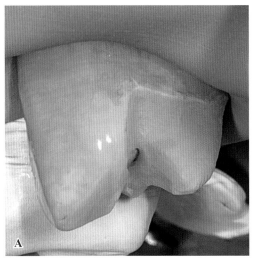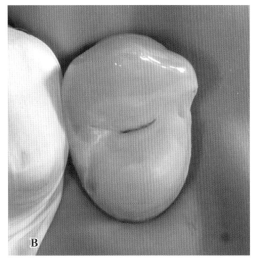

▲ 图 8-52　A. 酸蚀剂冲洗；B. 干燥的牙釉质表面白垩状改变

临床技巧（干燥）

- 向橡皮障上吹气，以测试气流是否无污染
- 定期维护三气枪和压缩机，以防止水和（或）油污染气流

（二十三）粘接剂

在这种情况下，使用了 Panavia F 2.0 双固化粘接剂系统（Kuraray Co. Ltd，日本）。将 Panavia 粘接剂（ED Primer Ⅱ）A 液和 B 液各滴入搅拌槽中，搅拌后立即涂在被酸蚀的牙齿表面（不涂在修复体表面），并静置 30s。然后用温和的气流蒸发粘接剂溶剂（图 8-53）。

临床技巧

- 粘接剂混合物必须在混合后 3min 内使用
- 避免多余粘接剂的聚集，因为这可能会加速聚合反应
- Panavia 粘接剂在这个阶段不需要光固化，因为它可能会抑制修复体的准确就位

（二十四）粘接树脂

Panavia F 2.0 双固化胶凝水门汀含有 10- 甲基丙烯酰癸基二氢磷酸酯（methacryloyloxydecyl dihydrogen phosphate，MDP），与喷砂合金表面和粘接剂形成高粘接强度。Panavia 的其他有益性能包括以下几个方面。

- 高强度。
- 高硬度。
- 低溶解度。

将等量的膏体 A 和 B 混合 20s，调配并混合后尽快涂抹到修复体的悬臂上（图 8-54）。

临床技巧

- 确保搅拌板或抹刀上没有残留的水分，这将防止减少工作时间
- 如果 Panavia 混合不充分将会导致不同的反应时长
- 可以使用计时器来记录混合时间
- 某些前牙区域，不透明的阴影可以掩盖灰色的"光泽透过"
- Panavia F 2.0 膏也可以应用于牙齿表面，当 ED 底漆 Ⅱ 加速反应时，工作时间将减少（到 60s）

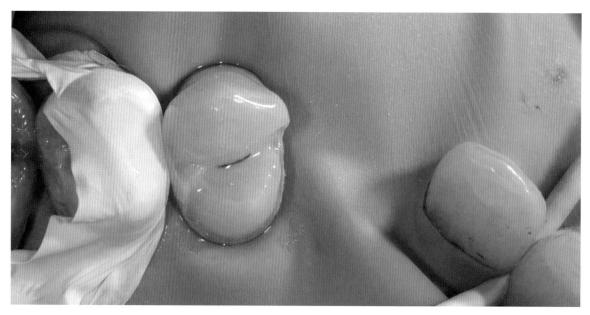

▲ 图 8-53　粘接剂的应用

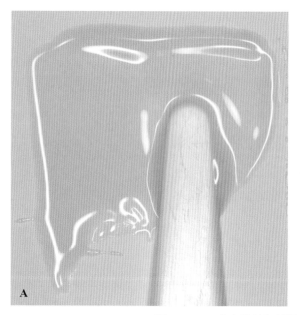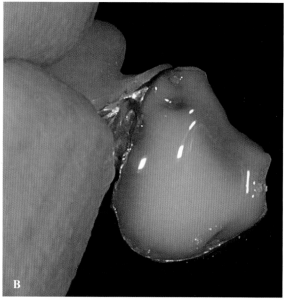

▲ 图 8-54　A. 在宽松的区域混合树脂；B. 树脂用于固定悬臂

　　注意：当使用化学固化版本（Panavia 21）时，通过大面积搅拌水门汀可以延长工作时间，因为其设置需要厌氧条件，这将防止更深层的聚合

（二十五）粘接

　　使用一次性刷去除多余的水门汀时，将树脂涂层的固位体固定到位（图 8-55）。

　　在厌氧反应充分之前，立即确认就位的准确性。多余的部分被保持在最低限度，因为 Panavia 一旦固化就很难在不损害相邻软硬组织或金属框架的情况下移除。

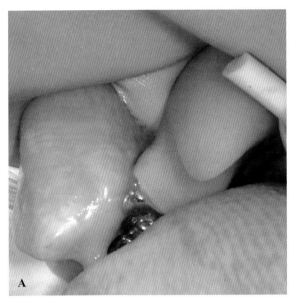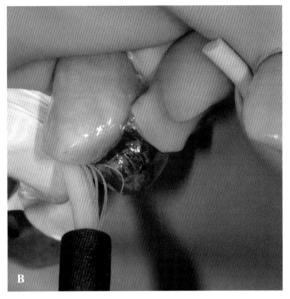

▲ 图 8-55　A. 固位体就位；B. 多余粘接剂的清除

临床技巧

- 制备的特性简化了粘接的速度和准确性
- 虽然悬臂梁很容易定位，而不会意外擦除粘接剂，但复杂的固定 / 固定金属桥架更难操作
- 在这方面，固定 / 活动设计可能被认为是最难的，特别是当制备的就位路径不同，随之而来就会导致活动部位的粘接剂污染
- 对于没有经验的从业人员，我们强烈建议他们先从简单的病例开始
- 如果采用非预备技术，粘接可能具有挑战性和难以操作。在整个操作过程中，需要一只非常稳定的手来准确定位悬臂，并牢牢地定住它
- 为了减少这一困难，桥架可以采用切向 / 袷向延伸以确定准确就位，并在就位过程中稳定桥架。这些延伸部分在就位后被切断，尽管会对新的水门汀粘接层有振动，但这种震动可以忽略不计

（二十六）双固化

在修复边缘使用阻氧剂（Oxyguard Ⅱ，Kuraray Co. Ltd，日本）之前，根据制造商的说明轻固化边缘水门汀。除了创造厌氧条件来促进化学固化，最新版本的材料还含有一种催化剂来加强固化反应。使用一次性刷头涂抹，3min 后用棉线卷和水喷雾去除（图 8-56）。

（二十七）牙冠粘接

根据制造商的说明，在桥体核上涂上一层薄薄的粘接材料。然后在冠上涂上半透明的树脂水门汀（NX3 Nexus，Kerr）（图 8-57）。

（二十八）光固化

将粘接剂局部光固化 10s（图 8-58A），并使用锋利的手持器械去除多余的水门汀。最后进行 60s 二次全角度光固化。

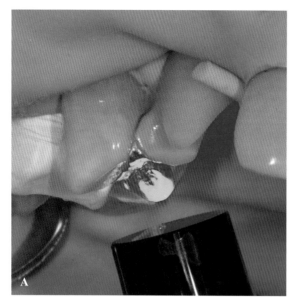
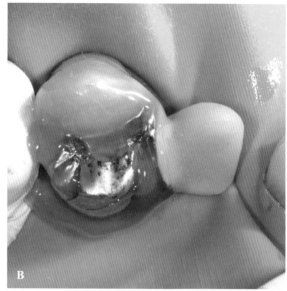

▲ 图 8-56　A. 边缘光固化；B. 阻氧剂

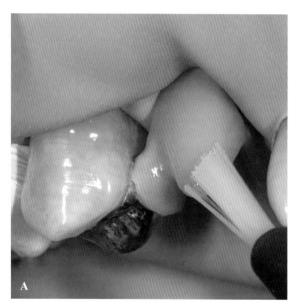
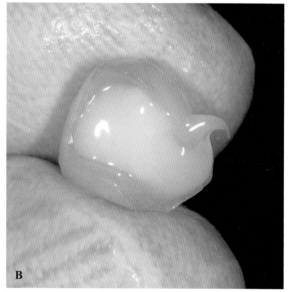

▲ 图 8-57　A. 粘接剂应用于桥体核上；B. 粘接剂涂到牙冠上

临床技巧

- 多余的水门汀也可以用金刚砂（或碳化钨）车针或抛光钻去除。为防止金属架受热和粘接层软化，必须采用轻压和大量喷水

（二十九）橡皮障移除

将橡皮障从桥体下方通过开口拉伸和剪刀切割来去除。随着橡皮障的移除，才能确认是否完全止血（图 8-59）。

（三十）美学评估

这种即刻修复技术的一个缺点是，在粘接完全完成之前，无法确认修复体是否符合美观要求。

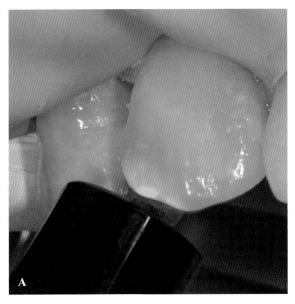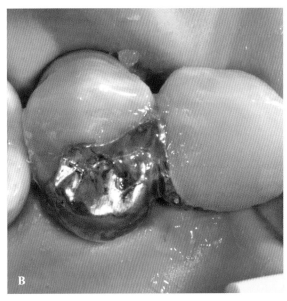

▲ 图 8-58　A. 光固化；B. 最小限度粘接剂溢出

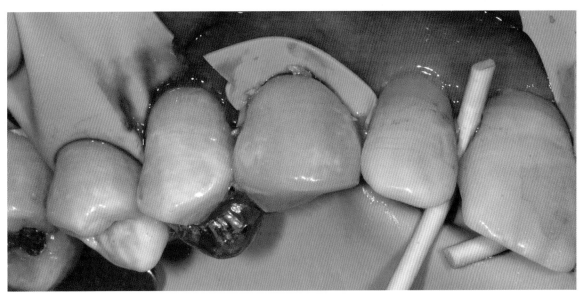

▲ 图 8-59　橡皮障移除技术

一开始就进行仔细的评估和规划对于减少外观不符合审美要求的风险至关重要（图 8-60）。

此外，在操作过程中，隔湿导致相邻牙齿脱水，导致其外观较浅。因此，只有在复查时，牙齿恢复湿润后，颜色的准确性才能被有效评估。

（三十一）咬合评估

采用咬合纸对咬合设计进行评估（图 8-61）。可以使用钻头和抛光器做微小的调整，注意不要使修复体过热。碳化钨钻比金刚砂钻更受青睐，因为金刚砂车针可能会在合金表面留下很深的划痕，而且很难抛光。

最后的咬合功能应该包括以下几个方面。
- 其他牙齿的正常接触。
- 固位体和对颌牙齿在牙尖交错位有稳定的接触。
- 短距离咬合时修复体无接触。
- 修复体边缘无接触。

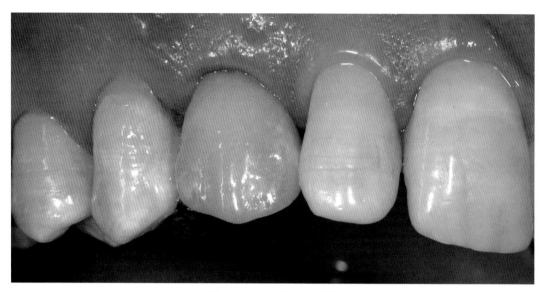

▲ 图 8-60　术后即刻美学评估

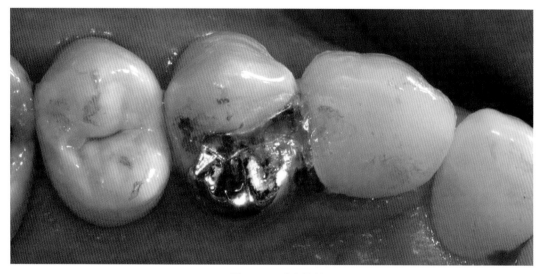

▲ 图 8-61　咬合评估

（三十二）口腔卫生

如下是有关口腔卫生的详细说明和指导（图 8-62）。

- 专用电动刷头。
- 间隙刷。
- 专业牙线。

医生应警告患者不要直接在桥体上咬硬的食物，并建议患者在进行撞击运动时戴上护齿套。

（三十三）复诊

在开始时就强调了定期复诊的重要性。树脂粘接固定义齿的检查间隔建议为 2 周（图 8-63），前 6 个月每月都要检查，因为大多数粘接事故和其他问题都发生在这一时期。

在复诊时，进行稍微地细化处理（最终去除多余的水门汀），并对修复进行了以下评估。

- 美学。
- 牙尖交错位时的咬合。

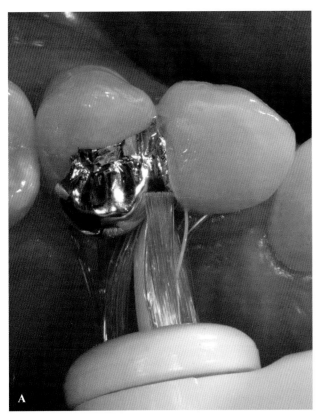

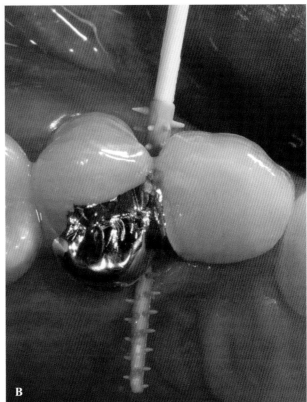

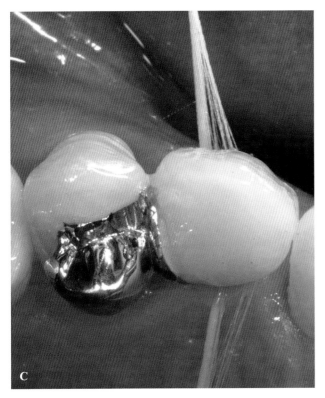

▲ 图 8-62　口腔卫生指导

A. 专业牙刷；B. 间隙刷；C. 牙线

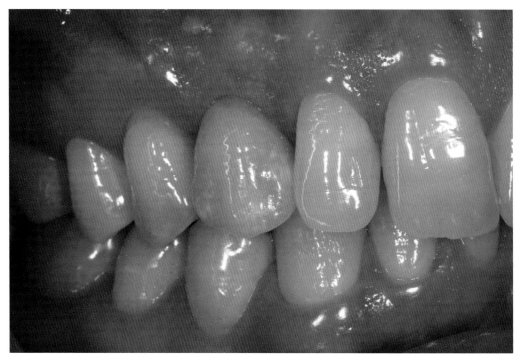

▲ 图 8-63　修复完成

- 修复体和邻牙存在的磨损面。
- 菌斑的存在（直接或使用显像剂）评估龋齿风险。
- 牙周状况，用常规方法测量并与基准记录比较。
- 基牙松动情况。
- 牙髓检测。
- 按规定时间间隔进行影像评估（附书面报告）。

在本例中，短期评估拔牙后的软组织愈合，长期评估拔牙后的吸收。这种用于即刻修复的微创间接美学技术，对患者和术者都是有益的。

声　明

作者要感谢他的技工 Adrian 和 Jacque Rollings（Mark Bladen 为临床患者 8-2 辅助设计和制作了金属框架），感谢他的导师 Adrian Shortall 和 Jim McCubbin 博士的亲情支持，以及 Richard Verdi 教授所做的手稿审查工作。

推荐阅读

[1] Burke FJT. Resin-retained bridges: fibre-reinforced versus metal. Dent Update 2008;35:521–6.

[2] Chan AW, Barnes IE. A prospective study of cantilever resin-bonded bridges: an initial report. Aust Dent J 2000;45(1):31–6.

[3] Department of health. Adult Dental Health Survey. United Kingdom, <http://www.hscic.gov.uk/pubs/dentalsurveyfullreport09>; 2009.

[4] Djemal S, Setchell D, King P, Wickens JJ. Long-term survival characteristics of 832 resin-retained bridges and splints provided in a post-graduate teaching hospital between 1978 and 1993. Oral Rehabil 1999;26(4):302–20.

[5] Gilmour AS. Resin-bonded bridges: a note of caution. Br Dent J 1989;167(4):140–1.

[6] Goldstein RE. Esthetics in Dentistry, vol. 2. 2nd ed. Hamilton, ON: BC Decker Inc; 2002.

[7] Hood JA, Farah JW, Craig RG. Modification of stresses in alveolar bone induced by a tilted molar. J Prosthet Dent 1975;34(4):415–21.

[8] Hussey DL, Linden GJ. The clinical performance of cantilevered resin-bonded bridgework. J Dent 1996;24(4): 251–6.

[9] Hussey DL, Pagni C, Linden GJ. Performance of 400 adhesive bridges fitted in a restorative dentistry department. J Dent 1991;19(4):221–5.

[10] Ibbetson R. Clinical considerations for adhesive bridgework. Dent Update 2004;31(5):254–6, 258, 260.

[11] Johnsen DC. A review of orthodontic sequelae to early first permanent molar extraction. Some promise – many pitfalls. W V Dent J 1976;50(2):9–12.

[12] Livaditis GJ. Cast metal resin-bonded retainers for posterior teeth. J Am Dent Assoc 1980;110:926–9.

[13] Olin PS, Hill EM, Donahue JL. Clinical evaluation of resin-bonded bridges: a retrospective study. Quintessence Int 1991;22(11):873–7.

[14] Rochette AL. Attachment of a splint to enamel of lower anterior teeth. J Prosthet Dent 1973;30:418–23.

[15] Shillingburg HT Jr, Grace CS. Thickness of enamel and dentine. J South Calif Dent Assoc 1973;33–52.

[16] Shillingburg HT, Sather DA, Wilson EL. Fundamentals of Fixed Prosthodontics. Chapter 28. Kent, UK: Quintessence Publishing; 2012.

[17] Shillingburg HT, Sather DA, Wilson EL. Fundamentals of Fixed Prosthodontics. Chapter 17. Kent, UK: Quintessence Publishing; 2012.

[18] Steele JG, Jepson NJ, McColl E, Swift B. Finding Ways to Improve the Effectiveness of Resin-Bonded Bridges in Primary Dental Care. Centre for Health Services Research. University of Newcastle upon Tyne. Report number 107; 2001.

[19] Tay WM. Resin Bonded Bridges: A Practitioners Guide. New York: Martin Dunitz Ltd; 1992.

[20] Van Dalen A, Feilzer AJ, Kleverlaan CJ. A literature review of two-unit cantilevered FPDs. Int J Prosthodont 2004;17:281–4.

参 考 文 献

[1] The NHS Information Centre. Adult dental health survey 2009. Available from: <www.ic.nhs. uk>; 2010.

[2] Priest GF. Failure rates of restorations for single-tooth replacement. Int J Prosthodont 1996;9(1):38–45.

[3] Goodacre CJ, Bernal G, Rungcharassaeng K, Kan JY. Clinical complications in fixed prosthodontics. J Prosthet Dent 2003;90:31–41.

[4] Tay WM. Resin Bonded Bridges: A Practitioner's Guide. New York: Martin Dunitz Ltd; 1992.

[5] Goldstein RE. Esthetics in Dentistry, vol. 2. 2nd ed. Hamilton, ON: BC Decker Inc; 2002.

[6] Aukes JN, Käyser AF, Felling AJ. The subjective experience of mastication in subjects with shortened dental arches. J Oral Rehabil 1998;15(4):321–4.

[7] Love WD, Adams RL. Tooth movement into edentulous areas. JPD 1971;25:271–7.

[8] Kiliaridis S, Lyka I, Friede H, et al. Vertical position, rotation, and tipping of molars without antagonists. Int J Prosthodont 2000;13(6):480–6.

[9] University Hospital of Copenhagen. The Dental Trauma Guide. <http://dentaltraumaguide. org>; 2010.

[10] Nelson JN, Ash MM. Wheeler's Dental Anatomy, Physiology and Occlusion. 9th ed. Philadelphia: WB Saunders; 2009.

[11] Morgan C, Djemal S, Gilmour G. Predictable resin-bonded bridges in general dental practice. Dent Update 2001;28:501–8.

[12] Rochette AL. Attachment of a splint to enamel of lower anterior teeth. J Prosthet Dent 1973;30:418–23.

[13] Djemal S, Setchell D, King P, Wickens J. Long-term survival characteristics of 832 resin-retained bridges and splints provided in a post-graduate teaching hospital between 1978 and 1993. J Oral Rehab 1999;26(4):302–20.

[14] Imbery TA, Eshelman EG. Resin-bonded fixed partial dentures: a review of three decades of progress. J Am Dent Assoc 1996;127(12):1751–60.

[15] El-Mowafy O, Rubo MH. Resin-bonded fixed partial dentures – a literature review with presentation of a novel approach. Int J Prosthodont 2000;13(6):460–7.

[16] Tredwin CJ, Setchell DJ, George GS, Weisbloom M. Resin-retained bridges as predictable and successful restorations. Alpha Omegan 2007;100(2):89–96.

[17] Livaditis GJ. Cast metal resin-bonded retainers for posterior teeth. J Am Dent Assoc 1980;110:926–9.

[18] Hussey DL, Pagni C, Linden GJ. Performance of 400 adhesive bridges fitted in a restorative dentistry department. J Dent 1991;19(4):221–5.

[19] Steele JG, Jepson NJ, McColl E, Swift B. Finding Ways to Improve the Effectiveness of Resin- Bonded Bridges in Primary Dental Care. Centre for Health Services Research. University of Newcastle upon Tyne. Report number 107; 2001.

[20] Creugers NH, Van 't Hof MA. An analysis of clinical studies on resin-bonded bridges. J Dent Res 1991;70(2): 146–9.

[21] Van Dalen A, Feilzer AJ, Kleverlaan CJ. A literature review of two-unit cantilervered FPDs. Int J Prosthodont 2004;17:281–4.

[22] Goodacre CJ, Campagni WV, Aquilino SA. Tooth preparations for complete crowns: an art form based on scientific principles. J Prosthet Dent 2001;85(4):363–76.

第9章 缺失牙的微创修复：牙色修复材料

Minimally Invasive Replacement of Missing Teeth: Part 2–Tooth-Coloured Materials

L. MACKENZIE 著

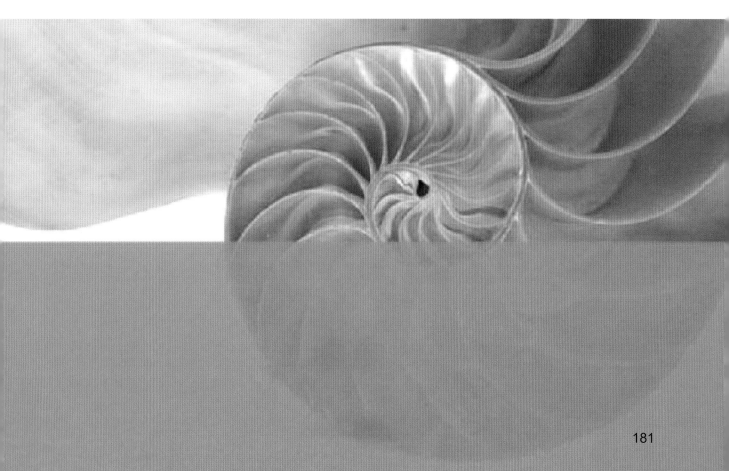

一、概述

为了满足患者和口腔专业人士对更美观的口腔材料的需要，未来的口腔修复很可能完全由牙齿颜色、不含金属的修复组成。目前正在世界范围内进行严谨的研究和开发，以设计和测试与金属修复物理特性相当、近似天然牙齿结构的口腔材料，使它们能够承受口腔环境的复杂功能力，并满足与患者自然牙齿匹配的美学需求。

除了美学需求和口腔修复体的长期生存率外，口腔专家不断探寻可以实现的新技术，能够最大限度地保存牙齿组织并且在修复失败时不会产生严重后果。

本章继续前面一个的主题，但描述了使用复合树脂和高强度陶瓷修复牙齿的最新的创新的方法。

二、使用复合树脂微创修复牙齿

自从复合树脂的出现，已经彻底改变了许多修复程序，并推动了微创技术的使用[1]。最新的方法是使用含有纤维的复合树脂制作修复体以增强其物理性能[1, 2]，这是目前唯一可以让口腔医生直接在口腔内制作足够强度的美学树脂粘接固定义齿的技术[2]。

虽然这些技术仍被认为是处于试验阶段[3]而且只有少数的长期临床研究，但经验丰富的临床医生给出了这些修复体不错的存留率报告[4, 5]（图9-1），尤其是那些在口内制作的修复体[4]。随着设计参数和材料的不断研究和优化，这些令人鼓舞的统计数据可能会进一步升高。

自引入以来，复合树脂最早的应用之一是将刚拔出的牙齿或义齿与相邻的基牙粘接来治疗牙齿脱落[6]（图9-2和图9-3）。虽然这些技术可以用作即刻的临时修复方法，但由于丙烯酸和牙釉质之间的粘接力较差，以及复合树脂连接体的脆性，不能期望它们有很长的临床寿命[1]。图9-4展示了一个用来克服这些缺点的创新的技术。该

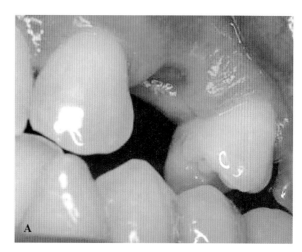

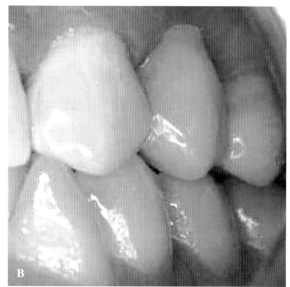

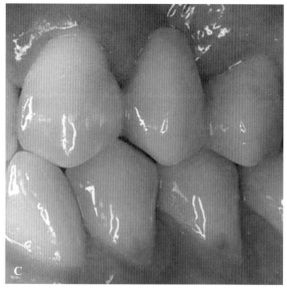

▲ 图 9-1　微创纤维增强复合材料树脂粘接固定义齿 FRC-RBB

A. 术前；B. 术后；C. 修复后 10 年（经许可转载，图片由 P.Vallittu 教授提供）

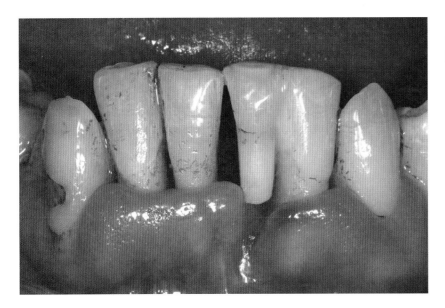

◀ 图 9-2　刚拔除的牙齿可以粘接到相邻的牙齿上

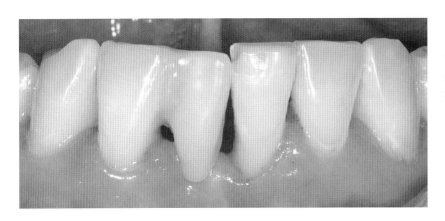

◀ 图 9-3　复合树脂可用于临时粘接丙烯酸树脂人工牙
经许可转载，图片由 D.G. Perryer 教授提供

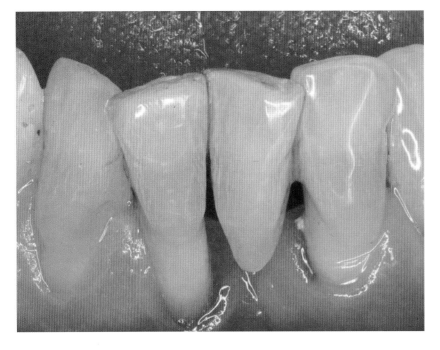

◀ 图 9-4　拔除的下切牙通过非贵金属腭（舌）侧翼板固位与 2 个（未制备的）相邻的基牙粘接，27 年后的外观
经许可转载，图片由 J. McCubbin 博士提供

技术使用一个腭（舌）侧金属支架支撑与其粘接的一个刚拔出的牙齿，并用树脂材料与两边的邻牙粘接。

（一）纤维增强复合材料树脂粘接桥

自 20 世纪 60 年代以来，各种制造业都在使用具有金属合金强度的纤维[1] 以加强复合材料的强度。纤维增强修复技术于 20 世纪 90 年代被引入[7] 治疗一些常见的牙齿问题，如修复缺失的牙齿。

使用纤维增强复合树脂粘接固定义齿（FRC-RBB）修复牙齿的方法可以分为口内直接制作的方法（直接 FRC-RBB）和我们更熟悉的间接法（间接 FRC-RBB）。也可以采用半直接技术，其中桥支架上的部分制作可以在椅旁或技工室中进行，目的是简化口内制作。这两种技术具有共同的优缺点，并且临床适应证也基本相同。

1. FRC-RBB 的适应证

FRC-RBB 是一种多用途修复体，可用于暂时的或长期的美学修复；它们能够使用微创技术完成，特别适用于在生物学或经济上没有其他选择的替代治疗方案（图 9-5）。

FRC-RBB 可用于针对以下情况下的美学修复。

- 基牙完好或经过微创修复。
- 前牙拔除或外伤后缺牙的即刻美学修复。
- 金属底色影响美学效果。例如，传统 RBB 的金属翼板可能会在薄的前牙基牙上产生灰色"透光"（shine-through）[1]。

- 发育中的牙列的间隙保持，以简化未来的正畸或美学修复干预[9]。

FRC-RBB 可用于临时修复以下几个方面。

- 作为不昂贵的，长期的临时修复，同时稳定口腔健康。
- 延迟更加侵入性的治疗，如种植[9]。
- 在种植体植入后的愈合期作为保守的过渡性修复[9]。

> **临床技巧**
> - FRC-RBB 的使用通常会保留未来选择所有其他的修复的机会

FRC-RBB 可用于其他修复方案遇到以下问题的临床情况。

- 粘接修复体可以补偿基牙固位和抗力形的不良。
- 基牙存在不良的扭转，并尽量减少牙齿的制备。
- 基牙松动可能导致取模和粘接的不准确，或者限制刚性修复体的预后[9]。
- 在生物学上或经济上无法接受种植的。

FRC-RBB 也可用于患者因过敏或心理原因不接受金属修复的需求。

2. FRC-RBB 的禁忌证

(1) 隔湿控制：与所有的粘接技术一样，在整个过程中不能保持隔湿，几乎肯定会造成早期失败。

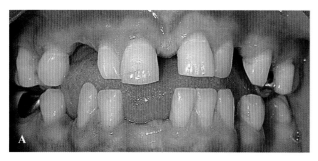
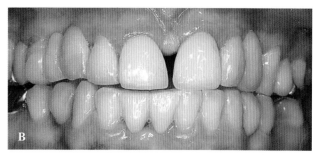

▲ 图 9-5　微创 FRC-RBB 修复多个无牙区域
经许可转载，图片由 A.C. Shortall 博士提供

(2) 功能禁忌证：在以下临床情况下，也应避免使用。

- 没有足够的空间来容纳足够体积的纤维支架结构。
- 牙齿缺失 / 移动导致的缺牙区跨度很长。
- 由于功能载荷较高，后牙区使用具有更高的早期失败风险。
- 严重的口腔功能异常的患者，非完全刚性的支架无法承受[9]。

临床选择在 FRC-RBB 时，考虑相对于其他技术的潜在优缺点也很重要（框 9-1）。

框 9-1　FRC-RBB 的优缺点

FRC-RBB 的优点[1, 2]

- 可以在一次就诊中即刻修复缺失的牙齿
- 通常需要很少（或不需要）的牙齿制备
- 通过完全使用牙改色材料来改善美学
- 填充树脂与桥支架的粘接力更强[4]
- 费用更低（无须加工费、印模费）
- 适用于不成熟大髓腔、牙齿半透明的年轻患者
- 适用于不接受手术治疗或费用较高方案的老年患者
- 避免了经常局部麻醉
- 修复体出现问题很容易修理[4]
- 可以根据不同的功能设计灵活排列纤维，以满足物理性能要求
- 针对基牙松动的修复更灵活，不增加影响牙齿 / 修复界面应力[4]
- 较低的弹性模量减少对殆磨损
- 较高的患者满意度

FRC-RBB 的缺点[1, 2]

- 直接操作对技术敏感，需要进行培训
- 技工所制作需要技师学习这种新技术
- 长期表面光泽美学效果不如瓷修复
- （迄今为止）报告的寿命不如金属陶瓷（尽管存留率统计数据正在提升）
- 最佳的设计和临床规范尚未确定
- 随着时间的推移，吸水性会降低修复体的疲劳极限[9]
- 比其他修复方法更容易形成菌斑堆积
- 较低的费用可能会降低患者优化修复治疗的可能性[4]

(3) 技术敏感度：直接 FRC-RBB 是目前唯一的，实现功能恢复和美学修复，微创或不需要基牙制备，并可以在一次就诊完成的修复方法[2, 9]。

有人认为，这种方法可能对普通医生来说过于技术敏感。然而，临床病例 9-1（见后文）描述了如何使用专门的材料、设备和简单的就位技术可以用来实现快速、高效和可见的缺失牙齿修复，临床病例 9-2 描述了英国口腔学校实习生提供的间接法修复技术。

3. 纤维增强原理

纤维增强通过阻止可能导致修复失败的裂纹的形成和传播来增强物理性能[1]，这种纤维支架可以被认为有点类似于金属 - 陶瓷桥中的合金。影响玻璃纤维增强复合桥性能的各种临床重要因素非常明确（框 9-2）。

框 9-2　影响 FRC-RBB 增强性能的因素

- 纤维类型
- 修复体内含纤维的数量
- 纤维 - 树脂界面的粘接
- 纤维的排列方向
- 纤维在修复体内的位置
- 修复体表面树脂材料

(1) 纤维类型：FRC-RBB 使用的材料在结构、直径和单个纤维束的排列方式上各不相同。所使用的主要材料如下所示。

- 玻璃纤维。
- 超高分子量聚乙烯。
- 聚对苯二甲酰对苯二胺纤维。

在欧洲，最为广泛接受的设计采用了在二甲基丙烯酸甲酯 / 聚甲基丙烯酸甲酯树脂基质中嵌入连续单向玻璃纤维束[10]。

(2) 纤维数量：最常见的失败模式是覆盖在纤维上刚性较低的贴面复合材料断裂，由于框架支撑不足导致。通过增加横截面的直径来实现最佳的支架强度。修复过程中纤维的数量越多，其对断裂的抵抗力就越大[5, 8]。然而，加入太多的纤

维，会导致在成型和抛光过程中纤维显露，这将导致纤维－树脂界面的降解，并降低修复体寿命。

（3）纤维与基质的粘接：理想情况下，增强纤维应粘接到包裹的更柔软树脂基质材料中[1]。纤维－树脂界面的粘接可以让负载转移到纤维上，并增加它们对被拉出的阻力。粘接不良纤维承受的负载很少，因为材料内部存在空隙。

因此，纤维支架被粘接树脂有效地渗透（浸湿）是很重要的[1, 4]。影响因素包括纤维结构*和浸润方式。如在生产过程中预先浸渍润湿剂[8]，StickTech（Finland），或者要求口腔医生或技师在操作过程中手动涂抹粘接剂进行浸润，如 Ribbond（WA，美国）（图 9–6）。

（4）纤维方向：玻璃纤维束的方向影响了对贴面复合材料的增强。编织后的纤维提供了多方向的增强，单向纤维可以放置在载荷最大的区域，预计应力最大的方向[1]。

（5）纤维支架在桥体中的位置：纤维应放置在修复体内最有可能抑制裂纹扩散的位置和方向。对 FRC 试样中发生的应力的大小和方向负载阻抗研究[11–13]（图 9–7）显示，对于固定/固定桥设计包括以下几个方面。

- 桥体内的纤维应放置在修复体承受最大张力的位置[1, 9, 11–13]。桥体的拉伸面最接近牙龈，所以大部分纤维应该放置在这里，在牙龈侧留下足够的放置贴面复合树脂的空间。

- 纤维的定位也应加强近中连接体区域，这是另一个高应力的区域[5, 12]。

（6）贴面复合树脂：贴面复合树脂的组成对最终修复体的刚性和寿命有显著影响[13]。使用混合或微填充复合树脂的研究表明，纤维与粘接剂、贴面复合材料之间相容性对于效果最大化非常重要。

当使用直接技术时，各种遮色和染色树脂可以用来帮助匹配相邻的天然牙齿的美学（图 9–8）。

对于间接的 FRC-RBB，与复合树脂填充水门汀的粘接质量也至关重要。贴面复合材料应在以下方面达到最佳。

- 阻止纤维支架的折裂能力。
- 纤维支架与贴面复合材料的共聚合作用。
- 物理特性。
- 磨耗性能。
- 美学特性。

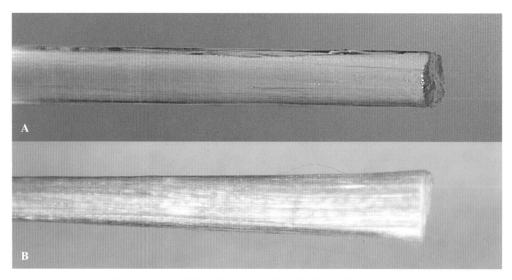

▲ 图 9–6　为树脂粘接固定义齿支架结构而设计的单向玻璃纤维束

A. 预浸润树脂的单向玻璃纤维束；B. 未浸润树脂干燥的单向玻璃纤维束

---

*. 由于这些树脂对光敏感，使用前需要保存在防光箔中，以保持它们柔软的非聚合状态。

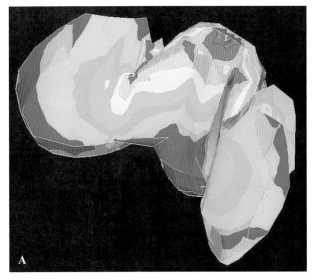

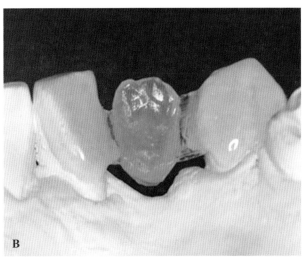

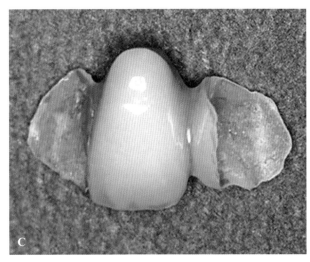

▲ 图 9-7　纤维增强复合材料的实验室测试可帮助优化修复设计

经许可转载，图片由 A. Shinya 教授提供

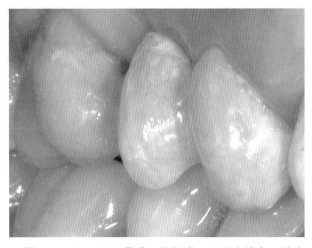

▲ 图 9-8　FRC-RBB 是唯一的技术，可以直接在口腔内制作可靠的美学树脂粘接固定义齿

经许可转载，图片由 P. Sands 博士提供

4. FRC-RBB 设计

目前正在进行的临床试验和实验室研究的结果为口腔医生提供了一系列 FRC-RBB 的优化指南。在设计修复方案时，应考虑以下参数。

(1) 牙齿制备：这些技术通常很少或不需要牙齿制备。与其他形式的桥架一样，基牙最好没有经过修复或经微创修复。对现存的修复，则可将其去除。

● 为纤维支架提供足够的空间。

● 提高固位力和抗力形。

● 防止粘接固位体的过度外凸。

(2) 框架设计：直接和间接法的 FRC-RBB 均推荐采用双固定设计。由于它是成功的一个关键的决定因素，设计应该允许大量辅助纤维包含在修复体中。

(3) 固位设计：固位设计是一个值得大量研究的课题 [14-18] 并且通常是基于基牙的状况和修复状态。口腔医生应选择能够最大限度地保存牙齿组织的形式。它们可以有以下几种。

● 外冠（全覆盖 / 部分覆盖）。

● 表面固位。

● 嵌体保留。

● 混合 / 组合设计。

具体设计如下。

①外冠：尽管牙齿制备更具侵入性，但部分和全覆盖固位的更有希望存留 5 年以上。②表面固位：表面固位的修复体（图 9-9）是最保守的选择，在咬合情况有利，有足够的空间的放置材料时考虑。如果有可能造成咬合干扰，则可以进行少量制备（理想情况下仅限于牙釉质），以优化纤维数量。对于表面保留的修复体，存活概率较低 [2]，它们有更高的脱粘的风险 [5]。确保患者接受这种类型的修复需要维护的口腔健康和正确的口腔卫生方法。③嵌体固位：嵌入型空腔已被证明是有利于抵抗旋转力 [5]。具体尺寸没有标准，但 2mm×2mm×2mm 的空腔被认为是足够的 [5]。对于磨牙，建议至少使用两束纤维，通常可以通过去除现有的修复填充物来创造空间。④混合设计：这些技术的好处之一是它们是灵活的，可以适应各种临床情况，可以实现最保守，微创的设计（临床病例 9-1）。

5. FRC-RBB 的寿命

虽然 FRC-RBB 仍然被认为是试验性的修复体 [3]，世界各地许多中心在 ≥ 4 年的临床评估都显示出了令人鼓舞的结果，使用了一系列包含纤维量很高的支架设计的修复体。尽管目前可用的临床数据时限相对较短，但这些技术显示，随着设计的改进和医生运用复合树脂的技术的提高，存留率有望得到提高 [4]。

失败：虽然在实验室中很难模拟复杂的临床负荷情况，但体外负荷测试可以通过以下研究来帮助预测可能的失败模式。

- 当试样承受重复载荷时，随时间变化的抗疲劳性。
- 吸水性的长期影响。
- 修复体应力集中的区域。

当评估使用一种新技术的修复体失败时，诊断失败的原因是很重要的。这将为改进修复体或修理修复体提供信息，并可以延长它们的寿命。

据报道，最常见的失败模式是修复体折裂 [5]。这最初发生在更脆的贴面复合材料中，并传播到纤维中 [9]，造成贴面树脂材料的断裂和大块树脂的缺失。

超高分子量的编织纤维支架比那些玻璃纤维支架更不易断裂。贴面复合材料的断裂是这些修复体的主要失败形式（图 9-10）。仔细分析和记录出现的失败形式，会使未来的修复体支架设计更有效地支持贴面复合材料。

复合材料比合金和陶瓷材料的最大优点之一是，修复体出现问题通常易于修理，临床修理技术可用于延长修复的功能寿命 [4]。

应定期对 FRC-RBB 患者进行定期复诊，并进行以下评估 [9]。

- 贴面复合材料的断裂 / 缺损。
- 复合材料和支架的断裂。
- 边缘破损。
- 边缘着色。
- 磨耗情况。
- 解剖形态。
- 表面完整性 / 纹理 / 光泽。

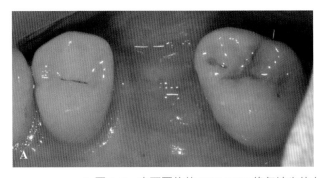
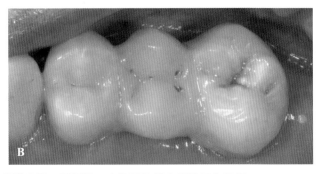

▲ 图 9-9　表面固位的 **FRC-RBB** 修复缺失的上颌前磨牙，保留了 **2** 个基牙的所有天然牙齿组织

经许可转载，图片由 P. Sands 博士提供

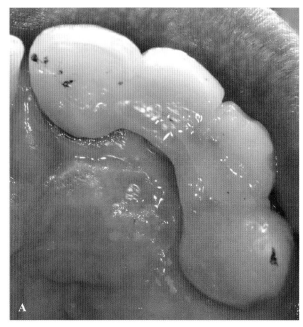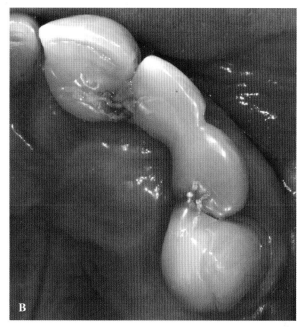

▲ 图 9-10　A. FRC-RBB 修复 2 颗前牙；B. 几年后由于贴面复合树脂断裂而失败

- 色度 / 颜色稳定性。
- 牙菌斑水平，牙龈炎症。

三、用全瓷材料微创修复牙齿

（一）概述

美学已被证明是对影响患者缺牙修复满意度的主要因素。随着对全瓷冠的积极肯定，现在有一系列的全瓷修复系统可以用于固定桥，它们被认为是很可能替代烤瓷修复[19]。

全瓷桥的使用目前还有一定争议，金属－陶瓷修复体仍然被认为在可预测性方面是最优的[20]。对不同陶瓷材料进行的临床和实验室测试是口腔科材料研究中进展最快的领域之一；长期的临床数据将为患者选择提供更具体的指导，以提供可预测、功能和美学上的成功。

（二）全瓷 RBB 材料

各种口腔科陶瓷已经被提倡用于口腔科固定桥，其特性现在正在接近美学和微创修复缺失牙的需要。以下重点介绍使用氧化锆－氧化钇陶瓷来制造高性能的固定桥的最新进展情况。

氧化锆－氧化钇桥

氧化锆是一种具有细粒度多晶微结构的高强度陶瓷[19]。因此，自 2002 年引入口腔科以来，在美学、承重的修复方面一直有相当大的需求。

一些氧化锆基修复系统含有一种额外的稳定氧化物，最常见的是基于化学元素钇[19]。所合成的材料被称为钇四方氧化锆多晶体（yttrium tetragonal zirconia polycrystal，Y-TZP）。在陶瓷中它的抗折裂性最高，其修复体最薄部分能够承受的载荷比口腔产生的载荷高许多倍[19]。

长跨度桥可以完全由高强度 Y-TZP 制造，但这可能会影响美观，因为纯氧化锆是白色的。因此，大多数全瓷修复是由一个高强度氧化锆框架和传统美学瓷的覆盖饰面组成。在选择全陶瓷材料进行缺失牙的间接固定修复时，要以口头和书面形式充分告知患者它们的优缺点，这非常重要（见下文）。

（三）全瓷桥的优点[19-21]

1. 强度

桥对抗机械应力性能（弯曲强度）取决于框

架中使用的陶瓷类型和用于覆盖它的美学贴面瓷。每一层的相对厚度也很重要，贴面和明显更强的 Y-TZP 核之间的粘接强度也很重要[19]。

2. 硬度

Y-TZP 框架具有较高的弹性模量。这减少了贴面瓷层的应力，并增加了整个修复体的承载能力。长石贴面瓷相容性可以匹配底层框架的弹性模量和热膨胀系数。

3. 抗折裂性能

在全瓷桥中观察到的最常见的失败模式是脆性的贴面瓷的破损或折裂，这可能延伸到框架，通常发生在到桥体 / 框架连接体区域。这是由于龈面的拉应力导致材料内预先存在的微裂缝扩散的结果[20]。

微裂纹主要源于支架 / 贴面界面[20]，其厚度比是控制裂纹起始点和潜在失败的主要因素。因此，必须优化层的厚度，以确保陶瓷贴面处于压缩应力下，核心框架处于拉伸应力下。

4. 相变增韧

Y-TZP 框架增强了限制裂纹扩展（断裂韧性）的能力，因为该材料具有一种独特的特性，被称为相变增韧（transformation toughening）。

当拉伸应力施加于 Y-TZP 时，它产生局部体积膨胀（3%～5%）。由此产生的局部压缩力挤压裂缝末端，以抵消和阻止传播的裂纹[20]。

5. 导热性

由于陶瓷是绝缘体，与金属 – 陶瓷相比，全瓷桥在某些临床情况下可以提供更大的护髓作用。

6. 生物相容性

氧化锆材料最初用于髋关节置换术，广泛的评估表明，它们对生物组织具有良好的耐受性，对金属合金（如镍、钯）过敏的患者是一种很好的替代方法。

与其他高强度陶瓷相比，锆框架也表现出更好的化学和尺寸稳定性，因为它们没有玻璃成分，该成分已被证明更容易被唾液腐蚀[20]。此外，贴面瓷也可以上釉，以减少对颌天然牙的可能的磨耗。

7. 放射不透明度

氧化锆与金属具有类似的放射性不透明度，与其他牙齿颜色的材料相比，可以改善长期的放射影像伪影。

8. 美观

全瓷材料提供了更高的半透明深度，允许更多自然光穿透整个修复体。这就不需要白色遮色层来掩盖灰色金属结构。

贴面陶瓷还应匹配内冠材料的光学特性，并模仿相邻天然牙齿在色调、色度值和半透明度方面的多色外观（图 9-11）。

虽然可能需要牺牲额外的牙齿组织，为陶瓷

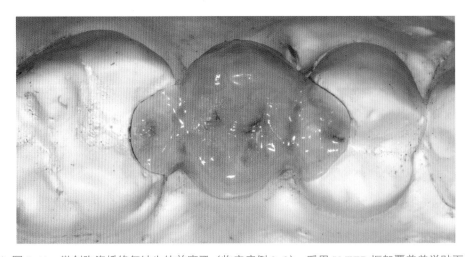

▲ 图 9-11　微创陶瓷桥修复缺失的前磨牙（临床病例 9-3），采用 Y-TZP 框架覆盖美学贴面瓷

的强度和美学所需的额外厚度腾出空间，但龈上修复线通常不会影响整体美学[19]。

在金属框架可能影响美学的临床情况下，全瓷桥是有用的，包括以下几个方面。

- 薄的 / 半透明的前牙。
- 需要咬合覆盖的病例。

因为不需要金属翼板，在某些与固位体很少 / 没有接触的区域，可以采用更保守的全瓷桥修复方式，如修复缺失的下切牙。

9. 边缘密合度

良好的边缘密合是预防以下情况的关键。

- 水门汀溶解。
- 微渗漏。
- 牙菌斑积累增加。
- 继发性龋风险增加。

CAD/CAM 技术（图 9-12）被越来越多地用于全瓷修复体的制造[20]，目前有 > 20 个铣削系统提供的修复体，颈缘密合性在临床可接受的范围内（图 9-13）。

虽然可用的软件、硬件、相机、扫描和切削设备都有固有的局限性[19]，技术进步将提高在边缘和内部的密合精度。

（四）全瓷桥的缺点

尽管有优势，但目前以下临床情况是全瓷桥的禁忌证。

- 没有足够的空间容纳所需的连接体尺寸（如安氏二类 2 分类错𬌗）[20]。
- 在接触区域上有很大的局部应力[20]。
- 整个粘接过程无法很好隔湿。

陶瓷树脂粘接桥与金属 - 陶瓷桥有许多相同的缺点。

- 氧化锆框架的天然白色可能会在某些情况下影响美学。
- 椅旁调整很难有效地抛光。
- 如果需要进行重大修改，修复体无法进行分隔和焊接[20]。
- 失败的修复体难以去除。
- 缺乏明确的设计指导原则。
- 缺乏长期的临床研究[20]。

1. 寿命

虽然报道的全瓷桥的存活率在变化，但是正在进行的临床研究的数据显示了希望[20]。后续的试验可能会进一步优化患者选择，包括材料的选择、制造技术、设计因素和对美学瓷贴面的支持[20]。

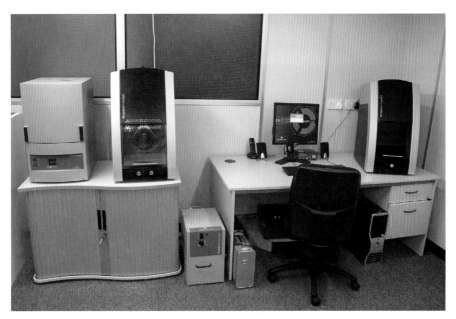

▲ 图 9-12　用于间接修复体设计和制造的 CAD/CAM 技工室设备

经许可转载，引自英国 A & J Rollings 口腔科技工室

2. 失败

与其他形式的固定桥一样，可能应部分或全部脱粘、继发龋和（或）牙周病导致失败。然而陶瓷 RBB 的主要失败模式如下。

- 在牙体和固位体之间连接体处的断裂[26]。
- 瓷贴面的碎裂。

CAD/CAM 技术可以用于针对特定的材料和不同的临床情况优化框架和连接体设计（图 9-14）。

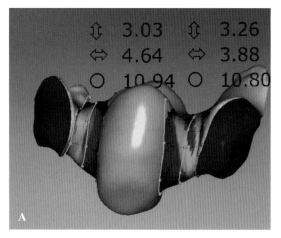

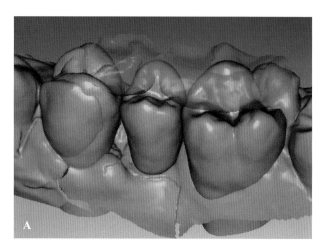

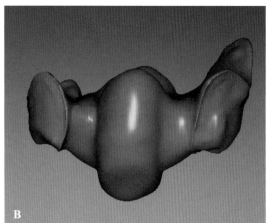

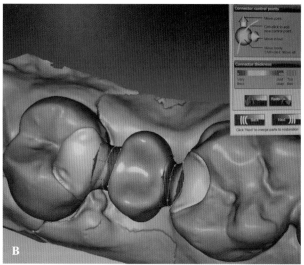

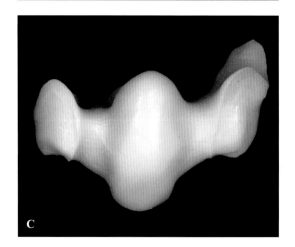

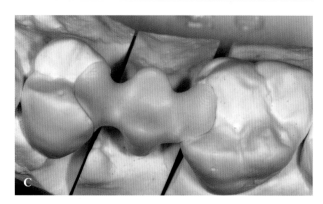

▲ 图 9-13　Y-TZP 框架全瓷 RBB 的设计和制作

A. 连接体的设计；B. 数字框架设计；C. 已完成的框架（经许可转载，图片由 A&J Rollings 提供）

▲ 图 9-14　设计和制作阶段，优化全瓷桥的连接体强度 经许可转载，图片由 A&J Rollings 提供

Y-TZP 框架可以减少无法修复的折裂，损坏的修复体通常表现出贴面瓷的小块折裂[19]。

与传统的体外抗折裂试验相比，当陶瓷修复体在模拟临床条件的实验中进行测试时（例如，使用间歇性动态循环力、人工唾液、温度波动和湿度控制）[19]，结果表明断裂载荷更低。这些更贴近临床的数据将有助于医生未来设计和制造全瓷桥。

四、临床病例 9-1：直接法纤维增强树脂粘接固定义齿

主要参考文献：用于纤维增强复合树脂微创粘接修复固定义齿的优秀临床指南[19]，由 StickTech（GC）提供。

（一）病史

患者女性，80 岁，出现上颌侧切牙冠折，剩余牙根伴牙龈下龋病（图 9-15）。提供的所有治疗方案，如种植修复或根管治疗后桩冠间接修复，但由于经济原因被拒绝。

（二）修复计划

由于美观的原因，必须立即修复缺牙，根据以下有利的临床条件，决定拔除龋坏的残根并采用直接法 FRC-RBB（图 9-16）。

- 剩余的齿列相对完整。
- 良好的咬合稳定性，没有功能异常的证据。

- 对颌为放置大量纤维支架提供了充足的空间。
- 牙周状况健康。
- 最小化修复的基牙能够提供足够的牙釉质粘接。
- 可以去除右上颌中切牙的远端Ⅲ类洞填充物形成嵌体固位，其生物学成本可以忽略不计。

（三）设计

由于桥体设计是临床性能成功的关键因素，选择了以下设计方案。

1. 固定 / 固定设计

推荐所有 FRC 桥使用，无论是直接的还是间接的，因为它提供了更多的支持，并为粘接提供了更大的表面积。悬臂 FRC-RBB 的寿命较差，用于临时修复或另一端基牙存在松动等不适宜情况。

2. 固位体设计

该方案包括尖牙上的非侵入性表面固位体和中切牙上的嵌体固位体，需要最少的牙齿制备。

临床技巧
- 选择了混合贴面复合树脂的强度和美学性能。通过光固化邻牙唇侧表面的材料样品进行比色（图 9-17）。这是在隔湿前完成的，没有经过酸蚀和粘接，因为牙齿在手术过程中会脱水和变亮

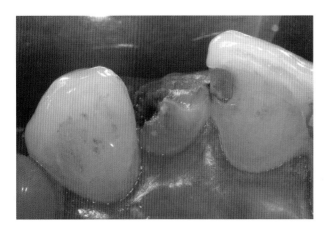

▲ 图 9-15　侧切牙折断，出现龋齿

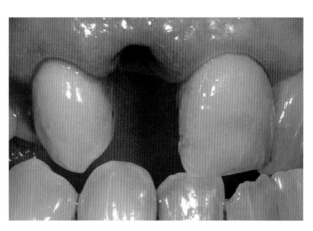

▲ 图 9-16　治疗计划：直接法 FRC-RBB

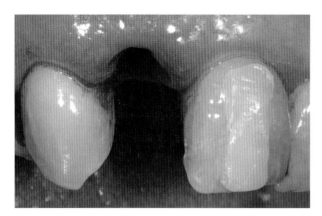

▲ 图 9-17　复合树脂比色

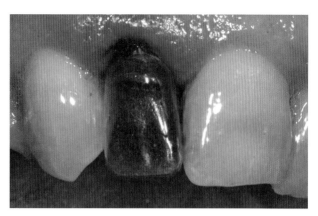

▲ 图 9-18　用于牙体制作的冠部成型器

（四）技术要点

- 在拔牙窝中塞入可吸收止血棉球，以减少过程中出血引起水分污染的风险。
- 预先成型的醋酸纤维冠被测量和调改以适应缺牙间隙（图 9-18），稍后用于直接修复牙体形态。

（五）隔湿

水分控制是通过橡皮障，用钳夹固定在远端牙齿上，并使用橡皮障固定楔线。橡皮障被压入牙龈沟和用牙线结扎，用以进一步改善隔湿。然后去除中切牙近端Ⅲ类洞的修复填充物（图 9-19）。

> **临床技巧**
> - 除了隔湿作用，橡皮障还作为一个牙龈成型片来控制树脂龈端形态。在这方面重要的是，橡皮障孔的位置，以允许灵活放置

（六）测量纤维

精确的测量让放置纤维简单，避免了浪费。用一根橡皮障*固定楔线来准确地测量纤维束，放在硅胶保护层上，剪取所需的纤维，连同其硅酮

垫层（图 9-20），剩下的纤维立即重新放入防光的包装中。

使用预浸润的单向玻璃纤维（everStick，GC，日本），其中含有光敏单体，在聚合过程中交联，与包裹的复合树脂形成多相聚合物网络。

纤维剪下后，应避光保存并免受污染，这会削弱氧抑制表面层，对与贴面复合树脂的有效粘接至关重要。

储存建议：everStick 产品应冷藏（2～8℃），但应避免直接接触冰箱内壁。

（七）牙齿表面的预备（图 9-21）

粘接的区域要求如下。

- 用橡胶杯中的浮石和水的混合物进行清洗。
- 用水冲洗，吹干。
- 用 37% 的正磷酸酸蚀。
- 用水冲洗，再次吹干。

（八）粘接剂

粘接树脂涂布于整个粘接面，并按照制造商的说明进行光固化。然后将一层薄薄的可流动的复合树脂应用于固位体表面，此时不要光固化（图 9-22）。

---

*. 牙周探针或牙线是建议的替代方案，但可能更难控制或在转角难以弯曲。

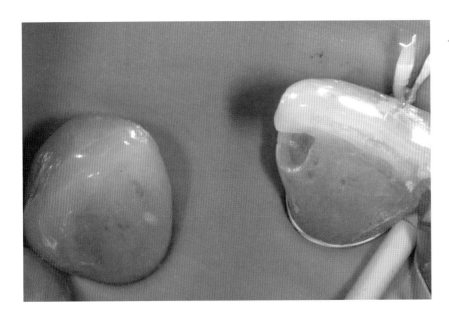

◀ 图 9-19　隔湿

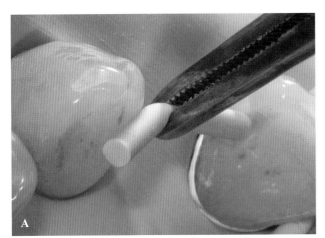

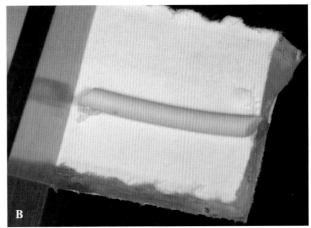

▲ 图 9-20　A. 精确测量；B. 剪取玻璃纤维

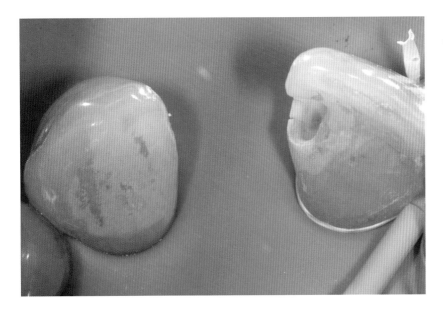

◀ 图 9-21　牙齿的表面预备

（九）纤维就位

纤维束的一端放置在嵌体腔内未固化的流动树脂上，另一端使用专用工具（StickSTEPPER，LM，Finland）紧紧地压在尖牙的腭（舌）侧表面。固位翼板逐个固化5～10s，同时使用相同的工具保护其他纤维束其余部分不受光的影响(图9-23)。

当放置纤维时，重要的是尽可能在粘接面上压扁纤维，并在定位桥体支架时向龈端弯曲，以优化增强效果。

（十）流体树脂

然后第二次涂布薄薄的流动树脂，完全覆盖整个纤维束（图9-24）。

（十一）增加纤维数量

增加额外的纤维束，以增加框架的横截面直径。这增加了最终修复体的刚性和对咬合载荷的承受力（图9-25）。在纤维和牙龈之间留有2mm的空间。

（十二）光固化框架

然后，在整个纤维框架上覆盖上一层薄薄的流动树脂，并从各个方向光固化40s（图9-26）。

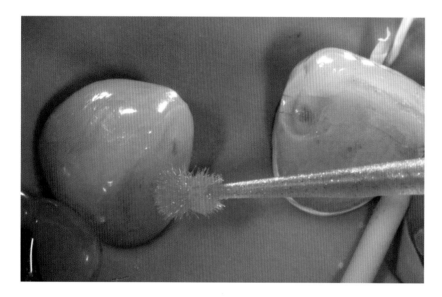

◀ 图 9-22　涂布粘接剂

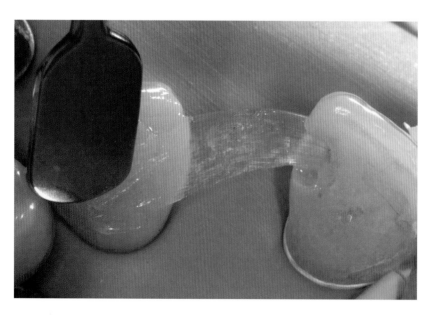

◀ 图 9-23　纤维就位

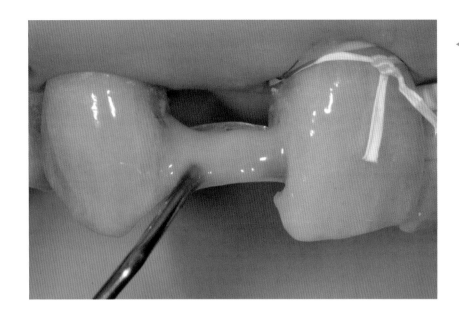

◀ 图 9-24　纤维表面涂布流动树脂

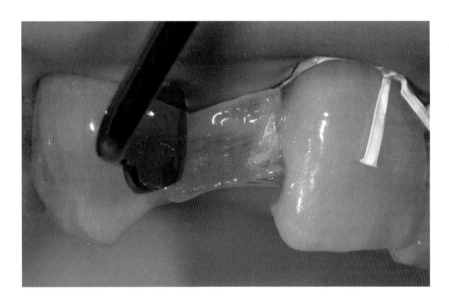

◀ 图 9-25　使桥体支架的体积最大化

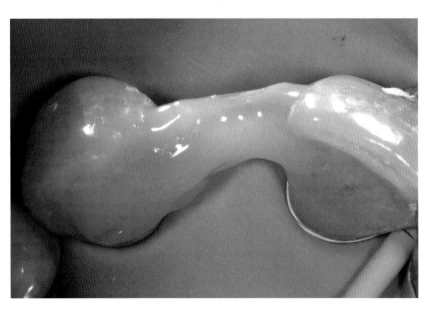

◀ 图 9-26　覆盖流动树脂和光固化后的支架

（十三）树脂堆塑

从龈端开始进行树脂堆塑，压下橡皮障，创建"窝洞适配"（socket-fit）的牙体。注意避免阻塞清洁区域，这将增加抛光时纤维显露或医源性牙齿损伤的风险（图9-27）。

（十四）冠部成型准备

修整冠部形态以适应框架，并用探针穿透，以便树脂排气（图9-28）。这降低了空隙的风险，空隙的存在被认为是与早期失败密切相关的原因。

（十五）牙体堆塑

冠部成型片上填充预先确定颜色的混合树脂，纤维支架上同样如此（图9-29）。用适当的工具去除多余的部分。

（十六）牙龈轮廓

用手指压迫龈端树脂堆塑时改变其形态适应支架（图9-30）。把牙体压入牙窝也降低了由于拔牙后吸收导致最终修复体下面存在空隙的风险。

（十七）光固化

在去除进一步多余的材料后，修复体从各个方向都被光固化（图9-31）。除了控制牙体的形状以外，冠成型器在聚合过程中排除了氧气。这提高了物理性能和改善抗污性。

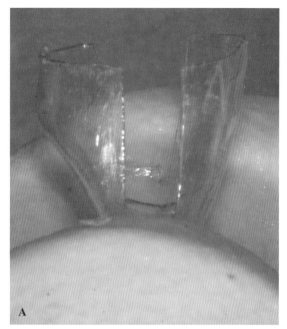

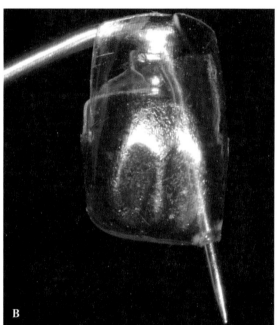

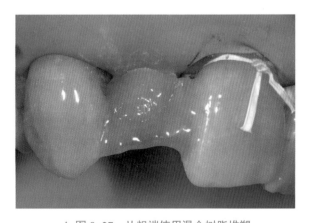

▲ 图9-27　从龈端使用混合树脂堆塑

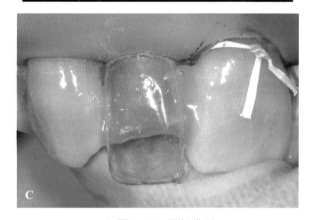

▲ 图9-28　冠部成型
A. 剪切；B. 打孔；C. 在支架上试戴

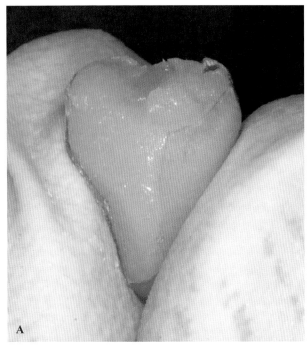

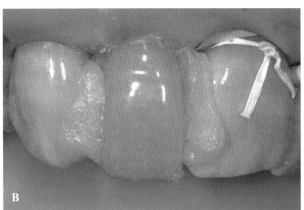

▲ 图 9-29　A. 装满复合树脂的冠部成型器；B. 用在纤维支架上的冠部成型器

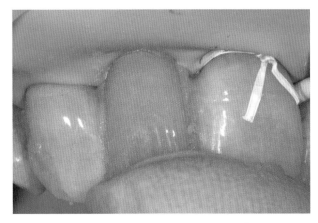

▲ 图 9-30　冠部成型器插入拔牙窝

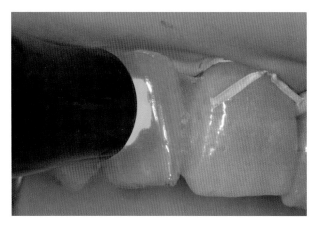

▲ 图 9-31　桥体光固化

（十八）冠成型器的去除

仔细的操作会减少冠成型器去除后的抛光时间（图 9-32）。

（十九）抛光

使用合适的牙钻进行修整，小心不要损坏玻璃纤维（图 9-33）。

（二十）橡皮障拆除

从牙桥下拉出橡皮障，用剪刀剪断，简化了橡皮障的拆除（图 9-34）。

（二十一）清洁间隙

调整连接体区域以允许采取有效的口腔卫生措施，并告知患者使用适当的牙间隙清洁辅助工具（图 9-35）。

（二十二）咬合调整

由于贴面树脂断裂是最常见的失败模式，因此进行仔细的修整，以消除所有尝试中的咬合干扰（图 9-36）。

（二十三）修复评估

对已完成的修复工作的进行全面检查（图 9-37）。事先提醒患者，由于相邻自然牙齿脱水，初

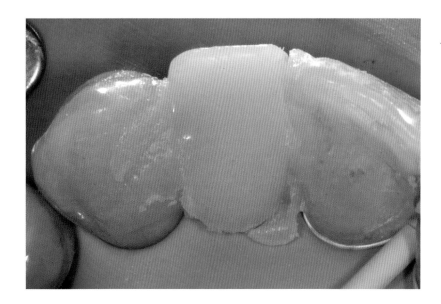

◀ 图 9-32　移除冠部成型器

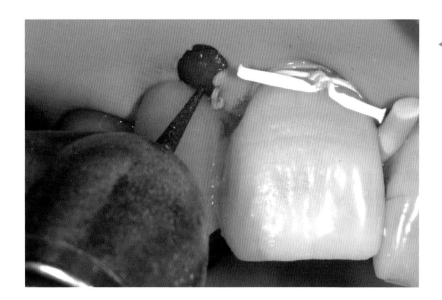

◀ 图 9-33　桥体修整

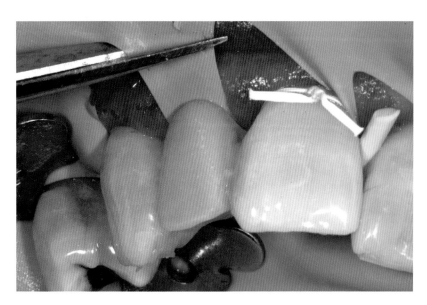

◀ 图 9-34　橡皮障去除

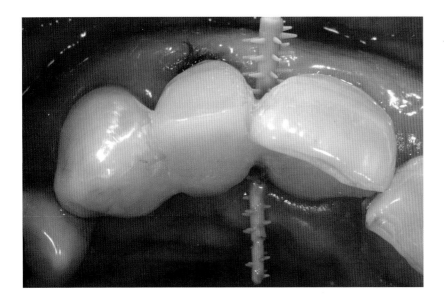

◀ 图 9–35　桥体形态容易清洁

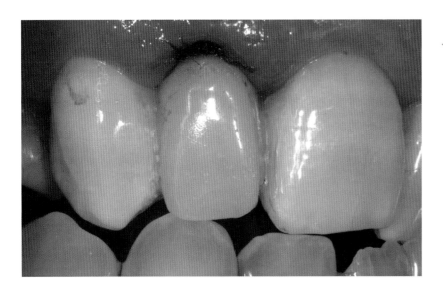

◀ 图 9–36　咬合调整前的桥体

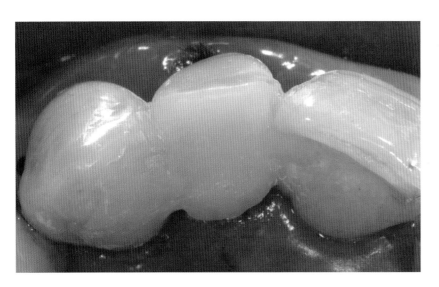

◀ 图 9–37　修复评估

始颜色有明显色差。这将在未来几天内有所恢复。

（二十四）复诊

开始时告知患者定期复诊对评估口腔卫生、功能和美学的重要性。所有过程都做好详细的病历记录，以优化未来的直接法 FRC-RBB 程序（图 9-38）。

五、临床病例 9-2：间接法纤维增强树脂粘接固定义齿

（一）适应证

间接法 FRC-RBB 适用于与直接法相同的临床情况，在本例中，在邻近第二前磨牙缺牙间隙的近中表面的龋坏需要进行修复（图 9-39 和图 9-40）。

间接法技术敏感性低。

- 隔湿比较简单。
- 利用加热、增压或真空可以增强复合树脂的聚合。这可以提高抗弯曲性、耐磨性和颜色的稳定性[8]。
- 技工室抛光也可以减少牙菌斑累积的趋势[20]。

虽然技师需要学习 RBB 构建的新技术，但这种制造方法是一个简单明了的技工复合树脂应用。没有任何耗时的步骤，不存在制蜡、熔模和铸造过程中可能发生的错误。

间接 FRC-RBB 也可用于更复杂的口内制作困难的临床病例。对常规填充或螺钉固位种植桥基的修复还在不断地研究中[8]。

（二）微创制备

桥的设计要优化修复体内的纤维数量，同时最大限度保留残余牙齿组织。初始的制备只需要使用合适的小牙钻去除近端龋坏。

（三）完成制备

在微创清除龋齿后，制备基牙以容纳固位嵌体。不要试图去除所有的倒凹，因为会对坚固的、健康的牙齿组织进行不必要的破坏，可以在粘接过程中使用填充树脂填充它们。

制备咬合面龋洞治疗继发性龋病，其修复延迟到放置橡皮障的隔湿。分别用硅胶和藻酸盐印模记录上弓和下弓，并使用流体树脂临时填充 3 个空腔（图 9-41）。

（四）灌模

灌模和上𬌗架（图 9-42）。准确的咬合记录和上𬌗架是至关重要的，可以减少修整的需要，他们可能会造成如下情况。

- 纤维显露，导致纤维 / 树脂界面的过早降解。
- 剩余的贴面复合材料过薄容易折裂。

用蜡填充倒凹和改变邻间隙形态，留出连接体处的清洁间隙。然后复制改变后的模型来制作一个工作模型。

（五）支架制作

纤维框架的制作要最大限度地增加预浸渍单向玻璃纤维束（GC，Japan）的体积，同时最小化抗折性能较低的贴面复合树脂的体积（图 9-43）。

在支架垂直向放置额外的纤维，增加修复强度[5]。

（六）堆塑贴面树脂

使用技工树脂（Sinfony，3M ESPE，Seefeld，德国）逐层堆塑和光固化，制作一个咬合面缩小的盖嵴式桥体，以减少咬合力。使用专用的染色流动树脂适当染色以改善美学效果（图 9-44）。

在堆塑过程中，尽量减少气泡是至关重要的。为了保持阻氧表层，使纤维和树脂层之间的黏合强度最大化，树脂层之间涂布专用树脂（Stick-RESIN，GC，Finland）。

（七）试戴 / 粘接面处理

在隔湿、去除临时修复和试戴后，用金刚砂钻（此处不可喷砂）显露粘接表面的纤维（图 9-45）。这对表面固位的 FRC-RBB 尤为重要。

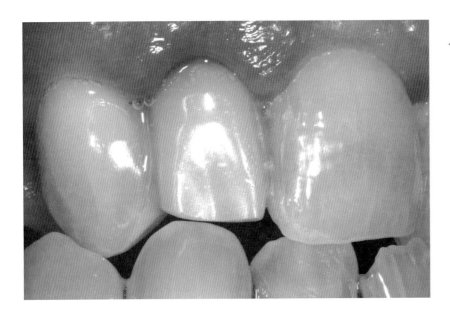

◀ 图 9–38 修复复诊

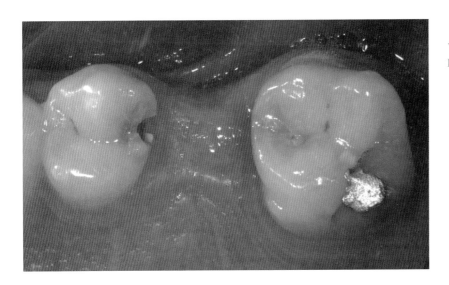

◀ 图 9–39 治疗方案：微创间接
FRC-RBB

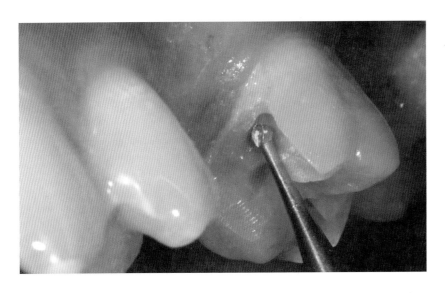

◀ 图 9–40 去除龋坏

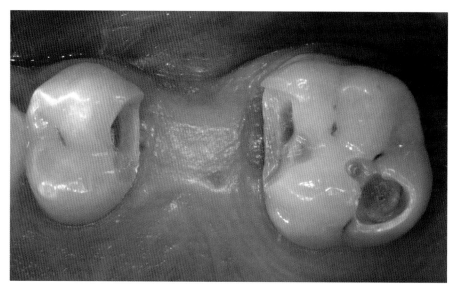

▲ 图 9-41　制备完成

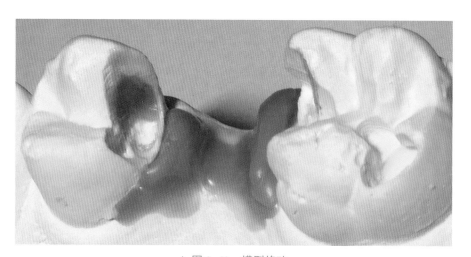

▲ 图 9-42　模型修改

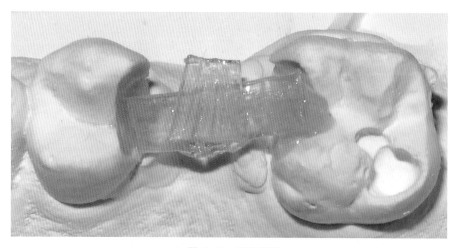

▲ 图 9-43　支架制作

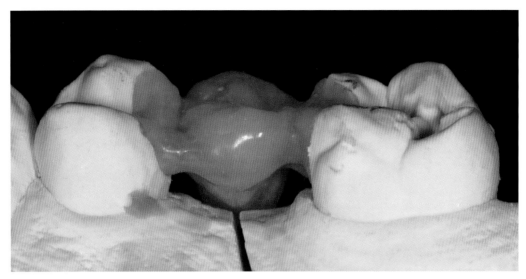

▲ 图 9-44　堆塑贴面树脂

然后，用水清洗修复体，去除碎片并吹干，粘接表面涂布一种特殊的无溶剂粘接树脂（StickRESIN，StickTech，Finland），激活纤维内的聚合物网络，创建一个可靠的粘接面。

粘接前修复体避光保存 ≥ 3～5min，以便粘接剂 / 纤维相互作用。

在粘接前，立即使用微风轻轻吹去可能影响就位的过量粘接剂。然后修复体光固化 10s。

（八）牙齿表面处理

采用以下方法处理牙齿表面。

- 使用橡胶杯中的浮石和水混合物清洗嵌体洞型表面。
- 用 37% 的正磷酸酸蚀 15s（图 9-46）。
  注：对于表面固位的 FRC-RBB，推荐更长的牙釉质酸蚀时间（45～60s）。
- 用水冲洗，微风吹干。
- 按照制造商的使用说明涂布树脂粘接剂。

（九）粘接

然后将双固化填充树脂涂布在修复体的粘接面以及嵌体洞型。

注：也可以使用化学固化的复合填充树脂。

磷酸盐和玻璃离子水门汀不适用于间接法纤维增强复合树脂修复体的粘接。修复体就位后，使用合适的小毛刷小心地去除溢出的水门汀（图 9-47）。

甘油凝胶（或合适的半透明替代品）用于覆盖边缘区域。这隔绝了氧气，改善了光固化过程中的聚合反应。

然后使用传统的树脂材料和技术修复 I 类洞。

（十）完成

使用咬合纸检查咬合，并使用合适的树脂抛光工具和抛光片进行修整（图 9-48）。重要的是，避免在抛光过程中显露纤维支架，特别是在连接体区域。

（十一）修复检查

由于患者的牙齿龋坏存在病情发展的高风险，因此需要小心地清除任何斑块因素（图 9-49），并要求患者实施有效的标准护理预防措施。

（十二）复诊

开始时就要强调定期复诊的重要性。然后安排在适当的复诊周期，以便追踪和加强菌斑控制，评估功能和美观情况（图 9-50）。

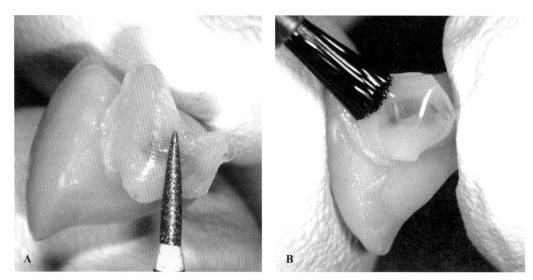

▲ 图 9-45　修复体粘接面处理
A. 粗糙化；B. 涂布无溶剂粘接树脂

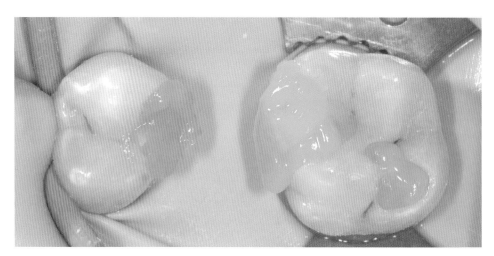

▲ 图 9-46　使用磷酸酸蚀剂酸蚀

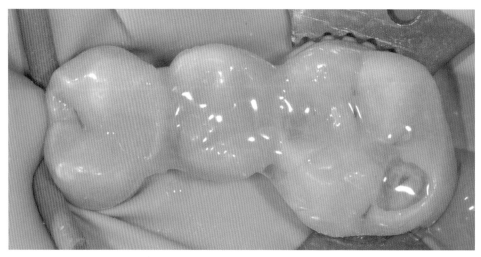

▲ 图 9-47　修复体粘接

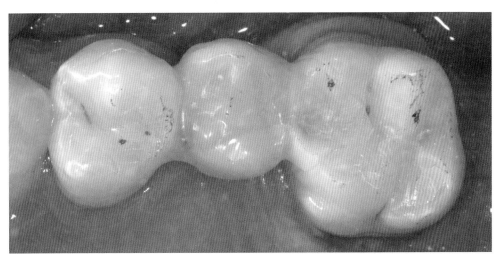

▲ 图 9-48　咬合测试

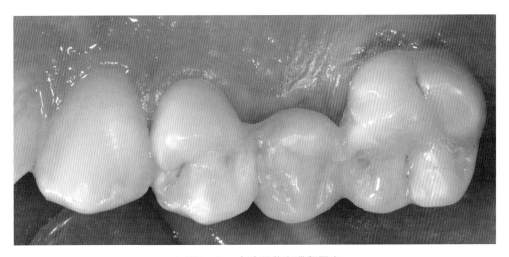

▲ 图 9-49　去除牙菌斑滞留因素

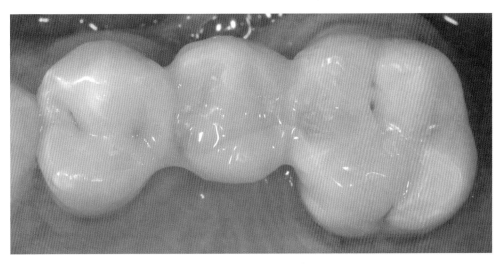

▲ 图 9-50　修复复诊

六、临床病例 9-3：全瓷树脂粘接固定义齿

（一）病史

患者男性，35 岁，上颌第二前磨牙不断修复失败和再修复，最终拔除（图 9-51）。

（二）治疗计划

在适当的愈合期后，由于口腔卫生、咬合和牙周条件良好，向患者提供了所有的治疗方案。详细介绍每个方案的风险 / 效益比，包括不做治疗的方案，由于美观原因，本例中被排除了不做治疗的方案。

在患者知情同意情况下，选择树脂黏结氧化锆支架陶瓷桥（图 9-52）。桥的设计考虑到美学效果和修复体承受的预期的咬合、功能性受力。双端固定设计通常更有利，悬臂单端桥由于桥体的杠杆作用，在连接体处承受更大的应力[20]。使用邻近的基牙上的微创嵌体固位[22]，旨在减少修复体上的咬合接触[23]。

同时检查和修复两边磨牙窝沟中心的早期龋病。

（三）牙体预备

在比色和局部麻醉后，进行基牙预备，以优化所选材料的空间需求，同时最大化保留牙齿组织

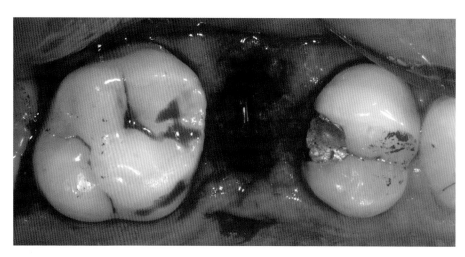

▲ 图 9-51　拔除上颌前磨牙

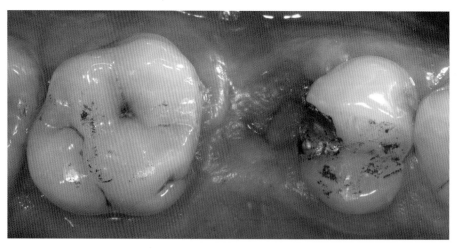

▲ 图 9-52　治疗方案：全瓷树脂粘接固定义齿

（图 9-53）。全陶瓷桥的一般推荐准备指南如下 [24]。

- 在某些临床情况下，陶瓷翼的厚度可能只有 0.6mm，但在缺牙区域咬合面的材料厚度应 ≥ 2mm，以确保强度 [21]。
- 内部线角应为圆角，以减少对残留牙齿组织和修复体的应力 [20]。
- 近中洞壁制备应发散，避免破坏牙釉质，优化可粘接的表面积。
- 基牙制备应相互平行（如果平行制备导致过度去除硬组织，需要排除倒凹）。
- 不能存在斜面，这将导致陶瓷薄边容易断裂。
- 底部应保持光滑（但不需要成为平面）。
- 边缘应在龈上，最好限于牙釉质。
- 洞面角应清晰*，理想情况下采用 90° 对接。

（四）连接体设计

这是控制抗折性的一个重要因素，并受到连接体的大小、形状和位置的显著影响 [20]。对于大多数系统，从近中龈乳头到边缘脊的推荐连接体高度为 ≥ 4mm [19]。这些要求必须与导致患者外展隙闭合和菌斑控制复杂化的风险相平衡。

临床技巧

- 术前确定钻尺寸将提高精度，以满足每种材料的连接体尺寸要求（图 9-54）
- 使用锥形钻将减少倒凹的风险，并自动形成发散的制备

（五）印模

陶瓷桥可以使用传统的印模和蜡型技术制作，也可以使用口内扫描数字化印模，在本例中，通过扫描传统硅胶印模的石膏模型（图 9-55）。对颌藻酸盐印模灌模后也使用相同的非接触光照和激光扫描仪进行数字化处理，以提供一个三维数字咬合记录。

（六）临时修复

嵌体制备使用光固化流体树脂暂时修复。这种材料容易去除，没有改变制备表面的风险（图 9-56）。

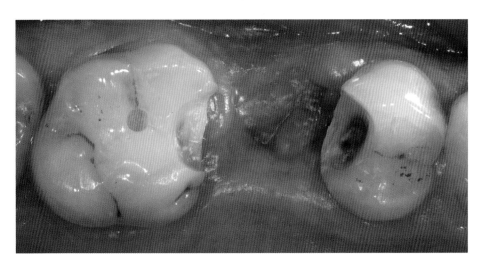

▲ 图 9-53 基牙制备完成

---

*. 当使用口内扫描数字化印模时，清晰的腔表面角是非常重要的，以能够准确记录制备边缘 [19]。

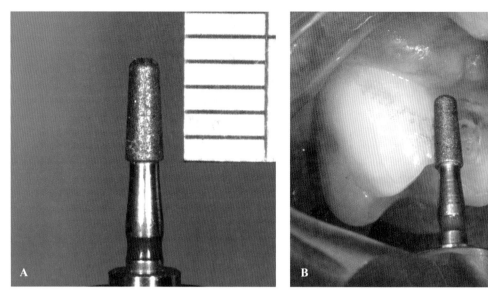

▲ 图 9-54　A. 钻尺寸；B. 支持微创固位设计

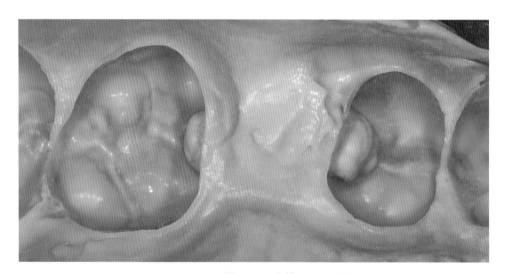

▲ 图 9-55　印模

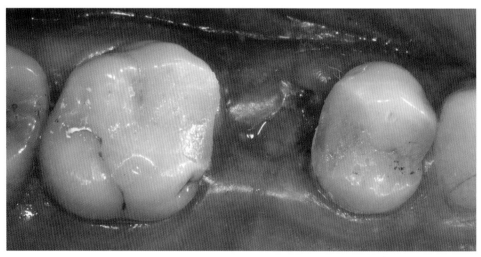

▲ 图 9-56　临时修复

（七）计算机辅助设计[25]

由三维软件创建制备的虚拟模型在此基础上设计桥架。考虑最终烧结阶段的收缩，框架的设计比实际修复量大 20%～25%，选择牙体形态，并进行修改，以适应对𬌗的口内扫描数字化印模（图 9-57）。

然后数字化缩小桥体，考虑所需的贴面瓷厚度，并设计连接以满足每种材料的要求。然后，堆瓷设计对数字框架进行修改，以最大限度地提高覆盖瓷的强度和支撑，并创建平滑的外展隙轮廓，减少应力集中[19]。

（八）桥架制造

用部分烧结氧化锆的预制块切削出框架。这种材料具有粉笔状的稠度，易于加工，铣削硬件磨损较小[19]；这降低了可能与完全烧结空白的铣削有关的微裂纹的风险[19]。完全按照制造商的操作说明，将瓷桥架缓慢加热烧结完成（图 9-58）。

（九）饰面瓷

用一层薄薄的陶瓷层湿润桥架表面，然后添加后续的贴面瓷层使支撑力最大化，优化美学效果，匹配天然牙齿的多色外观（图 9-59）。

使用具有高融合温度的陶瓷，因为它们与氧化锆最兼容。由于贴面长石瓷的增强作用至关重要，因此对于烧结温度的高低和增减速率，应仔细遵循制造商的说明。

（十）表面处理

对修复体整个轮廓上釉，并烧结产生密合的表面，对表面进行喷砂，用氢氟酸蚀刻，增加粘接强度。纯氧化锆是不能被酸蚀的，因为它的晶体结构太密集。表面涂抹硅烷处理剂，增强其粘接力（图 9-60），这个步骤是粘接时椅旁完成的。

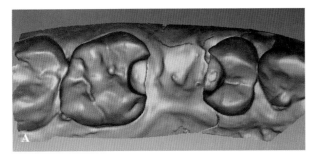
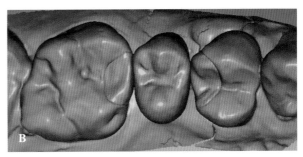
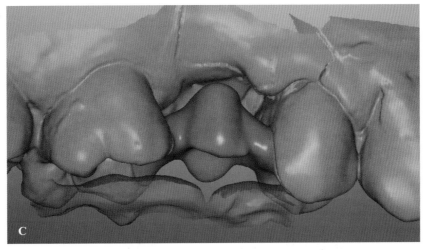

▲ 图 9-57　计算机辅助桥架设计

A. 虚拟模型；B. 桥体设计；C. 咬合设计

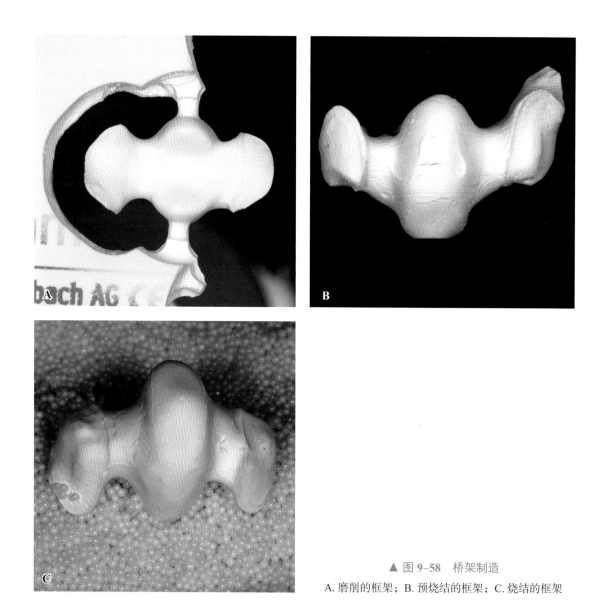

▲ 图 9-58　桥架制造
A. 磨削的框架；B. 预烧结的框架；C. 烧结的框架

▲ 图 9-59　A. 框架完成；B. 贴面瓷

（十一）试戴

在去除临时填充和隔湿后，进行修复体试戴（图 9-61）。虽然在这时候会调整表面密合度，但如果需要，可以使用适当的牙钻进行修整。

（十二）牙齿表面准备

嵌体制备后用 37% 的正磷酸蚀刻 15s。彻底清洗酸蚀剂，用微风吹干，以防止牙本质脱水。

临床技巧：酸蚀

- 流动性低的酸蚀凝胶易于操作（图 9-62）
- 彩色凝胶降低了超范围酸蚀的风险，超范围酸蚀会附着多余的填充树脂
- 用合适的工具轻轻搅拌酸蚀剂，让气泡破裂，优化酸蚀图案

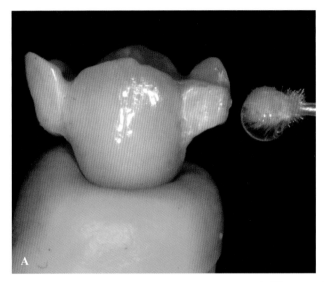
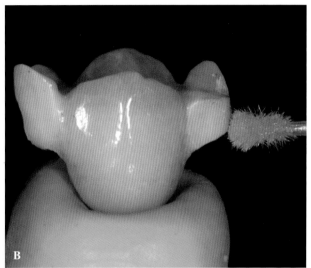

▲ 图 9-60 试戴表面准备

A. 釉表面酸蚀；B. 硅烷处理剂

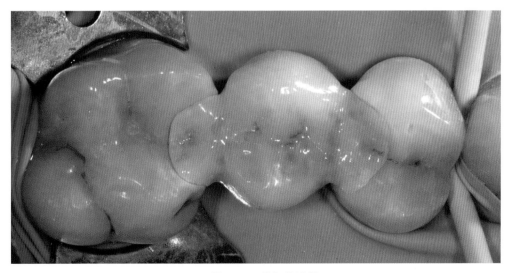

▲ 图 9-61 修复体试戴

（十三）粘接剂

虽然可以使用（技术敏感性低）自酸蚀水门汀，但使用酸蚀和冲洗系统可以获得最佳的粘接（图 9-63）。所有粘接修复体都需要通过牢固持久的粘接。

- 提高固位力。
- 降低微渗漏的风险。
- 提高修复体抵抗折裂的产生和传播。
- 将咬合力传递到基牙上。

注意： 应降低树脂粘接剂的厚度，避免粘接剂堆积，以便修复体精确就位。

（十四）粘接水门汀

树脂基或树脂改性玻璃离子水门汀被认为适合于全陶瓷修复体的粘固（图 9-64）。在本例中，我们选择了 NX3 Nexus 树脂基粘接水门汀（Kerr，Switzerland），因为它有以下好处。

- 双固化确保了光无法到达的区域的聚合。
- 良好的美学特性。
- 在评估期间，试戴凝胶可以稳定修复体。
- 不同的色系的填充树脂提供了美学实现的灵活性。

将混合后的水门汀，用合适的毛刷涂布在桥

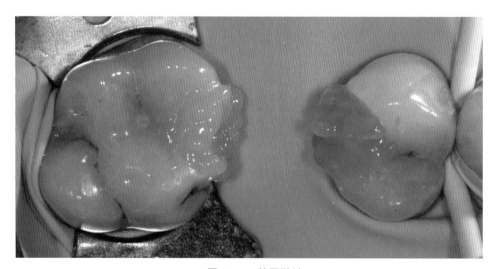

▲ 图 9-62　基牙酸蚀

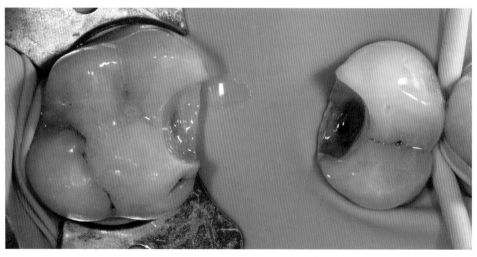

▲ 图 9-63　涂布粘接剂

基的制备洞型中。然后修复体就位。

注意： 传统的非粘接型填充技术用于全部或局部覆盖修复，用于临床上隔湿困难情况。

（十五）粘接

修复体就位后，使用不同的（干的）毛刷去除多余的水门汀。残留的边缘多余部分被光固化10s，然后用锋利的工具去除。然后将修复体聚合，所有表面都光固化≥60s。有人认为，填充树脂流入结合面的陶瓷缝隙和随后的聚合收缩可能

会封闭间隙，进一步减少裂缝的传播（图9–65）。

（十六）修整和抛光

拆除橡皮障后，使用咬合纸检查牙尖交错位和所有下颌运动时的咬合。使用合适的抛光钻、砂碟和瓷抛光膏进行调整。大量的冷却和轻柔施压以减少修复体裂纹的风险。

告知患者遵守树脂粘接固定义齿家庭护理的必要方案，并建议使用适合树脂粘接固定义齿的特定的口腔卫生产品（图9–66）。

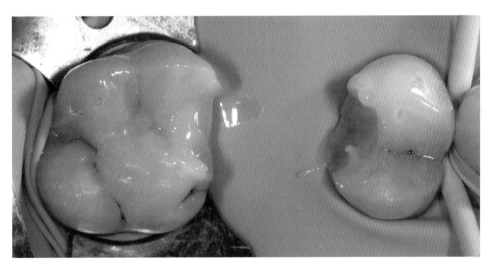

▲ 图 9-64　涂布树脂粘接水门汀

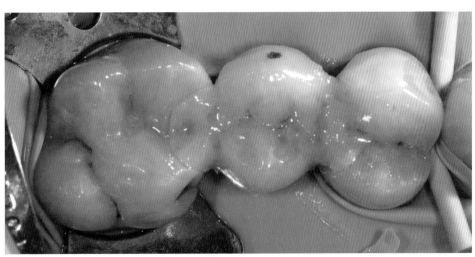

▲ 图 9-65　粘固

临床技巧

- 在粘接前，用记号笔标记桥体的颊表面，避免方向不正确的风险。当使用化学固化的水门汀时，避免这种耽误时间的错误尤其重要

（十七）修复评估

对修复体进行了最后的检查，确认是否有多

余的水门汀，然后让患者通过镜子确认其美学期望是否得到满足（图9-67）。

（十八）复诊

安排定期复诊，对于追踪全瓷冠桥的常见失败模式至关重要（图9-68）[26]。对成功（和不成功）修复的长期评估将有助于影响未来的微创美学修复程序。

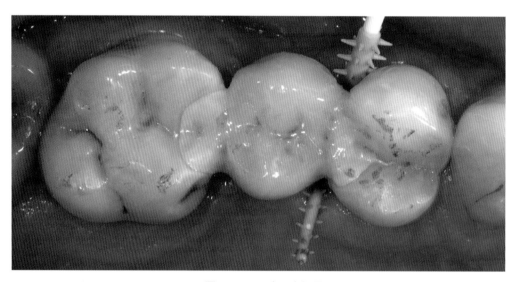

▲ 图 9-66　口腔卫生指导

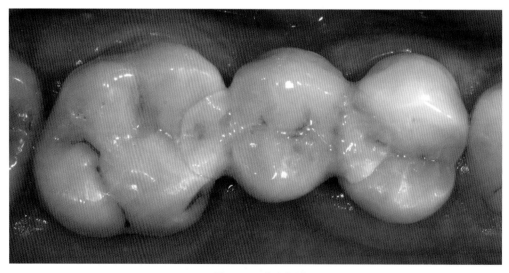

▲ 图 9-67　修复评估

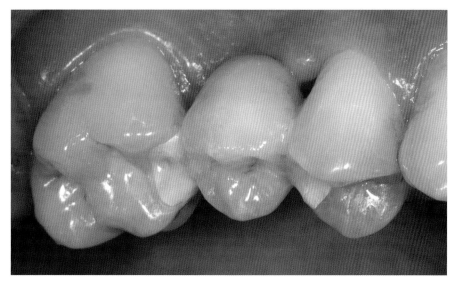

▲ 图 9–68 复诊

声 明

作者感谢 P. Vallittu 教授、A. Shinya 教授、Peter Sands 博士、Giles Perryer 教授、Luke Greenwood 博士、Glyn Thomas 教授（临床病例 9–2 ）、Adrian 教授和 Jacque Rollings 教授（临床病例 9–3 ）、Adrian Shortall 博士、Jim McCubbin 博士、Richard Verdi 教授，以及术前同意对手术过程拍照的善良患者，照片用于第 8 章和第 9 章插图。

推 荐 阅 读

[1] Aida N, Shinya A, Yokoyama D, et al. Three-dimensional finite element analysis of posterior fiber-reinforced composite fixed partial denture, Part 2: influence of fiber reinforcement on mesial and distal connectors. Dent Mater J 2011;30(1):29–37.

[2] Bachhav VC, Aras MA. Zirconia-based fixed partial dentures: a clinical review. Quintessence Int 2011;42: 173–82.

[3] Burke FJT. Resin-retained bridges: fibre-reinforced versus metal. Dent Update 2008;35: 521–6.

[4] Burke FJT, Ali A, Palin W. Zirconia-based all-ceramic crowns and bridges: three case reports. Dent Update 2006;33:401–10.

[5] Butterworth C, Ellakwa AE, Shortall ACC. Fibre-reinforced composites in restorative dentistry. Dent Update 2003;30:300–6.

[6] Clinical Guide. Fibre Reinforcements for Minimally Invasive Bridges. Turku, Finland: StickTech Ltd. Available from: <www.sticktech.com>; 2011.

[7] Ellakwa AE, Shortall ACC, Shehata MK, Marquis PM. The influence of fibre placement and position on the efficiency of reinforcement of fibre reinforced composite bridgework. J Oral Rehabil 2001;28:785–91.

[8] Freilich MA, Meiers JC. Fiber-reinforced composite prosthese. Dent Clin N Am 2004;48: 545–62.

[9] Freilich MA, Meiers JC, Duncan JP, et al. Clinical evaluation of fiber-reinforced fixed bridges. JADA 2002;133:1524–34.

[10] Garoushi S, Lassila L, Vallittu PK. Resin-bonded fiber-reinforced composite for direct replacement of missing anterior teeth: a clinical report. Int J Dent 2011;20:42–5.

[11] Göncü Başaran E, Ayna E, Uçtaşli S, et al. Load-bearing capacity of fiber reinforced fixed composite bridges. Acta Odontol Scand 2013;71(1):65–71.

[12] Kara HB, Aykent F. Single tooth replacement using a ceramic resin bonded fixed partial denture: a case report.

Eur J Dent 2012;6:101–4.

[13] Karaarslan ES, Ertas E, Ozsevik S, Usumez A. Conservative approach for restoring posterior missing tooth with fiber reinforcement materials: four clinical reports. Eur J Dent 2011;5(4): 465–71.

[14] Keulemans F, De Jager N, Kleverlaan CJ, Feilzer AJ. Influence of retainer design on two-unit cantilever resin-bonded glass fiber reinforced composite fixed dental prostheses: an in vitro and finite element analysis study. J Adhes Dent 2008;10(5):355–64.

[15] Keulemans F, Lassila LV, Garoushi S, et al. The influence of framework design on the loadbearing capacity of laboratory-made inlay-retained fibre-reinforced composite fixed dental prostheses. J Biomech 2009;42(7):844–9.

[16] Lassila LV, Garoushi S, Tanner J, et al. Adherence of Streptococcus mutans to fiber-reinforced filling composite and conventional restorative materials. Open Dent J 2009;3:227–32.

[17] Ozcan M, Breuklander MH, Vallittu PK. The effect of box preparation on the strength of glass fiber-reinforced composite inlay-retained fixed partial dentures. J Prosthet Dent 2005;93(4): 337–45.

[18] Ozyesil AG, Usumez A. Replacement of missing posterior teeth with an all-ceramic inlay-retained fixed partial denture: a case report. J Adhes Dent 2006;8(1):59–61.

[19] Song HY, Yi YJ, Cho LR, Park DY. Effects of two preparation designs and pontic distance on bending and fracture strength of fiber-reinforced composite inlay fixed partial dentures. J Prosthet Dent 2003;90(4):347–53.

[20] Vallittu PK. Survival rates of resin-bonded, glass fiber-reinforced composite fixed partial dentures with a mean follow-up of 42 months: a pilot study. J Prosthet Dent 2004;91(3):241–6.

[21] van Heumen CC, Tanner J, van Dijken JW, et al. Five-year survival of 3–unit fiber-reinforced composite fixed partial dentures in the posterior area. Dent Mater 2010;26(10):954–60.

[22] van Heumen CC, van Dijken JW, Tanner J, et al. Five-year survival of 3–unit fiber-reinforced composite fixed partial dentures in the anterior area. Dent Mater 2009;25(6): 820–7.

[23] Xie Q, Lassila LV, Vallittu PK. Comparison of load-bearing capacity of direct resin-bonded fiberreinforced composite FPDs with four framework designs. J Dent 2007;35(7):578–82.

[24] Yokoyama D, Shinya A, Gomi H, et al. Effects of mechanical properties of adhesive resin cements on stress distribution in fiber-reinforced composite adhesive fixed partial dentures. Dent Mater J 2012;31(2):189–96.

参 考 文 献

[1] Butterworth C, Ellakwa AE, Shortall ACC. Fibre-reinforced composites in restorative dentistry. Dent Update 2003;30:300–6.

[2] Burke FJT. Resin-retained bridges: fibre-reinforced versus metal. Dent Update 2008;35: 521–6.

[3] Jokstad A, Gökçe M, Hjortsjö C. A systematic review of the scientific documentation of fixed partial dentures made from fiber-reinforced polymer to replace missing teeth. Int J Prosthodont 2005;18(6):489–96.

[4] Vallittu PK. Survival rates of resin-bonded, glass fiber-reinforced composite fixed partial dentures with a mean follow-up of 42 months: a pilot study. J Prosthet Dent 2004;91(3): 241–6.

[5] van Heumen CC, Tanner J, van Dijken JW, et al. Five-year survival of 3–unit fiber-reinforced composite fixed partial dentures in the posterior area. Dent Mater 2010;26(10):

954–60.

[6] Ibsen RL. One appointment technique using an adhesive composite. Dent Surv 1973; 49:30–2.

[7] Altieri JV, Burstone CJ, Goldberg AJ, Patel AP. Longitudinal clinical evaluation of fiberreinforced composite fixed partial dentures: a pilot study. J Prosthet Dent 1994;71(1):16–22.

[8] Frielich MA, Meiers JC. Fiber-reinforced composite prostheses. Dent Clin N Am 2004;48: 545–62.

[9] Karaarslan ES, Ertas E, Ozsevik S, Usumez A. Conservative approach for restoring posterior missing teeth with fiber reinforcement materials: four clinical reports. Eur J Dent 2011; 5(4):465–71.

[10] Garoushi S1, Vallittu P, Lassila L. Fiber-reinforced composite for chairside replacement of anterior teeth: a case report. Libyan J Med 2008;3(4):195–6.

[11] Aida N, Shinya A, Yokoyama D, et al. Three-dimensional finite element analysis of posterior fiber-reinforced composite fixed partial denture Part 2: influence of fiber reinforcement on mesial and distal connectors. Dent Mater J 2011;30(1):29–37.

[12] Yokoyama D, Shinya A, Gomi H, et al. Effects of mechanical properties of adhesive resin cements on stress distribution in fiber-reinforced composite adhesive fixed partial dentures. Dent Mater J 2012;31(2):189–96.

[13] Ellakwa AE, Shortall ACC, Shehata MK, Marquis PM. The influence of fibre placement and position on the efficiency of reinforcement of fibre reinforced composite bridgework. J Oral Rehabil 2001;28:785–91.

[14] Keulemans F, De Jager N, Kleverlaan CJ, Feilzer AJ. Influence of retainer design on two-unit cantilever resin-bonded glass fiber reinforced composite fixed dental prostheses: an in vitro and finite element analysis study. J Adhes Dent 2008;10(5):355–64.

[15] Keulemans F, Lassila LV, Garoushi S, et al. The influence of framework design on the loadbearing capacity of laboratory-made inlay-retained fibre-reinforced composite fixed dental prostheses. J Biomech 2009;42(7):844–9.

[16] Ozcan M, Breuklander MH, Vallittu PK. The effect of box preparation on the strength of glass fiber-reinforced composite inlay-retained fixed partial dentures. J Prosthet Dent 2005; 93(4):337–45.

[17] Song HY, Yi YJ, Cho LR, Park DY. Effects of two preparation designs and pontic distance on bending and fracture strength of fiber-reinforced composite inlay fixed partial dentures. J Prosthet Dent 2003;90(4):347–53.

[18] Xie Q, Lassila LV, Vallittu PK. Comparison of load-bearing capacity of direct resin-bonded fiberreinforced composite FPDs with four framework designs. J Dent 2007;35(7):578–82.

[19] Bachhav VC, Aras MA. Zirconia-based fixed partial dentures: a clinical review. Quintessence Int 2011;42: 173–82.

[20] Raigrodski AJ. Contemporary all-ceramic fixed partial dentures: a review. Dent Clin North Am 2004;48(2):viii, 531–44.

[21] Williams S, Albadri S, Jarad F. The use of zirconium, single retainer, resin-bonded bridges in adolescents. Dent Update 2001;38:706–10.

[22] Ozyesil AG, Usumez A. Replacement of missing posterior teeth with an all-ceramic inlay-retained fixed partial denture: a case report. J Adhes Dent 2006;8(1):59–61.

[23] Kara HB, Aykent F. Single tooth replacement using a ceramic resin bonded fixed partial denture: a case report. Eur J Dent 2012;6(1):101–4.

[24] Hilton TJ, Ferracane JL, Broome JC. Summitt's Fundamentals of Operative Dentistry: a Contemporary Approach. 4th ed. London: Quintessence Publishing Ltd; 2013.

[25] Burke FJT, Ali A, Palin W. Zirconia-based all-ceramic crowns and bridges: three case reports. Dent Update 2006;33:401–10.

[26] Kelly JR, Tesk JA, Sorensen JA. Failure of all-ceramic fixed partial dentures in vitro and in vivo: analysis and modeling. J Dent Res 1995;74(6):1253–8.

相关图书推荐

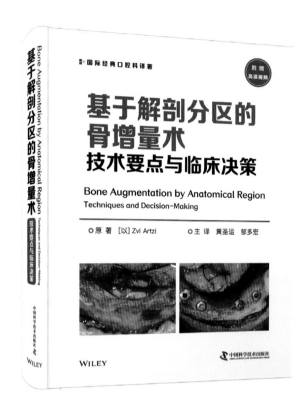

原　著　[以] Zvi Artzi

主　译　黄圣运　邹多宏

开　本　大 16 开（精装）

定　价　458.00 元

扫码购买

　　本书引进自 Wiley 出版集团，是一部从不同解剖分区角度出发，全面介绍骨增量术的经典指导用书。本书主题鲜明、内容丰富，共 25 章，对颌骨及其邻近组织相关解剖、创口愈合的生理学机制，以及对骨增量手术和软、硬组织外科管理中所涉及的常用生物材料的特性等，进行了详细阐述。书中所述是著者在大量实践与创新基础上的理论总结，编排合理、逻辑严谨、实用性强，并配有大量手术前后高清照片及 X 线片，对国内口腔种植医生、牙周病学及口腔外科医生都很有帮助。本书既可作为住院医生和刚入门的口腔科医生的指导书，又可作为中、高级种植医生或外科医生了解新技术的参考书。